Anatomia da Face

Bases anatomofuncionais para a prática odontológica

Anatomia da Face
Bases anatomofuncionais para a prática odontológica

Miguel Carlos Madeira
Roelf J. Cruz Rizzolo

1ª edição, dezembro de 1994
reimpressão, julho de 1995
2ª edição, janeiro de 1997
reimpressão, junho de 1998
3ª edição, janeiro de 2001
4ª edição, janeiro de 2003
5ª edição, agosto de 2004
6ª edição, janeiro de 2008
7ª edição, março de 2010
8ª edição, setembro de 2012
reimpressão, setembro de 2014
reimpressão, fevereiro de 2016
reimpressão, agosto de 2017
reimpressão, fevereiro de 2019
reimpressão, setembro de 2020
reimpressão, janeiro de 2021

Projeto Gráfico
CLR Balieiro Editores
Impressão e Acabamento
Digitop Gráfica
Fone: (11) 2302-3505

sarvier

Sarvier Editora de Livros Médicos Ltda.
Rua dos Chanés 320 – Indianópolis
CEP 04087-031 Telefax (11) 5093-6966
E-mail: sarvier@sarvier.com.br
www.sarvier.com.br
São Paulo – Brasil

Dados Internacionais de Catalogação na Publicação (CIP)
(Câmara Brasileira do Livro, SP, Brasil)

Madeira, Miguel Carlos
Anatomia da face : bases anatomofuncionais para a prática odontológica / Miguel Carlos Madeira ; colaboração especial Roelf Justino Cruz Rizzolo ; com desenhos de Paulo Henrique Ferreira Caria, Renata Solci Madeira Cruz. -- 8. ed. -- São Paulo : SARVIER, 2012.

Bibliografia.
ISBN 978-85-7378-234-9

1. Face – Anatomia 2. Odontologia I. Rizzolo, Roelf Justino Cruz. II. Cruz, Renata Solci Madeira. III. Título.

12-10976 CDD-611.92

Índices para catálogo sistemático:

1. Face : Anatomia 611.92

Anatomia da Face

Bases anatomofuncionais para a prática odontológica

MIGUEL CARLOS MADEIRA

Professor Titular Aposentado da Faculdade de Odontologia do Campus de Araçatuba – UNESP

Ex-Professor de Anatomia e de Anatomia e Escultura Dental das Faculdades de Odontologia de Lins – UNIMEP – de Umuarama e de Cascavel – UNIPAR – de Várzea Grande – UNIVAG – e de Santa Fé do Sul – FUNEC

Professor de Anatomia dos Cursos de Educação Física e Nutrição – Unitoledo (Araçatuba)

Ex-Professor Colaborador dos Cursos de Pós-Graduação e Graduação em Anatomia do Instituto de Biociências do Campus de Botucatu – UNESP – e da Faculdade de Odontologia do Campus de São José dos Campos – UNESP

ROELF J. CRUZ RIZZOLO

Cirurgião-Dentista pela Faculdade de Odontologia de Bauru – USP

Mestre em Ciências pela Faculdade de Medicina de Ribeirão Preto – USP

Doutor em Medicina e Cirurgia pela *Facultad de Medicina de la Universidad Autónoma de Madrid* (Espanha)

Livre Docente em Anatomia Humana pela Faculdade de Odontologia do Campus de Araçatuba – UNESP

Professor Adjunto da Faculdade de Odontologia do Campus de Araçatuba – UNESP

COM DESENHOS DE: **PAULO HENRIQUE FERREIRA CARIA**
RENATA SOLCI MADEIRA CRUZ

8ª edição

sarvier

Sarvier Editora de Livros Médicos Ltda.
Rua dos Chanés 320 – Indianópolis
CEP 04087-031 Telefax (11) 5093-6966
E-mail: sarvier@sarvier.com.br
www.sarvier.com.br
São Paulo – Brasil

Apresentação dos Colaboradores

ALICIO ROSALINO GARCIA

Professor Adjunto Aposentado, Departamento de Materiais Odontológicos e Prótese, Faculdade de Odontologia do Campus de Araçatuba, UNESP.

ARIOVALDO ANTONIO MARTINS

Professor Titular Aposentado, Departamento de Ciências Básicas, Faculdade de Odontologia do Campus de Araçatuba, UNESP.

HORÁCIO FAIG LEITE

Professor Titular, Departamento de Morfologia, Faculdade de Odontologia do Campus de São José dos Campos, UNESP.

JOSÉ AMÉRICO DE OLIVEIRA

Professor Titular, Departamento de Ciências Básicas, Faculdade de Odontologia do Campus de Araçatuba, UNESP.

JOSÉ ARI GUALBERTO JUNQUEIRA

Técnico de Laboratório de Anatomia, Faculdade de Odontologia do Campus de Araçatuba, UNESP.

PAULO HENRIQUE FERREIRA CARIA

Professor Adjunto, Faculdade de Odontologia de Piracicaba, UNICAMP.

PAULO SÉRGIO PERRI DE CARVALHO

Professor Titular, Departamento de Cirurgia, Faculdade de Odontologia do Campus de Araçatuba, UNESP.

RENATA SOLCI MADEIRA CRUZ

Artista Plástica.

Apresentação da 8ª edição

O "Anatomia da face", cujo conteúdo é uma anatomia odontológica, ou seja, aplicado ao contexto da Odontologia, foi planejado para servir os estudantes de graduação de cursos de especialização e de pós-graduação e profissionais dentistas. Atende também as necessidades do curso de Fonoaudiologia.

Esta 8ª edição sucede a anterior, que se esgotou em dois anos (2010-2012). Antes da editoração foi feita uma detalhada revisão e optou-se por conservar os textos de todos os capítulos, porém com modificações. As maiores mudanças ocorreram no Capítulo 4 –"Músculos da face" –, com a introdução de uma nova redação sobre "expressão facial", acompanhada de fotos. O Capítulo 6 – "Boca" – também foi ampliado com textos sobre anatomia funcional da boca e o Capítulo 8 – "Nervos da face" – ganhou uma nova ilustração. Os demais capítulos receberam pequenas correções ou ajustes. Deste modo, a obra continua atendendo seu público sem, entretanto, se afastar do projeto inicial e do propósito de constante aperfeiçoamento.

O conteúdo deste livro é integrado com o existente no *site* www.anatomiafacial.com. O leitor deve utilizar o *site* após ter estudado o assunto específico. A maior parte do material de estudo encontra-se no *link* "Aprendendo anatomia". Nessa página encontram-se os "Fundamentos" que, como o nome indica, trazem informações fundamentais sobre os princípios anatômicos básicos. Os "Estudos dirigidos" facilitam o aprendizado ao reforçar os aspectos relevantes dos vários assuntos. Na sequência, o conhecimento adquirido deve ser avaliado pelos "Testes formativos", com os quais se aprende seja acertando, seja errando. Finalmente, a página "Saiba mais" deve ser visitada para se encontrar importante material adicional de estudo.

Como não poderia deixar de ser, a redação mantém-se de acordo com a "Terminologia Anatômica Internacional", da Federação Internacional de Associações de Anatomistas, traduzida por uma comissão da Sociedade Brasileira de Anatomia, e foi retificada para se adaptar ao novo Acordo Ortográfico da Língua Portuguesa, em vigor a partir de janeiro de 2009.

MIGUEL CARLOS MADEIRA
madeira@anatomiafacial.com
mcmadeir@terra.com.br

ROELF J. CRUZ RIZZOLO
roelf@foa.unesp.br

Conteúdo

(1) Horácio Faig Leite
(2) Paulo Sérgio Perri de Carvalho
(3) Alicio R. Garcia
(4) Ariovaldo Antonio Martins
(5) José Américo de Oliveira

CAPÍTULO

1

Introdução ao Estudo da Face

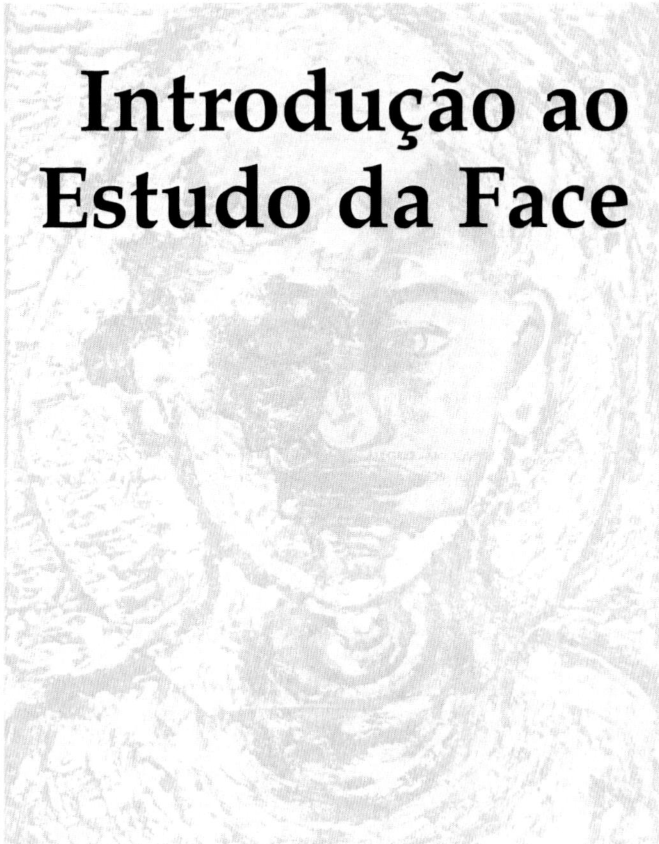

OBJETIVO | Discutir generalidades sobre a face, considerando aspectos filogenéticos, morfológicos e antropológicos |

A face

> "A face serve para: 1. orientação no espaço, 2. detecção de fontes de energia (alimento), 3. orientação do animal à fonte de energia, 4. captura de energia, 5. comunicação (no homem)."
>
> *E. L. Du Brul*

Nos animais, a cabeça é o principal órgão de preensão, de defesa e de ataque. Modificações filogenéticas, contudo, fizeram com que no ser humano a cabeça passasse a ter a função de recepção de alimento e ar e se tornasse o centro das emoções e da fala.

Neste capítulo da evolução biológica, o grande evento é a postura ereta, que traz consigo uma série de modificações ou rearranjos somáticos. Para se adaptar a essa postura, o crânio ficou mais alto e mais curto. Assim, quase esférico, melhor se equilibra sobre a coluna vertebral, sem a necessidade de uma musculatura nucal muito possante. A evolução do encéfalo concomitante com a redução da face tornou possível a visão estereoscópica. A visão melhorada facilitou a coordenação dos movimentos nas extremidades. O homem, então, usando as mãos na defesa e ataque e no preparo de ferramentas e de seus alimentos, dispensou as exigências de maxilares robustos, libertando assim o crânio de forte pressão muscular. Dessa maneira, as modificações do aparelho mastigador referem-se a um pequeno desenvolvimento dos maxilares e de seus músculos, combinado com a redução do número e tamanho dos dentes.

Na face, desenvolvem-se os músculos da expressão facial, característicos do mamífero. Do peixe ao réptil (sem tecido muscular entre a cútis e os ossos do crânio), as expressões faciais são limitadas à abertura e ao fechamento da boca e dos olhos. No homem, a movimentação da pele da face alcança alta hierarquia, permitindo a exteriorização das emoções e sentimentos, com grande variedade de detalhes. O resultado das expressões habituais do indivíduo, transmitidas à face para espelhar seus estados anímicos, é o que se define como fisionomia. É a imagem real do indivíduo, dada pela relação de sua personalidade (imagem interna) com sua aparência física (imagem externa), as quais, ajustadas, aproximam-se da unidade.

Dessa forma, a face representa a pessoa toda!

Ela atrai nossa atenção desde quando recém-nascidos e continua a nos fascinar por toda a vida. É natural, portanto, que nela se concentrem os maiores esforços de promoção e conservação de sua estética e beleza. Verdadeiros milagres são produzidos para tornar uma face estética (distribuição proporcional, harmônica e combinada de suas formações anatômicas superficiais) e bela (resultado de uma estética e de uma sã personalidade refletida).

O dentista tem papel preponderante na manutenção da estética facial, visto que a normalidade dos arcos* dentais e dos maxilares* é essencial à harmonia e ao equilíbrio das linhas da face. O interesse do dentista pela face refere-se também à observação criteriosa, que pode revelar certas condições orientadoras do diagnóstico. Em medicina é elemento importante para o diagnóstico de muitas doenças.

Quanto à morfologia*, as variadas formas de contorno da face levaram à sua classificação em quadrada, ovoide e triangular. O dente incisivo central superior tem seu contorno correspondente a essas formas geométricas fundamentais para uma face harmoniosa.

O contorno da face é afetado por variações no desenvolvimento* muscular, proeminência da glândula parótida e distribuição da gordura subcutânea.

Os traços faciais são adquiridos por hereditariedade. Podem, naturalmente, mais tarde, ser reforçados ou enfraquecidos pelo uso ou não uso. Somente o relevo da pele é adquirido individualmente.

A cor da pele depende sobretudo do agrupamento de pigmentos presentes, da espessura da epiderme e da circulação. Nos brancos, epiderme espessa: cor amarelada e que aumenta com a idade; delgada: tom róseo, devido aos vasos do cório. Nos negros, a quantidade do pigmento é maior e o fluxo de sangue provocado pelo frio ou por excitação psíquica torna a pele baça. Neles, a diminuição do afluxo sanguíneo ou na presença de anemia (palidez nos brancos) põe em evidência a cor da pele (fica mais escura).

Os artistas copiam muito a face, resultando daí a necessidade do conhecimento da anatomia* e de normas de proporção ou cânones naturais (ideais). Um dos critérios estéticos faciais fundamentais é o que divide a face em três segmentos iguais: do nível de implantação dos cabelos ao nível das sobrancelhas (fronte); desse nível até a base do nariz; e da base do nariz à base da mandíbula, no mento. O espaço entre os dois ângulos mediais* dos olhos deve ser igual à largura de cada fenda palpebral e à largura da base do nariz. A altura do nariz deve ser igual ao comprimento da rima da boca.

Mas não há face verdadeiramente simétrica. O que há é uma assimetria normal, com as metades direita e esquerda ligeiramente diferentes. Os artistas estão cientes de que essa variação normal é necessária para dar vida às suas pinturas. Dizem que uma face perfeita é monótona e inexpressiva, como as imagens em cera nos museus.

Por ser a face altamente valorizada como o segmento corpóreo mais representativo da pessoa e como centro das atenções para uma busca estética, sua alteração com a chegada da velhice traz inúmeras preocupações. Mas é a deformação ou desfiguração facial que faz o indivíduo reagir com um profundo sentimento de dor, medo e ansiedade, relacionado com o grau de afetividade reprimida dentro de si. Esse traumatismo pode levar a depressão, marginalização e alienação social.

Resta agora uma indagação. Podem-se prever modificações para a face humana do futuro?

Efetivamente, não somos os representantes de um estágio final de evolução. Os estudos sugerem fortemente que a face tende a se modificar mais e mais. A redução gradativa sofrida pelo aparelho* mastigador deverá continuar ainda. Há evidências de que os dentes terceiro molar e incisivo lateral superior irão desaparecer. A Antropologia* já demonstrou que há apenas mil anos (um breve lapso de tempo) a face dos ingleses era mais larga no segmento respiratório (talvez isso dependesse de uma maior vida no campo, ao ar livre). Agora, se as tendências presentes continuarem, o homem do futuro terá maxilares menores e sua capacidade encefálica será, em média, maior.

CAPÍTULO

2

Crânio

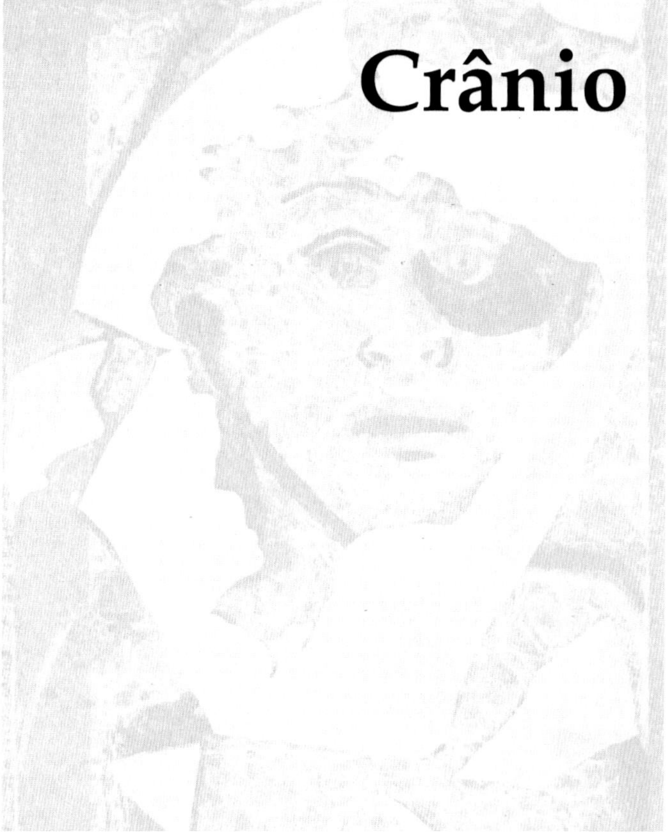

OBJETIVOS | Reconhecer os ossos do crânio, analisando sua forma, tamanho, número, tipo morfológico e posição | Identificar os acidentes (detalhes) anatômicos do crânio nas vistas anterior, superior, lateral, posterior, inferior, interior e medial | Descrever, detalhadamente, maxila e mandíbula dentadas, com todos os seus acidentes anatômicos | Desenhar o contorno e as porções formadoras da mandíbula e da maxila, com riqueza de detalhes | Citar os elementos (artérias, veias, nervos, glândulas) que passam através de forames e canais do crânio e que se situam em fossas e sulcos | Analisar detalhadamente a topografia dentoalveolar na maxila e na mandíbula, justificando seu significado ou aplicabilidade | Responder corretamente aos Testes 1, 2 e 3 | Desenvolver o estudo dirigido "Viscerocrânio" |

Vistas do crânio

O crânio em geral

Constitui o esqueleto da cabeça e pode ser dividido em viscerocrânio* e neurocrânio*.

O **viscerocrânio** corresponde à face e nele estão situados os órgãos dos sentidos e o início dos sistemas* digestório e respiratório. É formado por 14 ossos irregulares unidos entre si por articulações fibrosas (suturas*), com exceção da mandíbula, que é móvel e se liga ao crânio por uma articulação sinovial (de amplos movimentos). Além da mandíbula, os demais ossos do viscerocrânio são: duas maxilas, dois zigomáticos, dois palatinos, dois nasais, duas conchas nasais inferiores, dois lacrimais e um vômer. Todos esses ossos se articulam com as maxilas, que vêm a constituir assim a porção mais central e importante do esqueleto facial.

O **neurocrânio** é formado por oito ossos planos e irregulares rigidamente unidos entre si por meio de suturas. São eles: dois temporais, dois parietais, um frontal, um occipital, um esfenoide e um etmoide. Arranjam-se de tal forma a constituir uma grande cavidade* – **cavidade do crânio** – na qual se aloja o **encéfalo**. A parte mais alta do neurocrânio é conhecida como calvária (calota craniana) e pode ser obtida seccionando-se o crânio transversalmente, tendo como referências a glabela e a protuberância occipital externa. Os ossos que compõem a calvária consistem de duas lâminas de substância compacta – **lâminas externa e interna** – que encerram uma camada* de substância esponjosa, que no crânio é conhecida por **díploe**. A lâmina interna, por ser muito mais frágil que a externa, fratura-se extensamente nos traumatismos, e isto pode provocar rupturas de artérias que se situam entre ela e a dura-máter*.

A remoção da calvária expõe a cavidade do crânio e deixa ver a **base do crânio** em seu interior. Ela também pode ser vista por fora, unida ao viscerocrânio e parcialmente encoberta por ele. A base do crânio coincide com um plano inclinado que secciona o crânio na altura dos pontos craniométricos násio e básio. Ela é formada por ossos irregulares e caracterizada pela presença de vários forames* e canais*, por onde trajetam nervos e vasos, os quais podem ser lesados nos traumatismos cranianos, principalmente naqueles acometidos de fraturas.

Vista anterior do crânio (norma facial)

(Figs. 2-1, 2-2 e 2-3)

Para o exame do crânio deve-se posicioná-lo conforme o plano aurículo-orbital, segundo o qual as margens* infraorbitais e as margens superiores do poro acústico externo estão em um plano horizontal.

A descrição será feita com os termos no singular, como se estivesse sendo descrita uma das metades (simétricas) do crânio.

Pela vista anterior, o terço superior do crânio é caracterizado pelo osso frontal, do qual se distingue sua parte mais extensa, lisa e convexa, a **escama frontal**, que se estende desde o **vértice** do crânio até as órbitas

Figura 2-1 – Norma* facial. Vista anterior do crânio.

1 Escama frontal
2 Arco superciliar
3 Glabela
4 Margem supraorbital
5 Incisura supraorbital
6 Sutura frontonasal
7 Sutura frontomaxilar
8 Processo zigomático do frontal
9 Processo frontal do zigomático
10 Linha temporal
11 Margem infraorbital
12 Forame infraorbital
13 Fissura orbital superior
14 Asa maior do esfenoide
15 Processo frontal da maxila
16 Espinha nasal anterior
17 Septo ósseo do nariz
18 Fossa canina
19 Processo zigomático da maxila
20 Processo maxilar do zigomático
21 Sutura zigomaticomaxilar
22 Forame zigomaticofacial
23 Fóvea incisiva
24 Eminência canina
25 Crista zigomaticoalveolar
26 Protuberância mentoniana
27 Tubérculo mentoniano
28 Forame mentoniano
29 Borda anterior do ramo da mandíbula
30 Ângulo da mandíbula

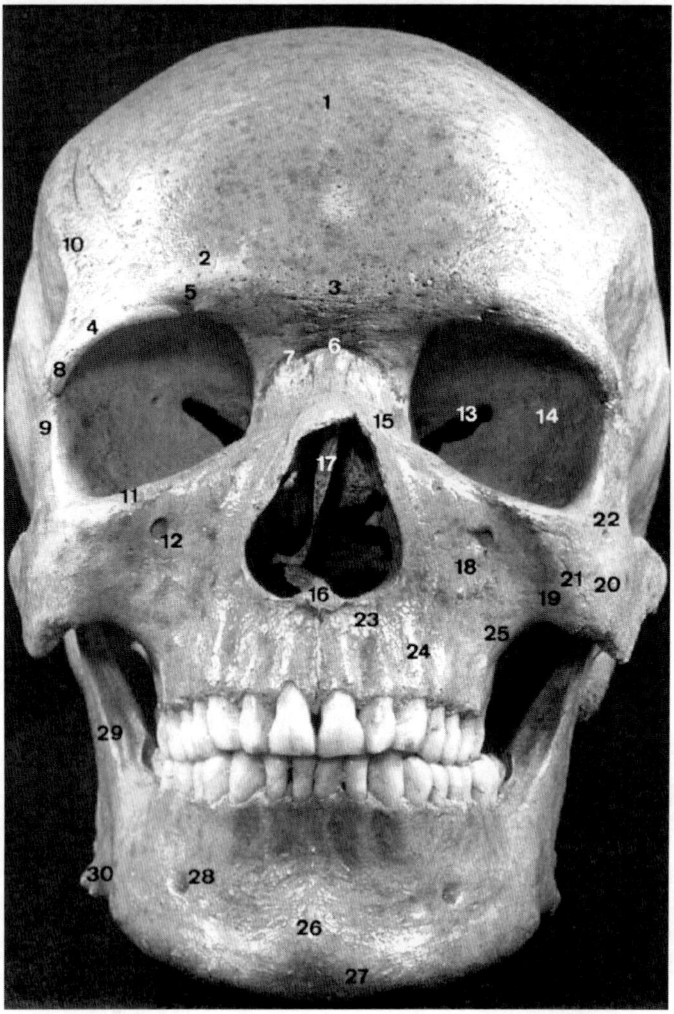

e os ossos nasais. Sua superfície mostra uma convexidade mais pronunciada acima de cada órbita, o **túber* frontal**. Entre o túber frontal e a órbita há uma elevação linear, romba, curva, o **arco* superciliar**. Encontram-se ambos os arcos superciliares em uma área mediana* em relevo, a **glabela**. A aguda **margem supraorbital** é interrompida entre seus terços intermédio* e medial* pela **incisura* supraorbital**, por vezes transformada em forame*. Entre as órbitas, o osso frontal conecta-se com os ossos nasal (pela **sutura* frontonasal**) e maxila (**sutura frontomaxilar**). No ângulo do **ádito* da órbita**, formado pelas margens supraorbital e lateral*, o osso frontal apresenta uma projeção forte e saliente, o **processo* zigomático**, que leva este nome por unir-se ao osso zigomático por meio da sutura frontozigomática (o processo do zigomático que se liga ao frontal se chama **processo frontal**). A margem posterolateral do processo zigomático inicia-se como uma crista* aguda e, à medida que se prolonga para cima e para trás, vai tornando-se menos saliente e se transforma na **linha* temporal**, que alcança o osso parietal.

Figura 2-2 – Vista anterior de uma maxila separada do crânio.

1 Processo frontal
2 Espinha nasal anterior
3 Processo alveolar com eminências alveolares
4 Forame infraorbital
5 Fossa canina
6 Processo zigomático

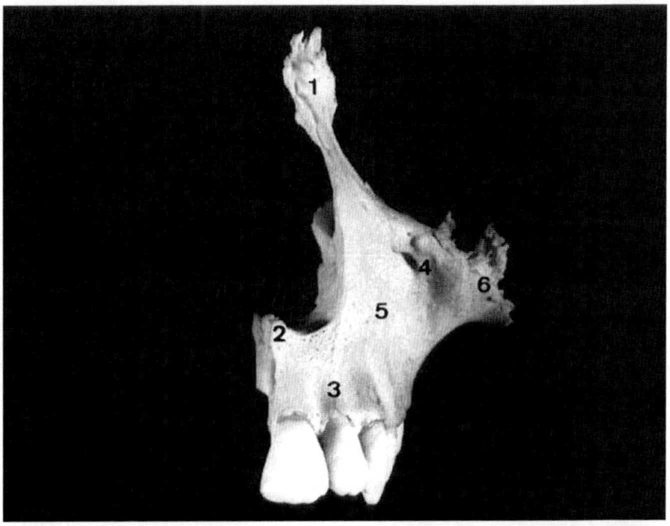

Figura 2-3 – Vista anterior de uma mandíbula separada do crânio.

1 Cabeça da mandíbula (côndilo)
2 Processo coronoide
3 Linha oblíqua
4 Fossa mentoniana
5 Processo alveolar com eminências alveolares
6 Protuberância mentoniana
7 Forame mentoniano

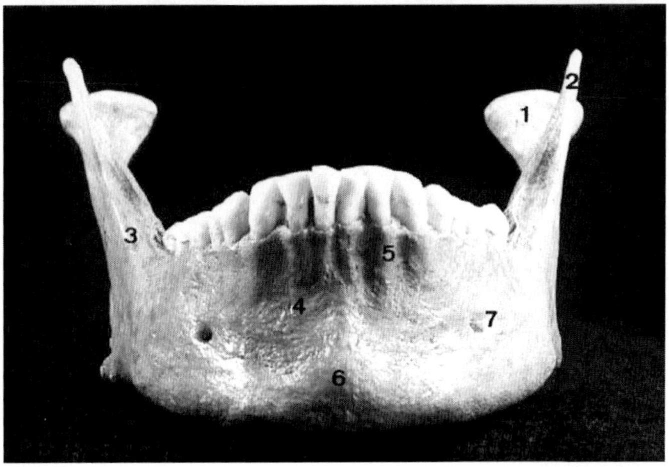

Além do frontal, os ossos que completam o ádito da órbita são o zigomático e a maxila. O primeiro faz o contorno lateroinferior, e a maxila, o contorno medioinferior. Entre ambos, a sutura zigomaticomaxilar é bem distinta na margem infraorbital. Essa sutura, preenchida por tecido fibroso, pode ser distinguida nas pessoas como um ressalto que pode ser palpado sob a delgada cútis dessa área. Uns 7 ou 8 mm abaixo, perpendicularmente, acha-se o **forame infraorbital**. A órbita, larga no ádito, vai aguçando-se no fundo devido à disposição convergente de suas paredes. A parede superior (teto) é formada, na sua maior extensão, pela **parte orbital** do frontal, que exibe uma depressão na porção lateral, a **fossa* da glândula lacrimal**. A parede lateral é composta pela **asa maior** do esfenoide e porções dos ossos zigomático e frontal. A parede medial é formada pela **lâmina orbital** do etmoide, lacrimal e porções da maxila e esfenoide. A parede inferior (soalho) é formada pelo zigomático e **face orbi-**

tal da maxila, a qual é escavada pelo **sulco*** e **canal* infraorbital**, com início na **fissura* orbital inferior**. Tanto esta quanto a **fissura orbital superior** são fendas alargadas que separam as paredes superior, lateral e inferior e convergem para o fundo da órbita. Nesse local, o **canal óptico** é bem visível. Nele passam o nervo óptico e a artéria oftálmica.

Medialmente à órbita há uma extensão da maxila, o **processo frontal**, que se une ao osso nasal pela **sutura nasomaxilar**. A margem livre do nasal de ambos os lados inicia o contorno superior da **abertura piriforme**, que é completado nos lados e abaixo pelas maxilas, as quais, em sua união, delimitam uma saliência pontiaguda mediana, a **espinha* nasal anterior**. A abertura piriforme permite a visão, no interior da **cavidade* nasal**, do **septo* ósseo** e das **conchas nasais inferior e média**.

Ao lado da abertura piriforme, a maxila é côncava (**fossa canina**) e apresenta o forame infraorbital, que continua atrás com o canal infraorbital até o sulco infraorbital, todos percorridos pelo nervo e vasos infraorbitais. Mais lateralmente, a maxila termina unindo-se ao zigomático por meio de seu **processo zigomático**. O zigomático, por sua vez, está encaixado entre o viscerocrânio e o neurocrânio, ligando a maxila ao frontal e ao temporal. O zigomático tem um corpo* e três processos, cujas denominações correspondem aos nomes dos ossos a que está conectado – **processo maxilar**, **processo frontal** e **processo temporal**. Na sua face lateral, abre-se o **forame zigomaticofacial**, que dá passagem a um nervo homônimo.

As duas maxilas (maxilar*) articulam-se no plano mediano pela **sutura intermaxilar**, ao lado da qual se situa a **fóvea* incisiva**. Entre as fossas incisiva e canina vê-se a **eminência* canina**, saliência que recobre a raiz do dente canino. Na maxila, o **processo alveolar**, larga expansão que provê alvéolos* para os dentes, evidencia as eminências alveolares, das quais a canina costuma ser a mais saliente. Mais lateralmente, como contorno final da maxila nesta vista anterior do crânio, vê-se a **crista zigomaticoalveolar**, uma condensação óssea que se estende do processo zigomático da maxila ao alvéolo do primeiro molar.

Finalmente, a mandíbula articulada com a base do crânio mostra sua superfície anterolateral, na qual se nota a **protuberância* mentoniana**, forte condensação óssea mediana delimitada por uma saliência na **base da mandíbula**, o **tubérculo* mentoniano**, e pela **fossa mentoniana**, uma ligeira depressão abaixo dos alvéolos dos incisivos. O **processo alveolar**, semelhante ao da maxila, não possui eminências alveolares acentuadamente salientes. Abaixo do alvéolo do segundo pré-molar, à meia distância da base da mandíbula e da borda livre do processo alveolar, situa-se o **forame mentoniano**, para nervo e vasos mentonianos. Se for baixada uma perpendicular do forame supraorbital, esta linha vertical passará sobre (ou bem próximo) os forames infraorbital e mentoniano. Mais lateralmente, é evidente a **borda* anterior do ramo da mandíbula**, que se continua inferiormente como **linha oblíqua**, uma espessa elevação linear romba que esmaece à medida que avança sobre o **corpo da mandíbula**. O **ângulo da mandíbula** é uma área que se destaca lateralmente como uma projeção bem evidente.

Vista superior do crânio (norma vertical)

(Fig. 2-4)

O aspecto geral é de um contorno oval, com uma superfície convexa formada por partes dos ossos frontal, occipital e parietais. São unidos por suturas serráteis denominadas: **coronal**, entre o frontal e os parietais; **sagital***, entre os parietais; **lambdóidea**, entre o occipital e os parietais.

Os ossos que compõem as suturas do crânio fixam-se por meio da interposição de tecido conjuntivo denso, constituindo uma articulação fibrosa, e por meio das saliências e reentrâncias de suas bordas (semelhantes aos dentes de uma serra), que se interpenetram e dão rigidez à articulação. Com exceção da sutura escamosa, cujos ossos temporal e parietal se ligam em bisel, à moda das escamas de peixe.

Em crânios de fetos, os ossos são separados por membranas fibrosas, em uma construção frouxa que permite à calvária sofrer modificações durante o parto, conhecidas como "moldagem". Na primeira infância, as suturas ainda mostram grande separação entre os ossos e constituem importante local de crescimento do crânio. O crânio cresce por remodelação – um processo combinado de aposição e*

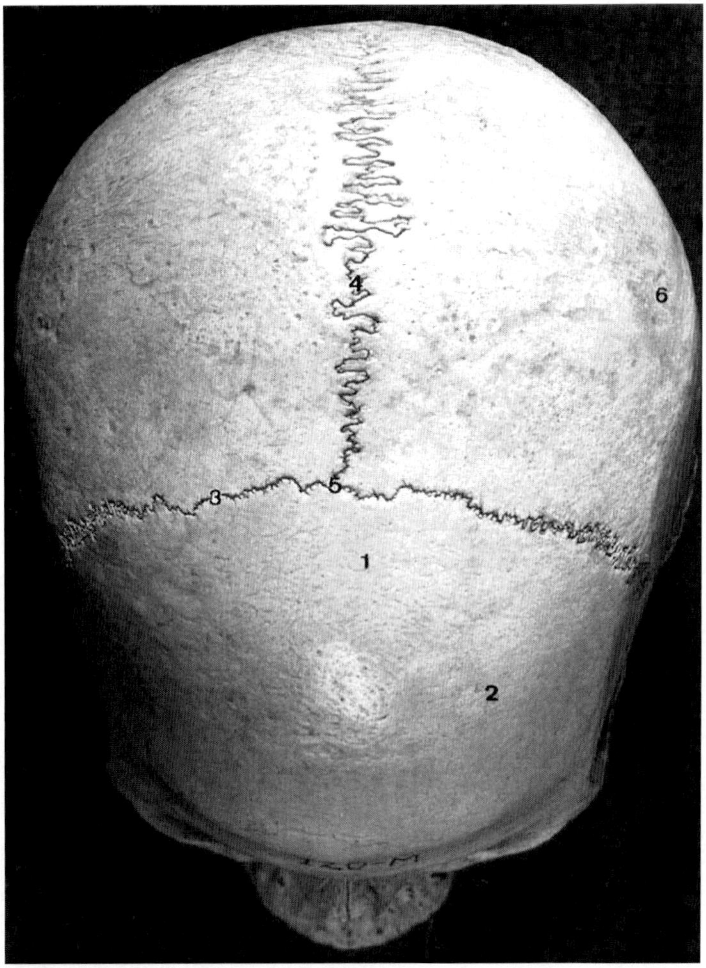

Figura 2-4 – Norma vertical. Vista superior do crânio.

1 Escama do frontal
2 Túber frontal
3 Sutura coronal
4 Sutura sagital
5 Bregma
6 Túber parietal

reabsorção com predomínio da primeira – e por crescimento sutural. Com o avançar da idade, as suturas gradualmente se fecham, os ossos se fusionam e a linha de separação desaparece, fenômeno este denominado sinostose*. Algumas suturas começam a se fechar antes dos 30 anos de idade; outras desaparecem bem mais tarde. A despeito das variações individuais e de variações relacionadas com o sexo e o grupo racial, as sinostoses podem ser usadas como um guia para se estimar a idade de indivíduos desconhecidos por ocasião de sua morte.*

O ponto de encontro das suturas coronal e sagital é chamado **bregma**. Na época do nascimento, uma área membranosa losângica persiste por algum tempo e é chamada **fontículo* anterior** (Fig. 2-5).

Esta condição, de importância obstétrica, permite o toque para determinar a posição da cabeça do feto e também a verificação da pulsação. Antes de seu desaparecimento no segundo ano de vida, o fontículo anterior pode ser usado para se estimar a pressão intracraniana e para se coletar sangue do seio sagital superior através dele.

Ao lado da sutura sagital, o **forame parietal** deixa passar uma veia emissária, que liga as veias do couro cabeludo com o seio sagital superior. Ainda no parietal, uma convexidade mais acentuada, o **túber parietal**, determina, com a do lado oposto, a região de maior largura do crânio.

Figura 2-5 – Vista superior de um crânio de recém-nascido, em que aparece o fontículo anterior (maior), entre as suturas coronal e sagital, e o fontículo posterior (menor), entre as suturas sagital e lambdóidea.

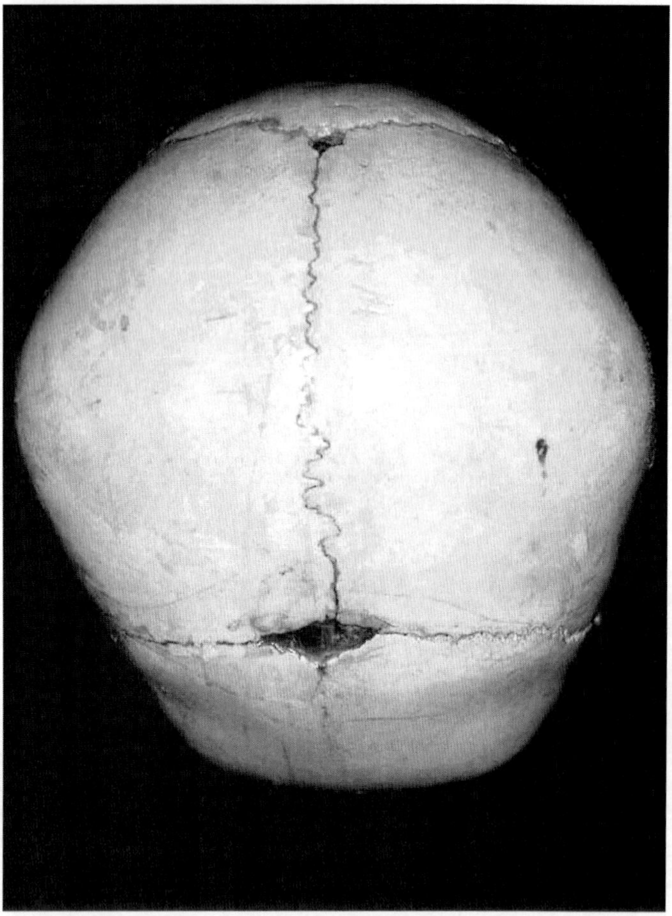

Vista lateral do crânio (norma lateral)

(Figs. 2-6, 2-7, 2-8 e 2-9)

Alguns acidentes anatômicos já observados nas vistas anterior e superior do crânio podem ser identificados, agora, por outro ângulo.

A linha temporal, na vista lateral, pode ser examinada por inteiro; é uma linha arqueada que se inicia no frontal, avança pelo parietal e encurva-se mais para alcançar a **parte escamosa** do temporal e continuar com a **crista supramastóidea**. Ela presta inserção à fáscia* temporal e às fibras mais superiores e posteriores do músculo temporal. Circunscreve a **fossa temporal**, na qual se distingue a

Figura 2-6 – Norma lateral. Vista lateral do crânio.

1 Linha temporal
2 Escama do temporal
3 Crista supramastóidea
4 Sutura escamosa
5 Asa maior do esfenoide
6 Arco zigomático
7 Processo mastoide
8 Sutura lambdóidea
9 Ramo da mandíbula
10 Corpo da mandíbula
11 Linha oblíqua
12 Espinha nasal anterior
13 Crista zigomatico-alveolar
14 Osso lacrimal
15 Lâmina orbital do etmoide
16 Forame zigomatico-facial (triplo neste crânio)
17 Sutura frontozigomática
18 Glabela

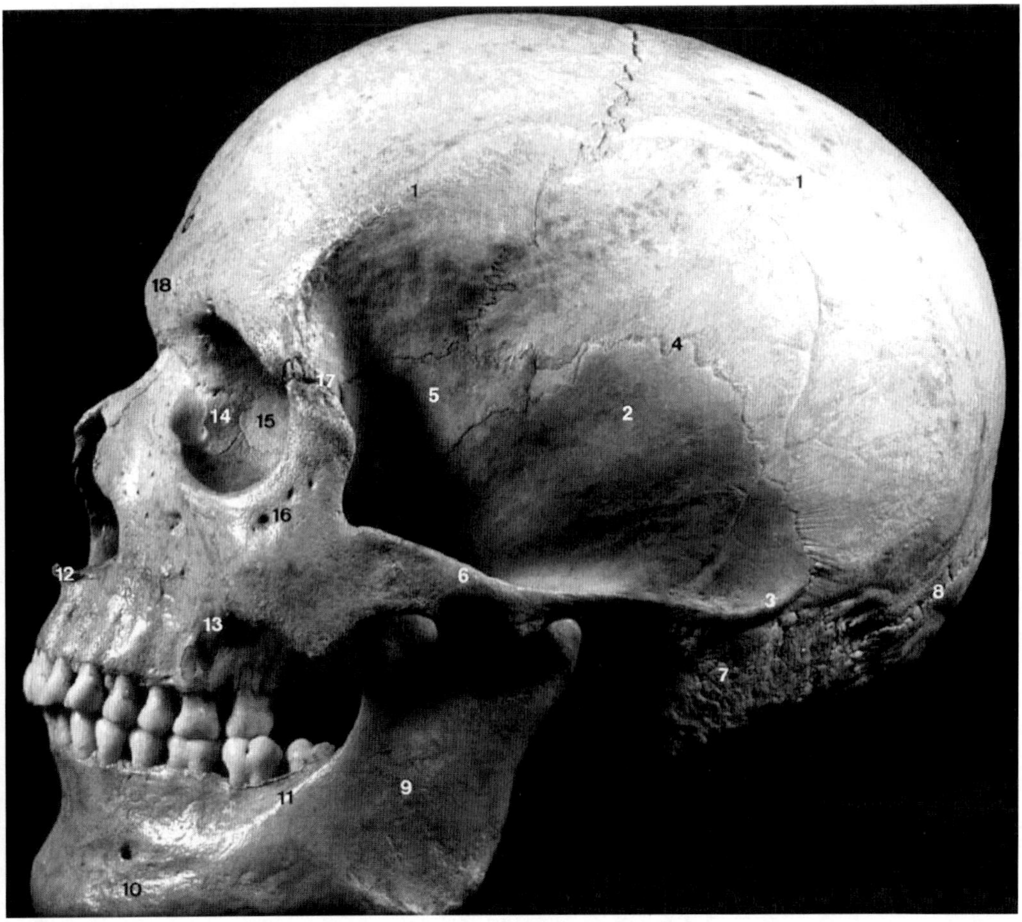

Figura 2-7 – Vista lateral de uma maxila separada do crânio.

1 Processo frontal
2 Face orbital
3 Sulco infraorbital
4 Tuberosidade da maxila
5 Processo zigomático
6 Espinha nasal anterior

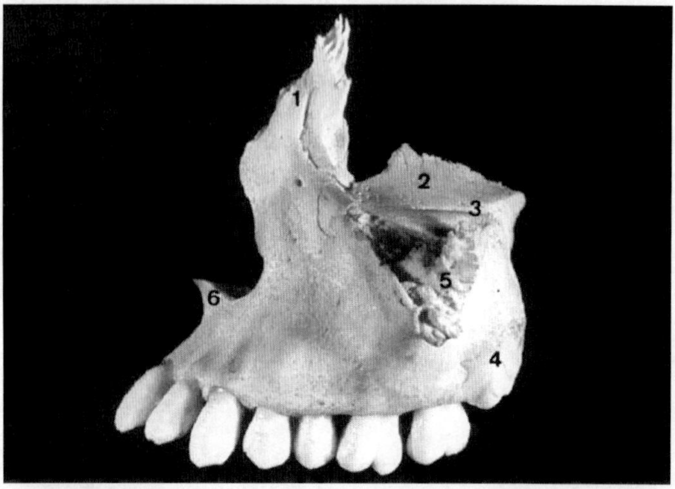

Figura 2-8 – Vista lateral de uma mandíbula separada do crânio.

1 Processo coronoide
2 Processo condilar (com colo e côndilo)
3 Fóvea pterigóidea
4 Incisura da mandíbula
5 Linha oblíqua
6 Tuberosidade massetérica
7 Ângulo da mandíbula
8 Forame mentoniano

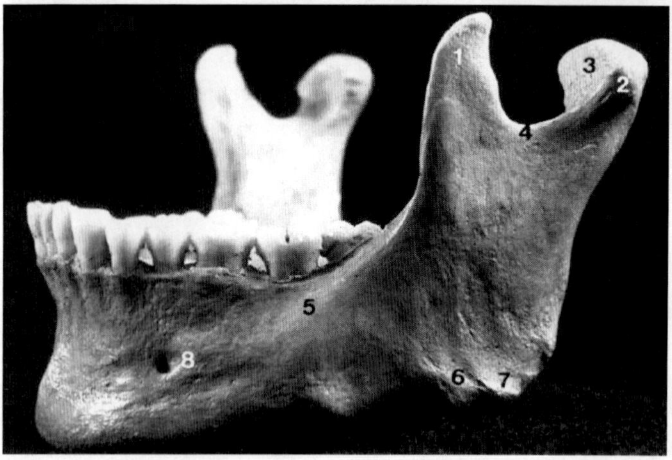

sutura escamosa, entre a escama do temporal e o parietal. A fossa temporal é mais profunda anteroinferiormente, local onde o músculo temporal que a preenche é mais volumoso.

A área da fossa temporal é a mais delgada e mais fraca do neurocrânio; a artéria meníngea média passa em suas imediações (por dentro) e casos de fratura associados com injúria desse vaso são comuns.

Da parte escamosa projeta-se anteriormente o **processo zigomático**, que se une ao processo temporal do zigomático para constituir o **arco zigomático**. Corresponde a uma ponte entre o neurocrânio e o viscerocrânio, achatada mediolateralmente e, portanto, com uma borda* superior onde se prende a fáscia temporal, e uma borda inferior de onde se origina o músculo masseter. O arco zigomático separa a fossa temporal da **fossa infratemporal**.

O arco zigomático e o osso zigomático frequentemente sofrem fraturas em acidentes. As disjunções (afundamento) do zigomático, ao nível de suas três suturas com os ossos frontal, maxila e temporal, são uma forma comum de lesão desse osso. Quando a fratura compromete o soalho da órbita, o bulbo ocular cai para um nível mais baixo, com consequente diplopia.

Figura 2-9 – Detalhe aumentado da vista lateral do crânio: fossa infratemporal sem a mandíbula.

1 Sutura zigomaticotemporal
2 Eminência articular
3 Fossa mandibular
4 Processo retroarticular
5 Parte timpânica do temporal
6 Poro acústico externo
7 Processo mastoide
8 Côndilo occipital
9 Fissura timpanoescamosa
10 Espinha do esfenoide
11 Processo pterigoide (lâmina lateral)
12 Fissura pterigomaxilar
13 Fossa pterigopalatina
14 Tuberosidade da maxila

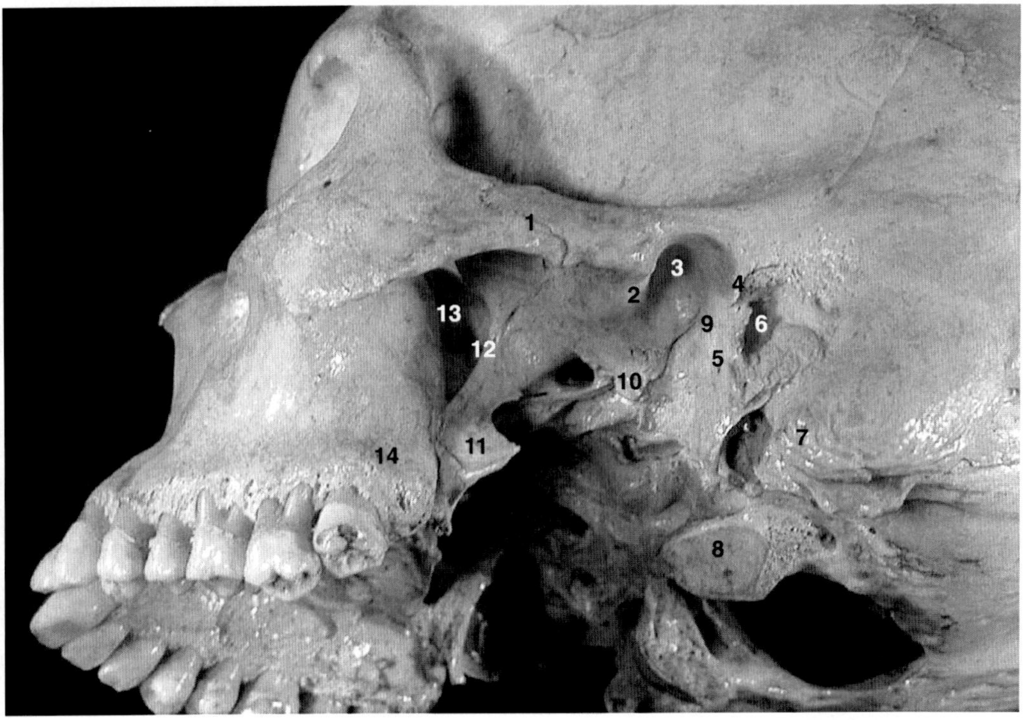

O ramo da mandíbula assemelha-se a um retângulo. Suas bordas posterior e inferior encontram-se no ângulo da mandíbula, onde se distingue a **tuberosidade* massetérica**. A borda superior é uma curva, conhecida como **incisura da mandíbula**, disposta entre o **processo coronoide**, em cujas bordas e face medial se insere o músculo temporal, e o **processo condilar** composto de um estreitamento chamado **colo* da mandíbula** e uma saliência robusta, **a cabeça (côndilo*) da mandíbula**. Esta se relaciona com o temporal na **fossa mandibular**, tendo à frente a **eminência articular** e atrás o **processo retroarticular**.

Mais atrás há uma ampla abertura de contorno circular, o **poro acústico externo**, delimitado quase que totalmente pela **parte timpânica** do temporal. Dá acesso ao **meato* acústico externo**, amplo canal que se insinua pela **parte petrosa** do temporal. Durante a vida, ele é fechado na sua extremidade medial pela membrana do tímpano, que o separa da cavidade timpânica.

Entre a parte timpânica e o osso occipital encontra-se uma saliência rugosa e robusta que se projeta em direção inferior e anterior, o **processo mastoide**. Dele se originam os músculos esternocleidomastóideo, esplênio da cabeça e longo da cabeça. Seu interior é oco, com **células mastóideas** que se comunicam com a orelha média. Na base do processo mastoide, próximo à **sutura occipitomastóidea**, observa-se o **forame mastoide**, para uma veia emissária.

Abaixo da parte timpânica vê-se o **processo estiloide**, uma projeção anteroinferior em forma de estilete, que dá origem aos músculos estilo-hióideo, estilofaríngeo e estiloglosso e ao ligamento estilo-hióideo.

O processo estiloide, que normalmente mede de 2 a 3 cm, pode apresentar-se alongado (até 8 cm) e o ligamento estilo-hióideo pode ossificar-se parcial ou totalmente. Em ambas as condições, o paciente se vê acometido, em maior ou menor grau, por dores, disfagia, disfonia, movimentação limitada do pescoço, sensação de corpo estranho alojado na garganta e outros sintomas que caracterizam a síndrome estilo-hióidea (de Eagle).

Ainda no contorno da base do crânio se avista uma saliência romba – o **côndilo occipital** – que faz a articulação do crânio com o atlas*, a primeira vértebra cervical. Boa parte da **escama do occipital** é vista por norma lateral; nela, pode-se identificar a **protuberância occipital externa** (de perfil) e as **linhas nucais superior e inferior**, que dão origem anatômica aos músculos trapézio, semiespinal da cabeça, oblíquo superior, reto posterior maior e reto posterior menor da cabeça.

Separando-se a mandíbula do crânio pode-se ver a fossa infratemporal aberta posteriormente e com seu limite anteromedial formado pela lâmina lateral do **processo pterigoide** e **tuberosidade da maxila**. Nesta área nota-se o perfil do **hâmulo* pterigóideo**, que é uma extensão da **lâmina medial** do processo pterigoide e se relaciona com o músculo tensor do véu palatino e o ligamento pterigomandibular. A tuberosidade faz parte do **corpo da maxila** e limita-se no alto com a fissura orbital inferior e na frente com a crista zigomaticoalveolar. Ela é perfurada por dois ou três **forames alveolares** que se continuam como **canais alveolares** e contêm os nervos e vasos alveolares superiores posteriores.

Nas extrações do terceiro molar superior, a tuberosidade da maxila e, particularmente, sua extensão inferior em forma de tubérculo logo atrás desse dente ficam ameaçadas de fratura. A ameaça é maior quando a tuberosidade é tornada oca por aumento do seio maxilar ou quando são usados extratores exercendo pressão distal. As fraturas comprometem extensões ósseas variáveis (Fig. 2-10) e podem provocar uma comunicação bucossinusal. A complicação é maior ainda quando o hâmulo pterigóideo é envolvido na fratura ou quando é fraturado isoladamente. Neste caso, o músculo tensor do véu palatino fica sem suporte e o palato mole perde poder de enrijecimento no lado correspondente. Essa "queda" do palato pode levar à disfonia e à disfagia (e a uma ação judicial!).*

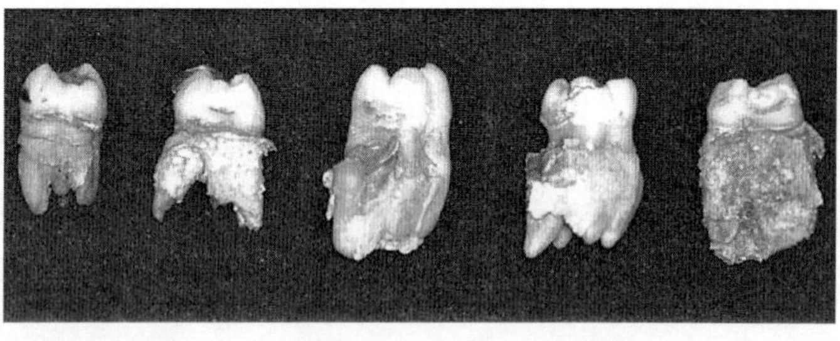

Figura 2-10 – Terceiros molares superiores com fragmentos ósseos ligados a eles devido a fraturas no momento da extração.

Na profundeza da fossa infratemporal, há uma fenda vertical – a **fissura pterigomaxilar** – que dá acesso à **fossa pterigopalatina** formada pela **lâmina perpendicular** do palatino e processo pterigoide. A artéria maxilar, depois de transitar pela fossa infratemporal, invade a fossa pterigopalatina. O nervo maxilar cruza o alto da fossa e seu ramo*, nervo palatino maior, percorre toda ela para atingir o palato ósseo pelo forame palatino maior. No fundo da fossa pterigopalatina, o **forame esfenopalatino** a põe em comunicação com a cavidade nasal.

Depois de ter estudado até este ponto, vale a pena verificar seu rendimento escolar por meio de uma autoavaliação. Para isso, responda ao teste 1, na página 34, depois de ler as instruções para as respostas.

Vista posterior do crânio (norma occipital)

(Figs. 2-11 e 2-12)

Os ossos que tomam parte na formação da parte posterior do crânio são os dois parietais, o occipital e a área mastóidea dos temporais. Por este aspecto, pode-se ver também a mandíbula.

Alguns acidentes anatômicos visíveis na vista posterior já foram descritos nas normas superior e lateral. Entretanto, alguns deles podem ser mais bem observados por essa vista. É o caso da **sutura lambdóidea**, que não raro mostra no seu trajeto um ou mais **ossos suturais**. A protuberância occipital externa e as linhas nucais olhadas por trás dão uma ideia mais completa da sua forma. O desenvolvimento dessas elevações depende do desenvolvimento da musculatura nucal. O processo mastoide visto por trás mostra sua delimitação medial bem caracterizada pela **incisura* mastóidea**, na qual se prende o ventre posterior do músculo digástrico.

A mandíbula, por esse ângulo de observação, exibe sua face interna. No corpo há uma saliência dupla, irregular, mediana, as **espinhas mentonianas**, nas quais se prendem os músculos genioglosso e gênio-hióideo. Acima das espinhas mentonianas localiza-se o **forame lingual** ou **retromentoniano superior** que, quando presente, é atravessado por um ramo da artéria sublingual. Mais abaixo, na base da mandíbula e também no plano mediano, outra abertura inconstante – o **forame retromentoniano inferior** – dá passagem a um ramo do nervo milo-hióideo em 50% dos casos. A **fossa digástrica**, uma depressão paramediana na base da mandíbula, dá inserção ao ventre anterior do músculo digástrico.

Ao lado das espinhas mentonianas surge uma saliência que à medida que se dirige obliquamente para trás e para cima vai tornando-se mais elevada e termina depois do alvéolo do último molar – é a **linha milo-hióidea**, onde toma origem o músculo milo-hióideo. A linha milo-hióidea separa duas fossas rasas mal demarcadas: uma superomedial, a **fóvea sublingual**, e outra inferolateral, a **fóvea submandibular**, assim chamadas por alojarem as glândulas sublingual e submandibular.

Nessa área, nas proximidades dos pré-molares e molares, pode manifestar-se uma protuberância de caráter hereditário, o toro mandibular, que tende a ser bilateralmente simétrico.*

Figura 2-11 – Norma occipital. Vista posterior do crânio.

1 Sutura sagital
2 Forame parietal
3 Sutura lambdóidea
4 Ossos suturais (vários neste crânio)
5 Linha nucal superior
6 Linha nucal inferior
7 Protuberância occipital externa
8 Processo mastoide
9 Incisura mastóidea
10 Forame mastoide
11 Forame da mandíbula
12 Linha milo-hióidea
13 Espinhas mentonianas

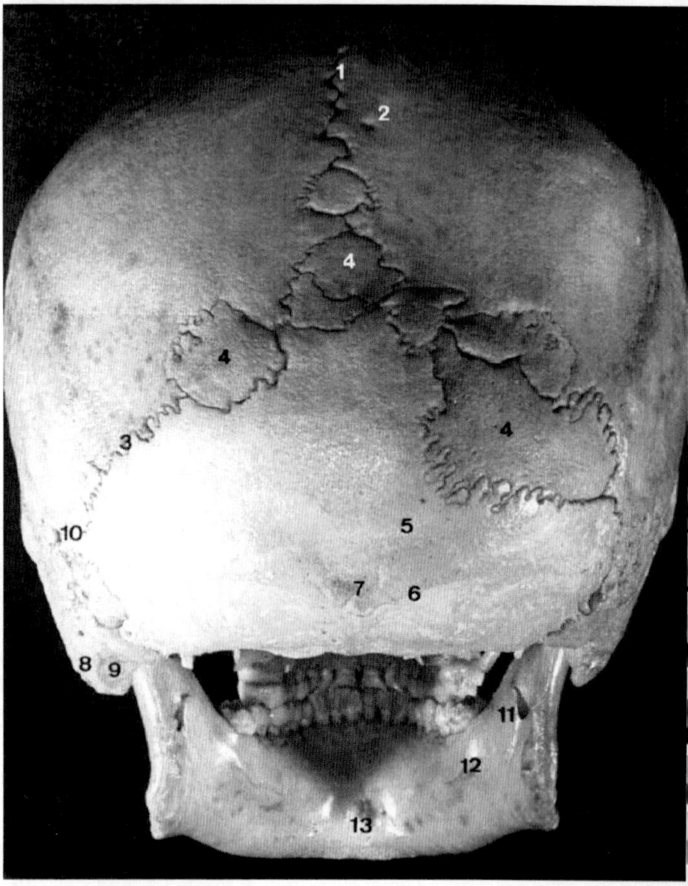

Figura 2-12 – Detalhe aumentado da vista posterior do crânio.

1 Côndilo occipital
2 Processo estiloide
3 Processo pterigoide
4 Processo condilar
5 Forame da mandíbula
6 Sulco milo-hióideo
7 Língula da mandíbula
8 Tuberosidade pterigoidea
9 Linha milo-hióidea
10 Fóvea submandibular
11 Fóvea sublingual
12 Espinhas mentonianas
13 Fossa digástrica

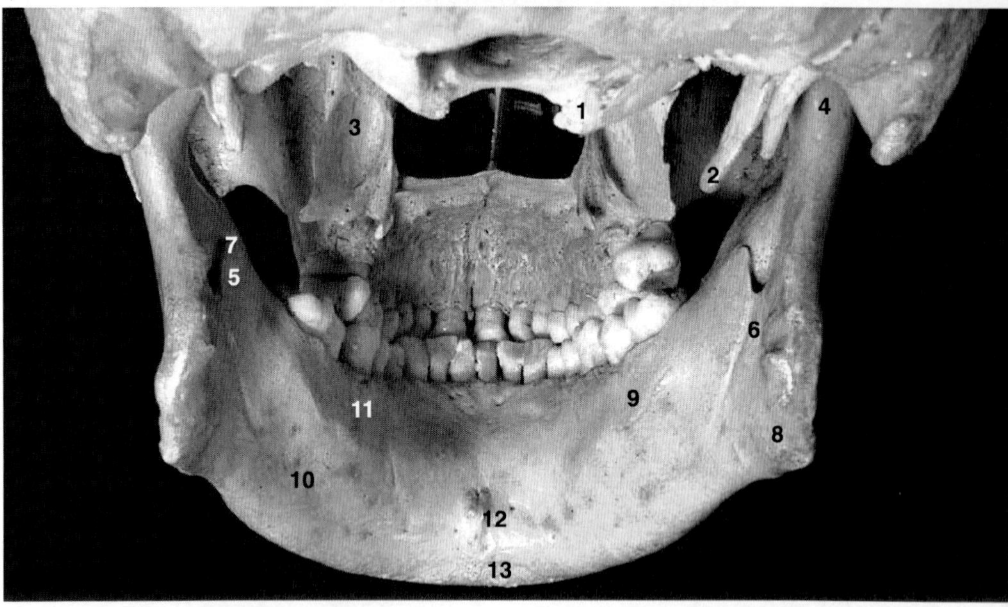

No centro do ramo da mandíbula há um amplo orifício, o **forame da mandíbula**, que continua interiormente com o **canal da mandíbula**. Ambos dão passagem ao nervo, artéria e veia alveolar inferior. O forame da mandíbula é limitado anteriormente pela **língula* da mandíbula**, local em que se insere o ligamento esfenomandibular. Uma estreita escavação inicia-se no contorno inferior do forame da mandíbula e estende-se obliquamente para baixo e para diante, com o nome de **sulco* milo-hióideo**. Aí se alojam o início do nervo e vasos milo-hióideos. Abaixo e atrás do sulco milo-hióideo, já na área do ângulo da mandíbula, encontra-se o campo de inserção do músculo pterigóideo medial, caracterizado por um conjunto de asperezas denominado **tuberosidade pterigóidea**. Separando-se a mandíbula do crânio, pode-se examinar melhor a face medial do ramo. O **processo coronoide** é menos liso do que na face lateral; de seu ápice, alonga-se em direção inferior a **crista temporal**, que termina no **trígono retromolar**, uma área triangular logo atrás do último molar. Na crista temporal e em toda a face medial do processo coronoide insere-se o músculo temporal; em algumas pessoas prolonga a inserção até o trígono retromolar. O **processo condilar** mostra o **colo*** bem evidente e, na sua porção anterior, uma fossa rasa, a **fóvea pterigóidea**, para a inserção do músculo pterigóideo lateral. Do **polo medial** da cabeça (côndilo) da mandíbula parte para baixo e para frente uma condensação linear, a **crista medial do colo**.

A porção superior da cabeça da mandíbula corresponde à face articular inferior da articulação temporomandibular. É uma superfície de contorno elipsoide e em forma de tenda, com uma vertente anterior e outra posterior. Na oclusão dos dentes, a vertente anterior choca-se contra a vertente posterior da eminência articular do temporal. As alterações de forma e contorno da cabeça da mandíbula são frequentes, principalmente em indivíduos desdentados e idosos.

Vista inferior do crânio (norma basilar)

(Figs. 2-13 e 2-14)

Com a mandíbula removida, a parte anterior do crânio, por esse ângulo de observação, é ocupada pelo palato ósseo, que é formado pelo **processo palatino** da maxila e pela lâmina horizontal do palatino, de cada lado. Essas quatro peças ósseas são separadas por suturas, a saber: **sutura palatina mediana** e **sutura palatina transversa**. Em crânios de crianças encontra-se presente a **sutura incisiva**, que separa o osso incisivo da maxila. Anteriormente, a **fossa incisiva** interrompe a sutura palatina mediana e recebe, de cada lado, uma abertura do **canal incisivo**, o **forame incisivo**, que dá passagem ao nervo nasopalatino.

A maxila é, depois da clavícula, o osso de desenvolvimento mais precoce. Durante sua ossificação, ambos os processos palatinos podem permanecer separados, com uma fissura entre eles, através da qual a boca se comunica com a cavidade nasal. A fissura palatina pode combinar-se com uma possível persistência da sutura incisiva, de um ou de ambos os lados. Essa anomalia dificulta sobremaneira as ações de falar e deglutir e pode provocar a aspiração de alimento pelo sistema respiratório até os pulmões.

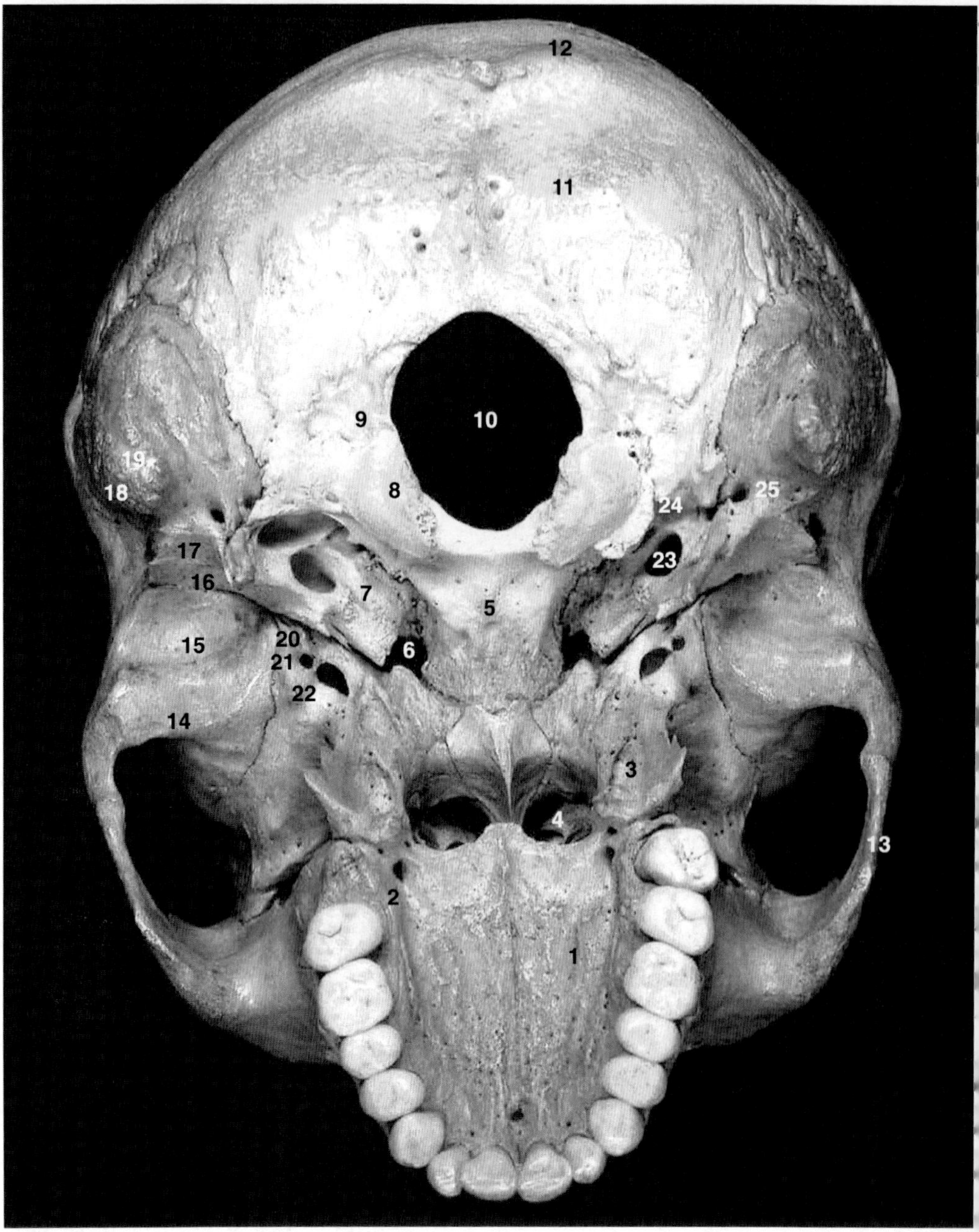

Figura 2-13 – Norma basilar. Vista inferior do crânio.

1 Palato ósseo
2 Forame palatino maior
3 Processo pterigoide
4 Coana
5 Parte basilar do occipital
6 Forame lacerado
7 Parte petrosa do temporal
8 Côndilo occipital
9 Canal condilar
10 Forame magno
11 Linha nucal inferior
12 Linha nucal superior
13 Arco zigomático
14 Eminência articular
15 Fossa mandibular
16 Fissura timpanoescamosa
17 Parte timpânica do temporal
18 Processo mastoide
19 Incisura mastóidea
20 Espinha do esfenoide
21 Forame espinhoso
22 Forame oval
23 Canal carótico
24 Forame jugular
25 Forame estilomastóideo

1 Processo palatino da maxila
2 Lâmina horizontal do palatino
3 Sutura palatina mediana
4 Sutura palatina transversa
5 Forame incisivo
6 Forame palatino maior
7 Forame palatino menor
8 Espinha palatina
9 Sulco palatino
10 Espinha nasal posterior
11 Hâmulo pterigóideo
12 Fossa pterigóidea
13 Fossa escafóidea
14 Osso vômer
15 Sincondrose esfeno-occipital
16 Parte basilar do occipital

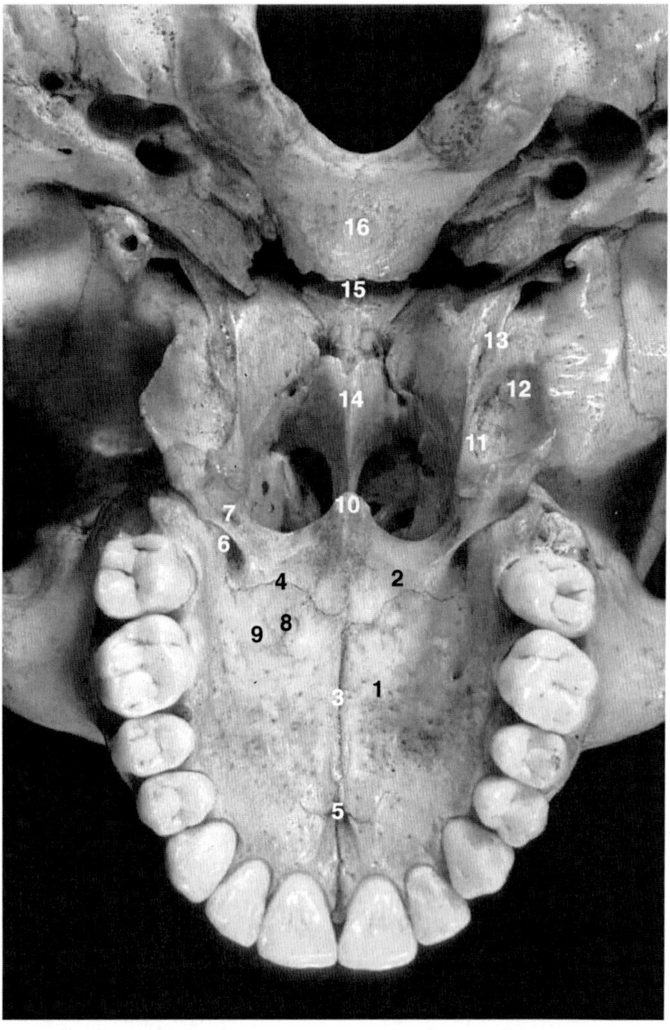

Figura 2-14 – Detalhe aumentado da vista inferior do crânio: palato ósseo.

No ângulo posterolateral do palato ósseo, ao lado do último molar, localiza-se o **forame palatino maior**, que constitui a abertura inferior do **canal palatino maior** e, portanto, faz comunicação com a fossa pterigopalatina. Deixa passar o nervo palatino maior e vasos homônimos. Atrás do forame palatino maior situam-se geralmente dois **forames palatinos menores**, dos quais saem nervos e vasos palatinos menores. O processo palatino é rugoso, ao contrário da lâmina horizontal, que é lisa; na frente do forame palatino maior, pequenas proeminências, as **espinhas palatinas**, circunscrevem dois ou mais **sulcos palatinos**, de direção anteroposterior.

O centro do palato ósseo, ao longo da sutura palatina mediana, é frequentemente elevado. Mas, às vezes, forma uma eminência grande, a ponto de ser individualizada com a denominação de toro palatino. Sua presença pode dificultar a estabilidade de uma prótese total. Ocorre com alguma frequência em certas raças e mais frequentemente em mulheres. Não há evidência de sua associação com o toro mandibular.*

O **processo alveolar** limita anterolateralmente o palato ósseo. Com os dentes removidos pode-se reconhecer cada **alvéolo*** separado de seu vizinho por um **septo* interalveolar**. Os alvéolos dos dentes bi e trirradiculares, por serem multiloculares, possuem **septos inter-radiculares**. Interna e externamente, as lâminas ósseas* vestibular e lingual completam o alvéolo.

A borda posterior do palato ósseo é formada por duas linhas curvas, côncavas posteriormente, que se encontram em uma saliência chamada **espinha nasal posterior**.

Na vista inferior aparece bem o processo pterigoide com sua **fossa pterigóidea** (entre as duas lâminas), local de origem do músculo pterigóideo medial. O músculo pterigóideo lateral fixa-se na face lateral da lâmina lateral. Acima da fossa pterigóidea, uma outra menor, a **fossa escafoide**, dá fixação ao músculo tensor do véu palatino.

Entre as lâminas mediais, e parcialmente coberto por extensões destas e pelas **asas do vômer**, está o **corpo do esfenoide**. À sua frente, a porção posterior da cavidade nasal pode ser vista através das **coanas**. O corpo do esfenoide solda-se com a **parte basilar** do occipital. Até os 16 ou 17 anos de idade, esta união tem a interposição de cartilagem e denomina-se sincondrose esfeno-occipital, um importante centro de crescimento da base do crânio no sentido anteroposterior. Lateralmente, a **parte petrosa** do temporal avizinha-se ao esfenoide e ao occipital, e delimita o **forame lacerado**, que no vivente é preenchido por cartilagem. Posteriormente, o amplo **forame magno** permite que o tronco encefálico, proveniente da cavidade do crânio, continue com a medula espinal no canal vertebral.

Ao lado do forame magno, o côndilo occipital oculta uma escavação horizontal transversal, o **canal do hipoglosso**, que transmite o nervo hipoglosso. Atrás do côndilo, o inconstante **canal condilar** de disposição anteroposterior é passagem de uma veia emissária. As formações anatômicas situadas atrás do forame magno já foram mencionadas.

Voltando agora para a superfície mais lateral da norma* basilar, nota-se o conjunto maxilozigomático-temporal-esfenoide que circunscreve as fossas temporal e infratemporal. Aqui, a face articular superior da articulação temporomandibular, pertencente à parte escamosa do temporal, pode ser bem examinada. A **eminência articular** é um relevo transversal, com suas extremidades elevadas. Seu limite anterior é indistinto; sua vertente posterior inclina-se em direção a uma escavação de profundidade variável, elíptica com o maior eixo transversal, a **fossa mandibular**. O fundo da fossa mandibular é feito de uma lâmina óssea muito delgada. Na sua porção lateral, a margem lateral da fossa tem uma proeminência de perfil triangular mais ou menos desenvolvida, que é o **processo retroarticular**. Atrás dele localiza-se a **parte timpânica** do temporal, separada da fossa mandibular e do próprio processo retroarticular pela **fissura timpanoescamosa**, que se relaciona com o nervo corda do tímpano. Ainda que o processo retroarticular seja limitado à metade lateral da fossa mandibular, qualquer deslocamento exagerado da mandíbula para trás não provocará impacto contra a parte timpânica, mas sim contra o processo retroarticular.

Medialmente, a fossa mandibular tem como limite a **espinha do esfenoide**, ao lado da qual aparece o **forame espinhoso**, que veicula a artéria meníngea média para dentro do crânio. Logo à frente do forame espinhoso, localiza-se o **forame oval**, que é atravessado no ser vivo ou no cadáver pelo nervo mandibular. O forame redondo não pode ser visto pela norma basilar. Os três forames mencionados encontram-se na asa maior do esfenoide. Esta se relaciona mais atrás com a parte petrosa do temporal, que é bastante irregular.

Na face inferior da parte petrosa se inicia o **canal carótico**, um túnel através do qual a artéria carótida interna viaja para dentro da cavidade do crânio.

Por estar em relação imediata com as orelhas média e interna, os batimentos da artéria contra o osso que a separa das orelhas podem ser ouvidos em momentos de excitação ou de grande esforço físico.

Mais atrás, a **fossa jugular** delimita com a incisura jugular do occipital, o **forame jugular**, importante passagem para a veia jugular interna e os nervos glossofaríngeo, vago e acessório. Lateralmente ao forame jugular aparecem os processos estiloide e mastoide, e entre ambos, o **forame estilomastóideo**, saída do nervo facial.

Vista interior do crânio (cavidade do crânio)

(Fig. 2-15)

Ao se remover a calvária seccionada, deve-se examinar suas bordas (**substância cortical, díploe, seio frontal**) e por dentro. Ela é côncava e apresenta depressões como os **sulcos arteriais** (para ramos da artéria meníngea média), o **sulco do seio sagital superior** que acompanha a sutura sagital e, ao lado deste, as **fovéolas granulares** que abrigam granulações aracnóideas.

A base interna do crânio é rica em acidentes anatômicos. Habitualmente, é dividida em três fossas, cada qual em um nível diferente da outra.

Figura 2-15 – Cavidade do crânio. Vista interior do crânio.

1 Fossa anterior
2 Fossa média
3 Fossa posterior
4 Asa menor do esfenoide
5 Crista galli
6 Lâmina cribriforme
7 Canal óptico
8 Tubérculo da sela
9 Fossa hipofisária
10 Dorso da sela
11 Forame redondo
12 Forame oval
13 Forame espinhoso
14 Forame lacerado
15 Impressão trigeminal
16 Parte petrosa do temporal
17 Poro acústico interno
18 Forame jugular
19 Clivo
20 Forame magno
21 Fossa cerebelar
22 Protuberância occipital interna

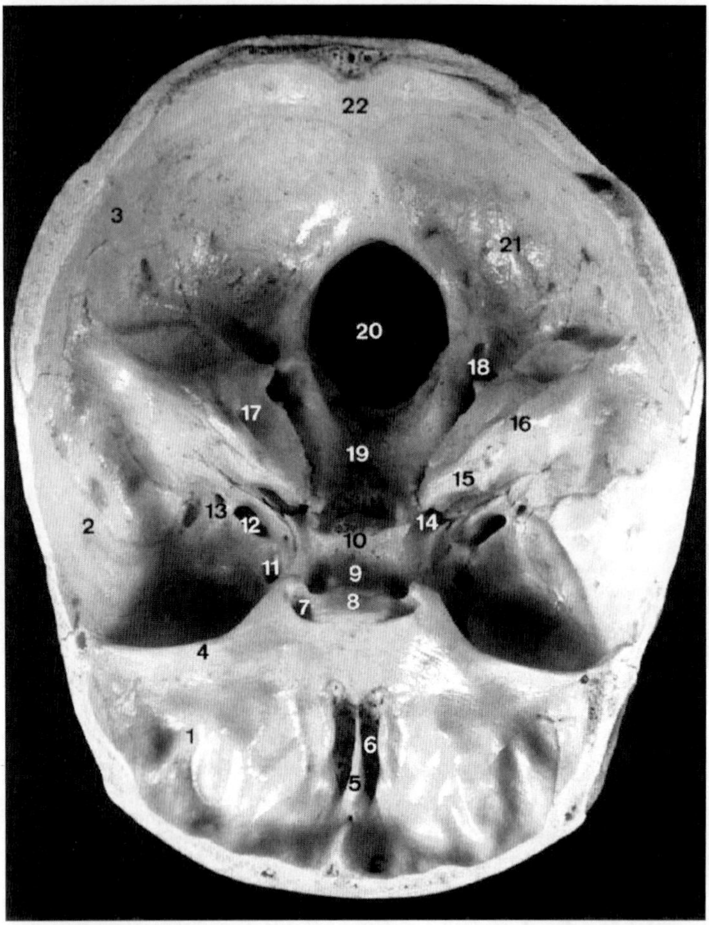

A **fossa anterior**, de nível mais superior, aloja o lobo frontal do cérebro. Tem como limites posteriores a **asa menor do esfenoide**. O soalho é, em maior parte, formado pelo frontal e na porção mediana sobressai a **crista galli**, uma extensão superior da **lâmina perpendicular do etmoide**, e a **lâmina cribriforme**, que veicula numerosos nervos olfatórios para a cavidade nasal. Mais atrás, o **canal óptico**, na extremidade do sulco pré-quiasmático, leva à órbita o nervo óptico e a artéria oftálmica.

A **fossa média** é formada pelo esfenoide e temporal e acomoda o lobo temporal do cérebro. Seu limite posterior é o **dorso da sela** e a margem superior da parte petrosa. No centro da fossa média localiza-se a **sela turca**, limitada anteriormente por um **tubérculo** e posteriormente pelo dorso da sela. Entre estes limites está escavada a **fossa hipofisária**, para a hipófise. A **fissura orbital superior** situa-se entre as asas menor e maior do esfenoide; através dela quatro nervos penetram na órbita. Na asa maior do esfenoide veem-se enfileirados os **forames redondo** (nervo maxilar), **oval** (nervo mandibular) e **espinhoso** (artéria meníngea média). Posteriormente, a face anterior da parte petrosa mostra, próximo ao seu ápice, uma depressão causada pelo gânglio trigeminal – a **impressão trigeminal**.

A **fossa posterior** é a de nível mais inferior. Formada pelo temporal e occipital, aloja a ponte, o bulbo e o cerebelo. O que chama mais a atenção é o forame magno. À sua frente, unindo-o ao dorso da sela, encontra-se uma depressão rasa denominada **clivo** e, mais ao lado, o canal do hipoglosso. Posteriormente, localiza-se a ampla **fossa cerebelar**, separada da do lado oposto pela **crista occipital interna**, que termina na **protuberância occipital interna**. É nesta saliência o ponto de encontro de sulcos de seios venosos da dura-máter*. Termina aí o sulco do seio sagital superior e inicia-se, de cada lado da protuberância, o **sulco do seio transverso**, que continua lateralmente como **sulco do seio sigmoide** até o forame jugular. Na face posterior da parte petrosa destaca-se o **poro acústico interno**, que continua para dentro como **meato acústico interno** e transmite os nervos facial e vestibulococlear.

As fraturas da base do crânio são extremamente perigosas e podem ser acompanhadas de derrame de liquor, com saída pelo nariz ou orelha, de compressão ou lesão de nervos cranianos, de rompimento de vasos com hemorragia. As hemorragias através da orelha podem ser por fraturas da fossa média do crânio, e as nasais, por fraturas da fossa anterior.

Vista medial do hemicrânio (secção sagital mediana do crânio)

(Figs. 2-16, 2-17 e 2-18)

Se a secção for realmente mediana, ver-se-á na cavidade nasal o septo nasal constituído pela lâmina perpendicular do etmoide e pelo vômer. Ao lado do septo nasal (no soalho da cavidade nasal), abre-se superiormente o canal incisivo, cerca de 1 cm atrás da abertura piriforme. Esta vista medial permite ver toda a extensão do canal incisivo.

Se o septo nasal for removido, aparecerá a parede lateral da cavidade nasal, formada pela maxila (processo frontal e face nasal do corpo), lacrimal, lâmina perpendicular do palatino, lâmina medial do processo pterigoide, etmoide com suas **conchas nasais média** e **superior** e a concha nasal inferior. As três conchas e o soalho da cavidade nasal delimitam os três **meatos nasais superior, médio** e **inferior**. Próximo à extremidade posterior da concha nasal média fica o forame esfenopalatino que põe em comunicação a cavidade nasal com a fossa pterigopalatina. No meato nasal médio há uma abertura do **seio* maxilar**, coberta pela concha nasal média.

A secção sagital mediana do crânio expõe os **seios frontal** (atrás da glabela) e **esfenoidal** (atrás das conchas nasais média e superior). O seio maxilar e as **células etmoidais** somente serão vistos se o osso, que os fecha, for removido.

Os **seios paranasais** são cavidades pneumáticas escavadas nos ossos (levam o nome de cada osso) que se dispõem em torno da cavidade nasal e se comunicam com ela por meio de pequenas aberturas. No vivente, estas aberturas podem estar ocluídas devido à congestão da membrana mucosa, que é comum (contínua) aos seios e à cavidade nasal.

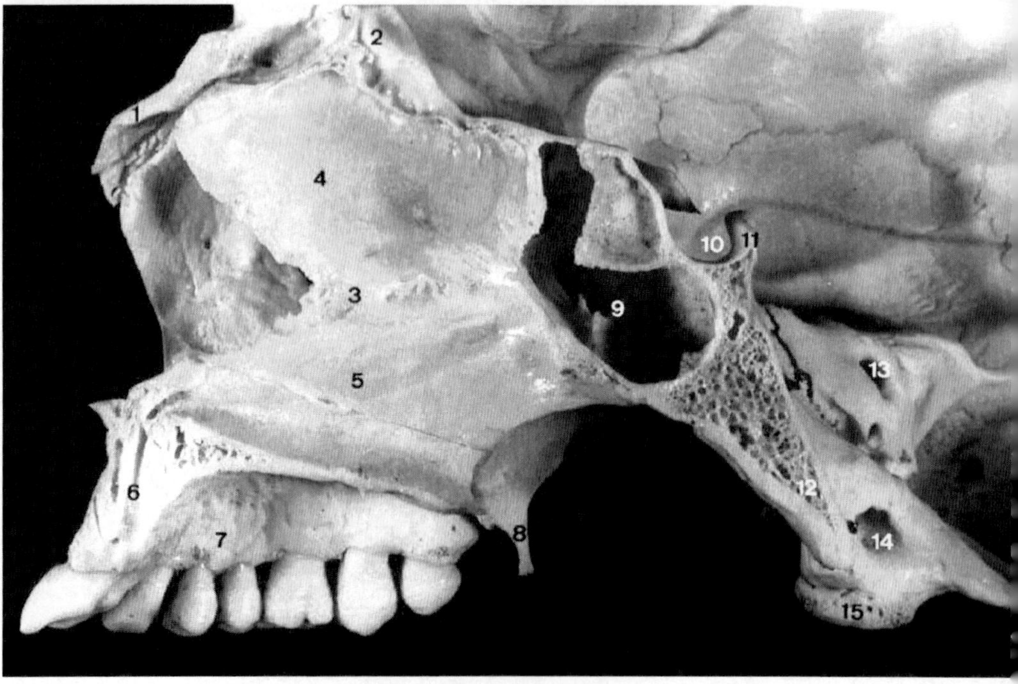

Figura 2-16 – Secção sagital mediana do crânio sem mandíbula. Vista medial parcial.

1 Osso nasal
2 Crista galli
3 Septo ósseo da cavidade nasal
4 Lâmina perpendicular do etmoide
5 Vômer
6 Canal incisivo
7 Processo alveolar
8 Hâmulo pterigóideo
9 Seio esfenoidal
10 Sela turca
11 Dorso da sela
12 Parte basilar do occipital
13 Poro acústico interno
14 Canal do hipoglosso
15 Côndilo occipital

Figura 2-17 – Vista medial de uma maxila separada do crânio.

1 Processo frontal
2 Sulco lacrimal
3 Crista da concha
4 Hiato* maxilar
5 Processo palatino
6 Canal incisivo
7 Sulco palatino maior

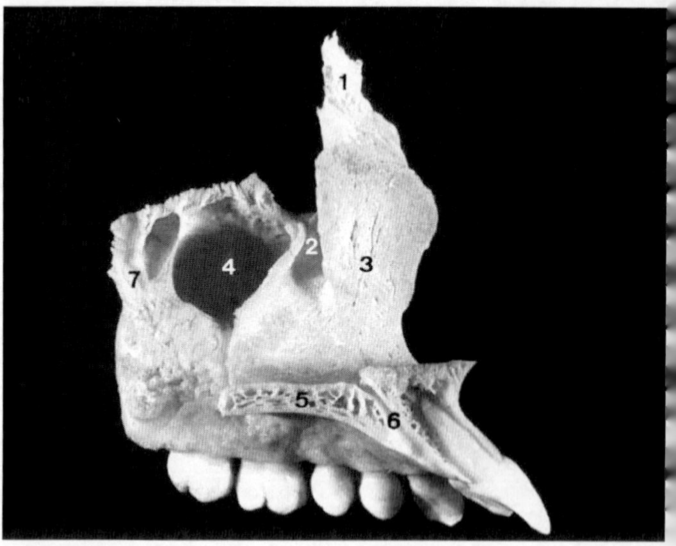

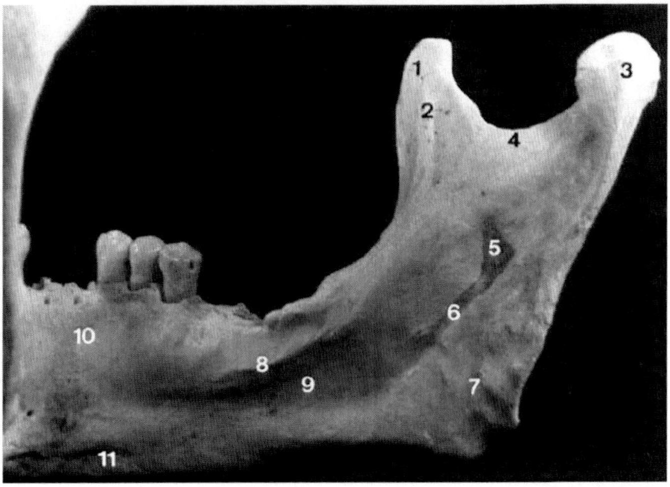

Figura 2-18 – Vista posteromedial de uma mandíbula separada do crânio.

1 Processo coronoide
2 Crista temporal
3 Processo condilar
4 Incisura da mandíbula
5 Forame da mandíbula
6 Sulco milo-hióideo
7 Tuberosidade pterigóidea
8 Linha milo-hióidea
9 Fóvea submandibular
10 Fóvea sublingual
11 Fossa digástrica

Os seios frontal e esfenoidal são septados sagitalmente, no mais das vezes, de maneira assimétrica com desvio para um dos lados. Enquanto o seio frontal se abre anteriormente no meato nasal médio, o seio esfenoidal abre-se posteriormente no meato nasal superior. Entre ambos se situa o seio etmoidal, que na realidade é composto de oito a dez células etmoidais de forma e tamanho variáveis. As células anteriores comunicam-se com o meato nasal médio, e as posteriores, com o meato nasal superior.

O seio maxilar (Figs. 2-17 e 2-19) é o maior de todos e o primeiro a se desenvolver. Ao escavar o corpo da maxila, fica conformado entre as paredes anterior (voltada para a face), posterior (para a fossa infratemporal), medial (para a cavidade nasal), superior ou teto (para a órbita) e inferior ou soalho (para o processo alveolar). O soalho fica em um nível abaixo do soalho da cavidade nasal. Ele não é liso; tem septos incompletos que se estendem superiormente a alturas variáveis. O seio maxilar e o soalho formam bolsas nas quais produtos inflamatórios podem estagnar e também interferir na remoção de raiz dental que, porventura, tenha sido deslocada para dentro do seio.

Nas paredes superior, anterior e posterior do seio maxilar há canais para o trânsito de nervos e vasos. Esses canais ósseos podem tornar-se deiscentes e expor os nervos no interior do seio (cobertos apenas por membrana sinusal no vivente). As infecções* sinusais podem afetar os nervos e provocar dor. Aliás, o seio maxilar é o que mais frequentemente se torna sede de infecções, por vários motivos, e dentre eles o odontogênico. A abertura natural do seio maxilar situa-se em um nível muito alto para a drenagem natural de pus*, de tal forma que este pode ficar contido (estagnado). Apesar de tudo, de todos os seios paranasais é o mais fácil de irrigar.*

Quanto às várias funções atribuídas aos seios paranasais, há uma mais provável. Desde que a temperatura do ar no seu interior seja mais elevada do que a do ar inspirado, os seios paranasais funcionam como insuladores para os olhos e o cérebro. Sua camada de ar é de lenta renovação (16 minutos no seio frontal do cão) e, portanto, os seios isolam as estruturas neurais na órbita e fossas anterior e média do crânio, protegendo-as assim do resfriamento e injúria pela passagem nasal de ar frio.

Mas o modo de crescimento desproporcional do esqueleto da face também pode explicar a presença dos seios paranasais. No caso do osso frontal, por exemplo, o crescimento da sua lâmina interna é relativamente lento em relação ao crescimento da lâmina externa. Esse crescimento diferencial causa uma separação de ambas e o aparecimento do espaço (seio frontal). No caso do seio maxilar, existe uma adaptação da maxila à forma arquitetônica do crânio, principalmente à região supraorbital, que é bastante projetada para frente. A maxila aumenta e projeta-se para frente com sua lâmina externa, para ficar a prumo com a fronte, e o seio maxilar passa a ocupar uma área maior (que de qualquer modo não seria preenchida por osso).

O exame do hemicrânio pela vista medial pode ser completado com o reconhecimento de outros detalhes anatômicos já estudados por outros ângulos de observação.

O osso hioide

Sem se articular com nenhum outro osso, é apenas ligado ao crânio por músculos e ligamentos, situa-se no pescoço, ao nível da terceira vértebra cervical.

Consiste de três partes:

Corpo – uma lâmina retangular recurvada com a face anterior convexa e a posterior côncava; na face anterior inserem-se os músculos gênio-hióideo, milo-hióideo, esterno-hióideo, omo-hióideo, tíreo-hióideo e estilo-hióideo.

Corno* maior – extensão bilateral dirigida para trás, para cima e para o lado, onde se inserem os músculos constritor médio da faringe e o hioglosso.

Corno menor – situado no ponto de encontro do corno maior com o corpo, é cartilaginoso nos jovens e ossifica-se à medida que a idade avança; liga-se ao processo estiloide pelo ligamento estilo-hióideo.

Resumo dos forames, canais do crânio e elementos que os atravessam

VISTA ANTERIOR

- Canal óptico: nervo óptico e artéria oftálmica
- Fissura orbital superior: nervos oculomotor, troclear, oftálmico, abducente e veias oftálmicas
- Fissura orbital inferior: nervo maxilar, veia e artéria infraorbitais
- Incisura (forame) supraorbital: nervo e artéria supraorbitais
- Forame (e canal) infraorbital: nervo, artéria e veia infraorbitais
- Forame (e canal) mentoniano: nervo, artéria e veia mentonianos
- Forame zigomaticofacial: nervo zigomaticofacial

VISTA SUPERIOR

- Forame parietal: veia emissária parietal
- Vista lateral
- Forame mastoide: veia emissária mastóidea
- Forames (e canais) alveolares: nervos e artérias alveolares superiores posteriores
- Forame esfenopalatino: artéria esfenopalatina e nervos nasais posteriores superiores

VISTA POSTERIOR

- Forame lingual (retromentoniano superior): artéria sublingual
- Forame da mandíbula: nervo, artéria e veia alveolares inferiores

VISTA INFERIOR

- Forame (e canal) incisivo: nervo nasopalatino
- Forame (e canal) palatino maior: nervo, artéria e veia palatinos maiores
- Forames (e canais) palatinos menores: nervos, artérias e veias palatinos menores
- Forame espinhoso: artéria meníngea média
- Forame oval: nervo mandibular
- Forame jugular: nervo glossofaríngeo, nervo vago, nervo acessório e veia jugular interna
- Fissura timpanoescamosa (petrotimpânica): nervo corda do tímpano
- Canal carótico: artéria carótida interna
- Forame estilomastóideo: nervo facial
- Forame magno: artéria vertebral, nervo acessório, medula espinal
- Canal condilar: veia emissária condilar

VISTA INTERIOR

- Lâmina cribriforme: nervos olfatórios
- Forame redondo: nervo maxilar
- Poro (e meato) acústico interno: nervo facial, nervo vestibulococlear

Topografia dentoalveolar

Horácio Faig Leite

Topografia* dentoalveolar é a relação que ocorre entre os dentes superiores, inferiores e seus respectivos alvéolos, bem como aquela mantida com os acidentes anatômicos localizados nos ossos maxila e mandíbula, com os quais estes mantêm relações de proximidade.

O conhecimento dessas relações topográficas tem grande importância para o dentista, devido à sua aplicabilidade clínica em especialidades como a cirurgia, a prótese e a endodontia.

Descreveremos inicialmente as relações alveolodentais, seguidas das estruturas anatômicas que se relacionam topograficamente com os dentes da maxila e da mandíbula.

Na maxila

Primeiramente, seria importante lembrar que, ao se realizar um corte horizontal no processo alveolar, nota-se que cada lâmina óssea alveolar*, a externa ou vestibular e a interna ou lingual, é formada por duas corticais (Figs. 2-19 e 2-22): uma é a superfície externa compacta do osso, e a outra, a cortical* alveolar que forra o alvéolo e que, em radiologia, é conhecida como lâmina dura* (ver Fig. 3-1). Na região dos dentes anteriores, a lâmina alveolar (vestibular) apresenta-se bastante delgada, chegando mesmo a tornar-se deiscente*.

Ambas as corticais (superfície externa e cortical alveolar) estão intimamente unidas, principalmente nos terços cervical e médio da porção radicular. Uma pequena quantidade de tecido ósseo esponjoso pode estar presente próxima aos ápices desses dentes, principalmente o incisivo lateral, devido à sua inclinação para lingual.

Podem-se encontrar, na superfície externa do osso, saliências ou relevos provocados pelas raízes dentais, as chamadas eminências alveolares. A que mais chama a atenção quando da observação de um crânio seco é a eminência canina.

Nos pré-molares, as lâminas ósseas alveolares externas também se mostram delgadas, sem apresentar tantos relevos como nos dentes anteriores. Quando o primeiro pré-molar possui duas raízes, a lâmina alveolar externa mostra-se mais delgada ainda.

Na região dos molares, a lâmina externa pode apresentar-se com maior espessamento, principalmente na região do primeiro e, às vezes, do segundo molar, devido à presença da crista zigomaticoalveolar nessa região.

Na região posterior ao último molar irrompido, a lâmina óssea externa une-se à interna (Fig. 2-19).

A lâmina óssea interna (lingual) adquire características variáveis, devido à inclinação dos dentes superiores e à situação do teto da cavidade bucal.

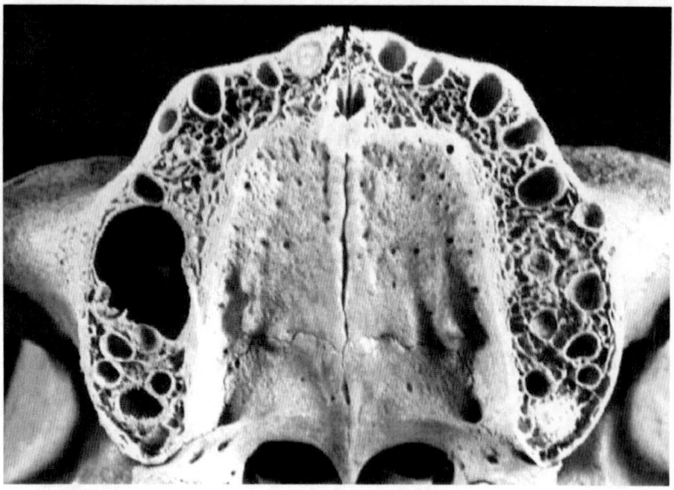

Figura 2-19 – Processo alveolar maxilar seccionado horizontalmente ao nível do terço médio das raízes dos dentes. A área do primeiro molar extraído foi invadida pelo seio maxilar.

A inclinação entre as raízes dentais e o palato varia, dependendo do tipo facial do indivíduo, sendo maior nos indivíduos leptoprosópicos (face alta e estreita), por apresentarem palato ogival, e menor nos euriprosópicos (face baixa e larga), uma vez que eles apresentam palato plano.

Entre a parede lateral do palato e a porção lingual dos dentes superiores há grande quantidade de substância óssea esponjosa. Esta vai diminuindo progressivamente da região dos dentes anteriores, onde é bastante acumulada, para os posteriores, onde se torna menos evidente.

- **Crista zigomaticoalveolar**: devido à sua presença, a lâmina alveolar vestibular da região dos primeiros molares apresenta-se mais espessa; também se apresenta diferente conforme o tipo facial do indivíduo.

É um acidente anatômico utilizado como ponto de reparo nas anestesias dos dentes posteriores, e deve ser levado em conta durante as exodontias dos molares, principalmente dos primeiros, porque pode dificultar sua luxação.*

- **Tuberosidade da maxila** (Fig. 2-20): a tuberosidade é a região mais posterior da maxila, que mantém relações de proximidade com o processo pterigoide, constituindo também a parede posterior do seio maxilar.

É uma zona de tecido ósseo bastante delgado, na qual encontramos, além dos dois últimos molares irrompidos, pequenos forames que permitem a passagem de vasos e nervos.

Devido à sua topografia e à espessura de sua parede, é uma região que requer cuidados especiais durante as exodontias dos últimos molares, principalmente dos terceiros, para não remover parte dela, expondo assim o seio maxilar.

- **Hâmulo pterigóideo:** o hâmulo é um acidente anatômico encontrado na porção inferior da lâmina medial do processo pterigoide

Figura 2-20 – Relação de proximidade das raízes dos dentes com um seio maxilar bastante amplo. A tuberosidade da maxila também foi exposta para mostrar suas delgadas paredes.

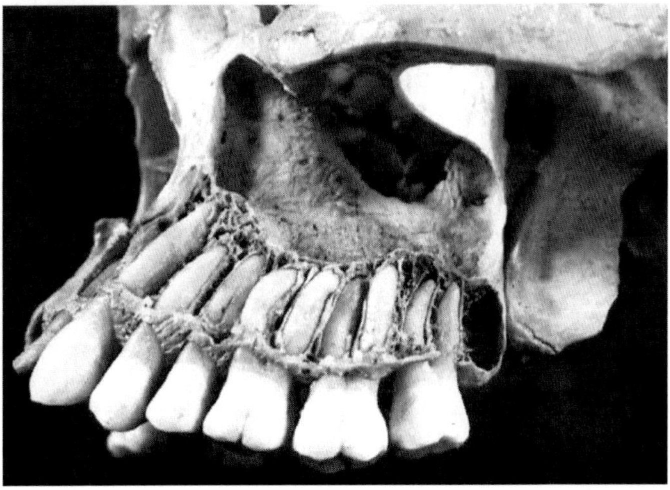

que estabelece relações de proximidade com a face distal do último molar irrompido, na região mais inferior da tuberosidade da maxila.

É uma estrutura que deve ser levada em consideração quando de intervenções cirúrgicas para a remoção de terceiros molares irrompidos ou inclusos. Movimentos abruptos durante o ato cirúrgico podem causar sua fratura, o que ocasionaria a queda do palato mole do lado fraturado. Isto ocorre porque é no hâmulo pterigóideo no qual se localiza a polia de reflexão do músculo tensor do véu palatino.

- **Cavidade nasal:** os dentes anteriores e superiores podem estabelecer íntimo contato com o soalho da cavidade nasal. Isso se deve principalmente ao tipo facial do indivíduo.

  Nos indivíduos classificados como leptoprosópicos, as raízes dos dentes incisivos estão mais afastadas do soalho nasal; enquanto nos indivíduos do tipo euriprosópico, essas raízes podem manter íntimo contato com o soalho, principalmente as raízes dos incisivos centrais.

  Devido a essa proximidade, infecções, principalmente dos incisivos centrais, podem causar elevações ou mesmo invadir o soalho da cavidade nasal.*

- **Seio maxilar** (Figs. 2-20 e 2-21): normalmente as raízes dos dentes anteriores não estabelecem relações de proximidade com o seio maxilar. Já as raízes dos dentes pré-molares e molares estão em contato bastante íntimo com o soalho sinusal, podendo nele causar até mesmo elevações, denominadas cúpulas alveolares. Em casos anormais, podem-se encontrar raízes de certos dentes com o terço apical localizado totalmente no interior do seio maxilar.

  O seio maxilar pode apresentar várias formas e tamanhos, dependendo também de diversos fatores como, por exemplo, tipo facial do indivíduo, idade e número de dentes presentes. Ele tende a invadir os espaços deixados pelos dentes que vão sendo progressivamente extraídos, tornando-se geralmente bastante desenvolvido nos pacientes desdentados.

Figura 2-21 – Secção horizontal de um maxilar desdentado pouco acima do forame infraorbital, para mostrar soalhos e paredes anterior, posterior e medial dos seios maxilares.

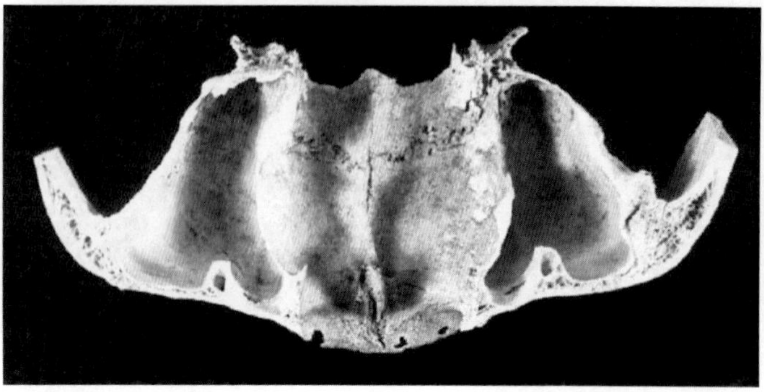

Os dentes que apresentam seus ápices radiculares mais próximos do soalho sinusal em ordem decrescente de relação são: o segundo molar, o primeiro molar, o terceiro molar, o segundo pré-molar e o primeiro pré-molar. O canino pode estar muito próximo apenas em casos de seios extremamente desenvolvidos.

O conhecimento da topografia dentossinusal é muito importante na endodontia e principalmente na cirurgia.

Na mandíbula

Na mandíbula, as lâminas ósseas interna e externa dos alvéolos são muito mais fortes e resistentes que as da maxila, característica esta que está presente em toda a compacta óssea mandibular (Fig. 2-22).

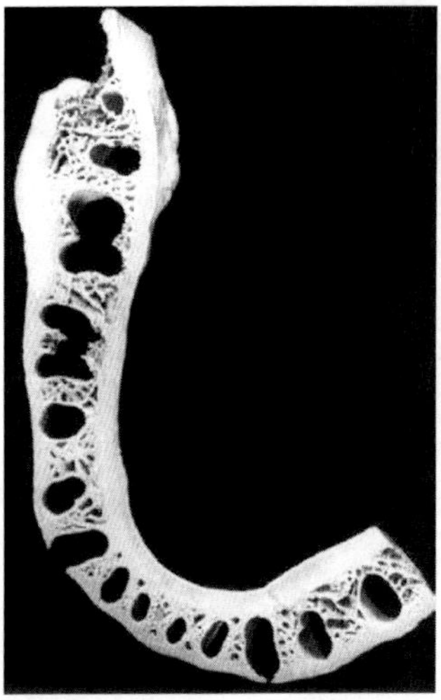

Figura 2-22 – Processo alveolar mandibular incompleto seccionado horizontalmente ao nível do terço médio das raízes dos dentes. Notar menor espessura da lâmina óssea externa, com deiscências nos alvéolos dos caninos.

Na região dos dentes incisivos e também na dos caninos, as duas corticais ósseas estão fortemente unidas, tanto por vestibular como por lingual, fazendo com que as lâminas alveolares vestibular e lingual apresentem praticamente a mesma espessura. Algumas vezes pode-se notar a presença de eminências alveolares.

Já na altura dos dentes pré-molares, a lâmina alveolar externa apresenta as duas corticais unidas, frequentemente sem a presença de tecido ósseo esponjoso interposto entre elas. No lado interno, devido à presença da linha milo-hióidea, nota-se o aparecimento de certa quantidade de tecido ósseo esponjoso, entre a cortical óssea e a cortical alveolar; isto ocorre devido ao posicionamento oblíquo destes alvéolos em relação ao corpo da mandíbula.

Na região dos dentes molares, observa-se a separação entre a direção do corpo da mandíbula e a inclinação dos alvéolos desses dentes, que se deslocam cada vez mais para lingual, bem como o aparecimento de estruturas como a linha oblíqua. Com isso, nota-se que a cortical óssea externa vai tornando-se progressivamente mais espessa, apresentando-se finalmente bastante espessada na altura do terceiro molar. Devido a esse fato, encontra-se entre a superfície óssea externa e a cortical óssea alveolar dos dentes molares considerável quantidade de substância óssea esponjosa. Esse espessamento tem grande importância clínica para as exodontias realizadas nessa região.

Devido ao espessamento da lâmina alveolar externa e o deslocamento dos alvéolos para a lingual, a lâmina alveolar interna apresenta-se bastante delgada, não havendo, portanto, tecido ósseo esponjoso interposto entre suas duas corticais.

Em decorrência da angulação que passa a existir entre os alvéolos dos dentes molares e a superfície medial do corpo da mandíbula, frequentemente o alvéolo do terceiro molar se apresenta saliente em relação a esta superfície, como se fosse um balcão (ou sacada).

- **Canal da mandíbula** (Fig. 2-23): localiza-se no interior do corpo da mandíbula, apresentando um trajeto que tem início no forame da mandíbula, exteriorizando-se no forame mentoniano, podendo ou não continuar seu trajeto intraósseo em direção à região do mento, como um canal único. Este canal apresenta-se curvo de posterior para anterior, cruzando obliquamente todo o corpo da mandíbula.

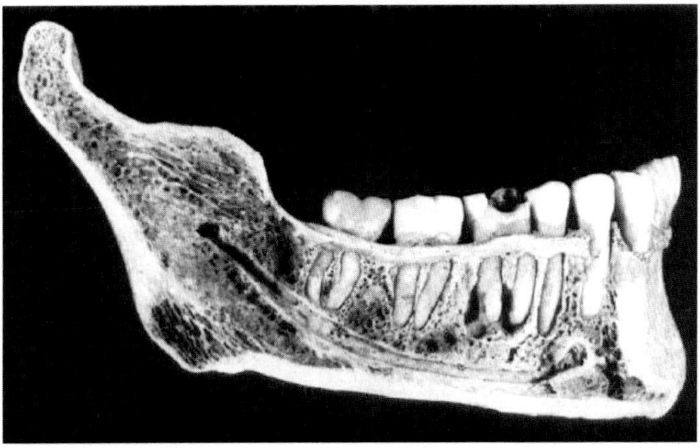

Figura 2-23 – Hemimandíbula seccionada longitudinal e verticalmente para mostrar o tipo mais comum de canal da mandíbula.

Inicialmente, o canal da mandíbula está localizado mais próximo da lâmina alveolar interna até atingir a face mesial do primeiro molar, depois vai aproximando-se da lâmina alveolar externa até atingir o forame mentoniano.

Existem vários tipos de relações entre os ápices radiculares e o canal da mandíbula, contudo, aceita-se que estas relações ocorram basicamente da seguinte maneira: 1. o tipo mais encontrado é aquele no qual o canal da mandíbula está em contato com o fundo do alvéolo do terceiro molar, distanciando-se progressivamente dos outros ápices radiculares; 2. o segundo tipo caracteriza-se pelo canal da mandíbula que não estabelece nenhuma relação de proximidade com as raízes dentais; 3. finalmente, o terceiro tipo, muito menos frequente, é aquele no qual o canal estabelece relações de proximidade com as raízes de todos os molares e do segundo pré-molar.

É de suma importância o conhecimento da topografia do canal da mandíbula para a interpretação correta das imagens radiográficas e dos aspectos clinicocirúrgicos.

Responda aos testes 2 e 3 nas páginas seguintes. Antes de responder, leia as instruções de como proceder. Em seguida, desenvolva o estudo dirigido "Viscerocrânio" no *site* www.anatomiafacial.com. Acesse o *link* "Aprendendo Anatomia" e, em seguida, "Estudo dirigido".

Teste 1 (Avaliação Formativa sobre o Crânio)

Considerando que você já estudou boa parte da anatomia do crânio, faça agora uma autoavaliação. Em cada um dos blocos de quatro alternativas abaixo escolha aquela que julgar correta e confira suas respostas na página 229, em "Respostas dos testes". Se começar a responder errando muito, deixe para reiniciar o teste depois de se preparar melhor. Se acertar nas primeiras tentativas, mesmo assim, leia as demais respostas, porque elas contêm informações preciosas.

O osso zigomático

1.a1. ou arco zigomático é a mesma coisa
1.a2. possui um processo esfenoide
1.a3. possui duas suturas em união com os ossos próximos
1.a4. articula-se com a maxila e a sutura zigomaticomaxilar resultante e estende-se até a margem infraorbital; cerca de 7 a 8 mm abaixo desse ponto se encontra o forame infraorbital

Os ossos nasais

1.b1. situam-se entre os processos frontais das maxilas
1.b2. não se articulam com o osso etmoide
1.b3. articulam-se entre si e com os ossos próximos por todas as suas bordas
1.b4. ao se articularem com o osso frontal apresentam uma depressão, a glabela

Na órbita

1.c1. a fissura orbital inferior separa as paredes medial e inferior
1.c2. o canal óptico dá passagem apenas ao nervo óptico
1.c3. a fossa da glândula lacrimal situa-se na porção anteromedial do teto
1.c4. a fissura orbital superior dá passagem às veias oftálmicas e a alguns nervos cranianos

A cavidade nasal

1.d1. ou abertura piriforme é a mesma coisa
1.d2. possui um septo nasal formado pelo osso vômer
1.d3. comunica-se com a fossa pterigopalatina através do ducto lacrimonasal
1.d4. apresenta no soalho, ao lado do septo nasal, as aberturas superiores dos canais incisivos

Mandíbula e maxila

1.e1. na mandíbula do adulto o forame mentoniano acha-se localizado entre o primeiro e o segundo pré-molares
1.e2. a maxila tem seu processo alveolar invadido pela crista zigomaticoalveolar
1.e3. a maxila mostra, em sua face anterior, a fossa canina localizada medialmente e acima da eminência canina
1.e4. borda anterior do ramo da mandíbula e linha oblíqua são a mesma coisa

O forame infraorbital

1.f1. e canal infraorbital significam a mesma coisa
1.f2. e o sulco infraorbital limitam (ficam em cada extremidade do) o canal infraorbital
1.f3. situa-se no extremo superior da eminência canina
1.f4. é palpável nas pessoas

Pronto. Pergunte-se como está seu aproveitamento na aprendizagem da anatomia do crânio, tendo em vista seu desempenho neste teste. Será que não vale a pena estudar um pouco mais? Não? Então releia até a página 33 e passe para os Testes 2 e 3.

Teste 2 (Avaliação Formativa sobre o Crânio)

Das quatro alternativas dos seis blocos abaixo, escolha uma delas e confira nas "Respostas dos testes", às páginas 229-236. Confira, de preferência, todas as respostas de cada bloco porque elas trazem comentários adicionais úteis à sua formação.

No osso temporal

2.a1. há uma eminência articular limitada medialmente pela espinha do esfenoide
2.a2. há um forame oval, por onde passa o nervo mandibular
2.a3. encontra-se uma das paredes da fossa infratemporal
2.a4. não passa nenhuma veia emissária

O osso occipital

2.b1. articula-se com o atlas pelo côndilo occipital, acima (na base) do qual se acha um canal que é atravessado pelo nervo hipoglosso
2.b2. forma com o temporal o canal carótico, por onde passa a artéria carótida interna
2.b3. é o único osso do crânio que possui uma parte escamosa (escama)
2.b4. apresenta duas linhas nucais inferiores em cuja confluência se encontra a protuberância occipital externa

O palato ósseo

2.c1. apresenta uma sutura transversa formada pelas lâminas verticais e horizontais dos ossos palatinos
2.c2. frequentemente exibe uma elevação mediana chamada toro palatino
2.c3. não apresenta sulcos e sua única espinha é a nasal posterior
2.c4. tem um ângulo formado entre o teto e o processo alveolar, sendo muito mais acentuado próximo ao forame palatino maior

O processo alveolar

2.d1. da maxila possui septos inter-radiculares e o da mandíbula não
2.d2. possui saliências vestibulares denominadas eminências alveolares, que são mais salientes na maxila do que na mandíbula
2.d3. tem sua lâmina óssea alveolar vestibular ou externa mais espessa do que a lingual ou interna
2.d4. tem os septos inter-radiculares mais altos do que os septos interalveolares

Na cavidade craniana

2.e1. as depressões denominadas fovéolas granulares localizam-se ao lado do sulco do seio sagital superior, que percorre a calvária anteroposteriormente
2.e2. o forame espinhoso deixa passar a artéria meníngea média, cujos ramos se dispõem entre a dura-máter e a calvária
2.e3. o forame redondo situa-se atrás da fissura orbital superior e comunica a fossa média do crânio com a fossa pterigopalatina
2.e4. há uma depressão mediana única formada pelo corpo do esfenoide e a parte basilar do occipital, chamada clivo

Topografia dentoalveolar

2.f1. a tuberosidade da maxila constitui a delgada parede posterior do seio maxilar, junto à qual se encontra o hâmulo pterigóideo
2.f2. o canino é o dente cujo ápice radicular fica muito próximo do soalho do seio maxilar
2.f3. a lâmina óssea externa ou vestibular do processo alveolar da mandíbula é mais delgada do que a interna ou lingual, tanto na região dos incisivos quanto na dos molares
2.f4. o tipo mais frequente de relação entre os ápices radiculares dos dentes e o canal da mandíbula é aquele em que o canal fica distante do terceiro molar e mais próximo dos demais dentes

Você respondeu bem ao teste? Acha que seu aproveitamento no estudo da anatomia do crânio está sendo bom? Se estas duas perguntas merecem um sim como resposta, dedique-se agora às vinte questões discursivas abaixo formuladas (**Teste 3**). São questões de estudo de uma avaliação formativa, que permitirão a integração e organização de ideias relativas a aspectos morfofuncionais do crânio. Como as questões não são estruturadas, nem semiestruturadas, permitem respostas livres ou discursivas, as quais podem ser conferidas com o texto do livro, com o exame do crânio, com a comparação a respostas dos colegas e com a troca de ideias com os professores. Portanto, para o Teste 3 não há respostas disponíveis no final do livro.

Teste 3
(Perguntas de Respostas Livres sobre Anatomia do Crânio)

Este é o único, dos 14 testes do livro, cujas respostas não são oferecidas.

3.a1. Se a sincondrose esfeno-occipital não se formasse ou se fechasse com uns três anos de idade, o que aconteceria ao crânio?

3.a2. Quais são as maiores diferenças entre o crânio da criança de 0 a 2 anos e o do adulto?

3.a3. Em que locais do crânio se inserem os músculos digástrico, milo-hióideo, genioglosso e pterigóideo medial?

3.a4. Onde se localizam e para que servem a fissura orbital inferior e o septo ósseo da cavidade nasal?

3.b1. Descreva as fossas pterigóidea e escafóidea, com suas respectivas funções.

3.b2. Por onde (por qual vista do crânio) se reconhece melhor a crista galli, a lâmina cribriforme, a concha nasal média, a lâmina orbital do etmoide e o forame esfenopalatino?

3.b3. Quais são as partes formadoras do osso temporal?

3.b4. Se não existissem forames emissários no crânio o que poderia acontecer ao indivíduo? Escreva os nomes de três forames emissários.

3.c1. Como se denominam os processos da maxila? Com o que se articulam?

3.c2. Quais são as porções da maxila e da mandíbula que podem ser reconhecidas à palpação no indivíduo vivo? Apalpe-se, reconheça pelo tato, para facilitar a resposta.

3.c3. Quais são os processos da mandíbula e para que servem?

3.c4. Desenhe uma hemimandíbula pela face lateral e assinale seus acidentes anatômicos.

3.d1. Quais são as fossas e fóveas da mandíbula e por que são formadas?

3.d2. Justifique a importância do estudo do canal da mandíbula.

3.d3. Dê a localização exata do forame da mandíbula, do forame mentoniano e do forame infraorbital.

3.d4. Quais são os músculos que se prendem à mandíbula?

3.e1. Em que partes se divide o osso hioide?

3.e2. O que é base do crânio? Por que sua fratura é muito perigosa?

3.e3. Em qual meato nasal se abre o seio maxilar? Como se denomina a abertura?

3.e4. Se você introduzir sondas nos canais incisivo, palatino maior e mentoniano, a partir dos forames homônimos, onde as extremidades dessas sondas aparecerão?

CAPÍTULO

3

Anatomia Aplicada do Crânio

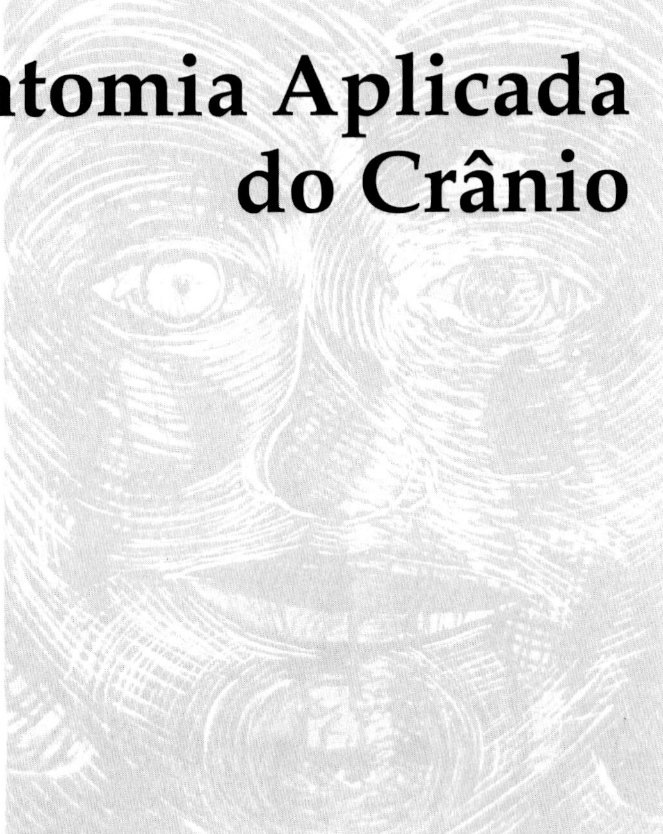

OBJETIVOS ❙ Distinguir as porções normais do crânio visíveis em radiografias periapicais, panorâmicas, posteroanteriores e laterais ❙ Interpretar o viscerocrânio do ponto de vista biomecânico, justificando a formação de trajetórias e pilares nos maxilares ❙ Localizar no viscerocrânio os tipos mais comuns de fraturas ósseas ❙ Analisar as modificações ósseas faciais decorrentes da perda total dos dentes, distinguindo os locais de maiores mudanças ❙ Desenvolver explicação sobre as bases da implantodontia, tendo em vista o conhecimento anatômico já adquirido neste estudo ❙ Relacionar os aspectos que determinam diferenças sexuais e etárias do crânio ❙ Enumerar os pontos, medidas, planos, ângulos e índices craniométricos ❙ Responder corretamente ao Teste 4 ❙

Anatomia radiográfica do crânio

Aspectos radiográficos normais do crânio, considerados relevantes dentro da Odontologia, devem ser bem conhecidos pelo estudante de Anatomia. Isso o tornará competente para identificar contornos e sombras das imagens radiográficas, sem erros de interpretação, e o ajudará futuramente no diagnóstico de entidades clínicas.

As dificuldades na interpretação são devidas à superposição de imagens (as formações anatômicas têm três dimensões, e as radiografias, duas), à direção de incidência dos raios X combinada com a distorção de imagens, às variações biológicas de posição e tamanho dos acidentes anatômicos e à presença de processos patológicos.

Os detalhes anatomorradiográficos são mostrados em filmes negativos, nos quais as áreas radiolúcidas (menos densas) são escuras e as áreas radiopacas (mais densas) são claras. O tecido radiopaco, sendo denso, não permite a passagem de raios X através dele, absorvendo-os, e isso produz áreas brancas no filme radiográfico revelado. Ao contrário, o tecido radiolúcido não é denso, permite a passagem de raios X e o resultado é uma área negra no filme. Numa escala dos corpos mais radiolúcidos aos menos radiolúcidos, têm-se, por exemplo, gordura, tecidos moles, cartilagem, substância óssea esponjosa, substância óssea compacta, dentina, esmalte e restaurações dentais metálicas.*

Radiografias periapicais

(Fig. 3-1)

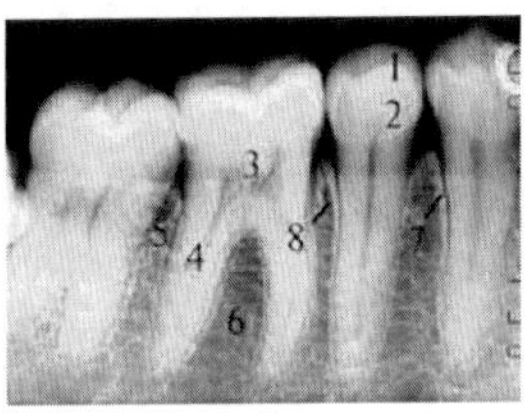

Figura 3-1 – Radiografia periapical do segmento molar/pré-molar do lado esquerdo da mandíbula.

1 Esmalte
2 Dentina
3 Câmara coronária
4 Canal radicular
5 Septo interdental
6 Septo inter-radicular
7 Espaço periodontal
8 Cortical alveolar (lâmina dura)

Largamente utilizadas em Odontologia, focalizam os **dentes**, nos quais se pode reconhecer o **esmalte** (muito radiopaco; recobre a dentina coronária), a **dentina** (com índice de radiopacidade menor que o do esmalte, mas maior que o do osso; dá quase toda a forma ao dente), o **cemento** (o menos duro dos tecidos calcificados do dente, assemelha-se ao osso; em condições normais, não é notado no exame radiográfico, por ser de espessura insignificante) e a **polpa** (o que se vê é a cavidade do dente que contém o tecido mole, a polpa, na câmara coronária e nos canais radiculares).

O **espaço periodontal**, localizado entre a raiz do dente e a cortical alveolar, é ocupado pelo periodonto. Aparece como uma linha escura, que envolve toda a raiz do dente, com uma espessura abaixo de 0,3 mm e que diminui com o avançar da idade.

A **cortical* alveolar** é a substância óssea compacta do alvéolo, que continua com as lâminas corticais interna e externa do processo alveolar. Aparece bem radiopaca porque seu tecido ósseo é muito denso, devido ao número reduzido de lamelas e fibrilas colágenas e grande quantidade de substância cementante, a qual permite maior depósito de sais ósseos do que nos ossos lamelares. É também conhecida por **lâmina dura***.

A **substância esponjosa (trabecular) alveolar** preenche o espaço entre as corticais alveolares e as lâminas corticais ósseas interna e externa. Na radiografia, toma a forma de um septo triangular, que vai dos espaços interproximais (vértice) ao nível das divergências radiculares (base).

Radiografias panorâmicas

(Figs. 3-2 e 3-3)

1 Cavidade do crânio
2 Processo mastoide
3 Processo estiloide
4 Bainha do processo estiloide
5 Contorno da orelha
6 Poro acústico externo
7 Processo retroarticular
8 Cabeça da mandíbula
9 Fossa mandibular
10 Eminência articular
11 Incisura da mandíbula
12 Língula da mandíbula
13 Canal da mandíbula
14 Arco zigomático
15 Processo coronoide
16 Crista temporal
17 Linha oblíqua
18 Fissura pterigomaxilar
19 Lâmina lateral do processo pterigoide
20 Tuberosidade da maxila
21 Crista infratemporal
22 Margem infraorbital
23 Processo zigomático da maxila
24 Soalho do seio maxilar
25 Canal infraorbital
26 Palato ósseo
27 Linha do tecido mole da nasofaringe
28 Cavidade do nariz
29 Concha nasal média
30 Concha nasal inferior
31 Soalho da cavidade nasal
32 Septo nasal
33 Espinha nasal anterior
34 Canal incisivo
35 Fossa incisiva
36 Linha do dorso da língua
37 Forame mentoniano
38 Canal mentoniano
39 Base da mandíbula: contorno superior da cortical óssea
40 Contorno inferior da cortical óssea
41 Osso hioide
42 Espinhas mentonianas
43 Forame lingual
44 Fóvea submandibular
45 Vértebra cervical

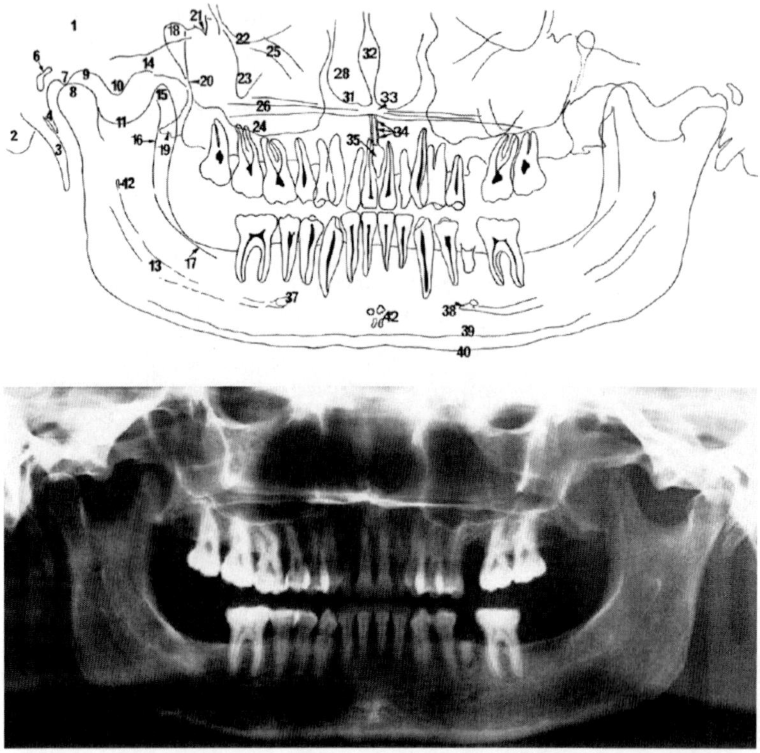

Figura 3-2 – Radiografia panorâmica de um crânio seco, com o traçado das principais imagens e acidentes anatômicos (gentileza dos Drs. Antonio Augusto F. Carvalho e J. Américo de Oliveira). Os números referem-se também aos da figura 3-3.

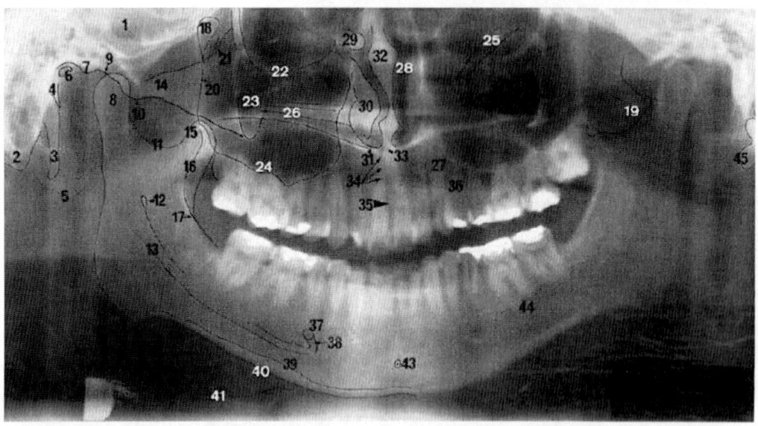

Figura 3-3 – Radiografia panorâmica de indivíduo de 20 anos com alguns acidentes anatômicos traçados sobre a radiografia (gentileza dos Drs. Antonio Augusto F. Carvalho e J. Américo de Oliveira).

Estas radiografias fornecem uma visualização panorâmica dos arcos dentais, dos maxilares* (maxilas e mandíbula) e da ATM. Permitem a identificação, entre outras, das seguintes formações anatômicas (além daquelas já mencionadas nas periapicais).

O **forame incisivo** é uma área escura entre os incisivos centrais superiores e o **canal incisivo** é seu prolongamento superior, junto à **sutura intermaxilar.** Acima deste nível estão a **espinha nasal anterior** e o **septo nasal.**

Uma linha reta horizontal, radiopaca, bem nítida sobre os ápices dos dentes corresponde ao **palato ósseo**; estende-se de ambos os lados até a **tuberosidade da maxila** e o **processo pterigoide.**

Acima da linha do palato são visíveis as sombras mais ou menos delimitadas do **seio maxilar** e da **cavidade nasal.** O **forame** e o **canal infraorbital** têm seus contornos, às vezes, aparentes no meio dessas sombras. No contorno lateral do seio maxilar misturam-se as imagens radiopacas do **osso zigomático** e do **processo zigomático da maxila.**

Mais lateralmente, vê-se toda a extensão do **arco zigomático** e, na sequência, a **eminência articular,** a **fossa mandibular,** o **processo retroarticular** e o **poro acústico externo.** Em um nível mais baixo, logo atrás do **processo condilar**, acham-se os **processos estiloide** e **mastoide.**

A mandíbula é o corpo mais nítido, mais isento de superposições. Todo seu contorno é perfeitamente visível. A **cabeça da mandíbula** aparece encaixada no temporal; à sua frente, a **incisura da mandíbula** e o **processo coronoide,** com sua **crista temporal,** estão bem individualizados. A **linha oblíqua** é o traço mais radiopaco da mandíbula; na radiografia panorâmica, parece ser uma continuação inferior da crista temporal.

No centro do ramo, o **forame da mandíbula** nem sempre surge nitidamente, mas os contornos da **língula** e do **canal da mandíbula** sim. Este último é uma sombra radiolúcida, larga, que segue abaixo dos molares e se interrompe abaixo do segundo pré-molar, onde se destaca o **forame mentoniano.** Na região dos molares, entre esses dentes e a base da mandíbula, evidencia-se o contorno oval, escuro, da **fóvea submandibular.**

No plano mediano, pouco acima da espessa **base da mandíbula**, as **espinhas mentonianas** apresentam-se como um anel claro de centro escuro (**forame lingual**) ou como contornos nítidos de seus **tubérculos mentonianos**.

Radiografias posteroanteriores e laterais do crânio

As radiografias convencionais do crânio, que dão imagens em norma frontal e norma lateral completas, são usadas em ortodontia e também em cirurgia. Nelas, a superposição de imagens é maior, o que torna sua interpretação mais difícil.

Nas radiografias mostradas nas figuras 3-4 e 3-5 são apontados alguns acidentes anatômicos de mais fácil reconhecimento.

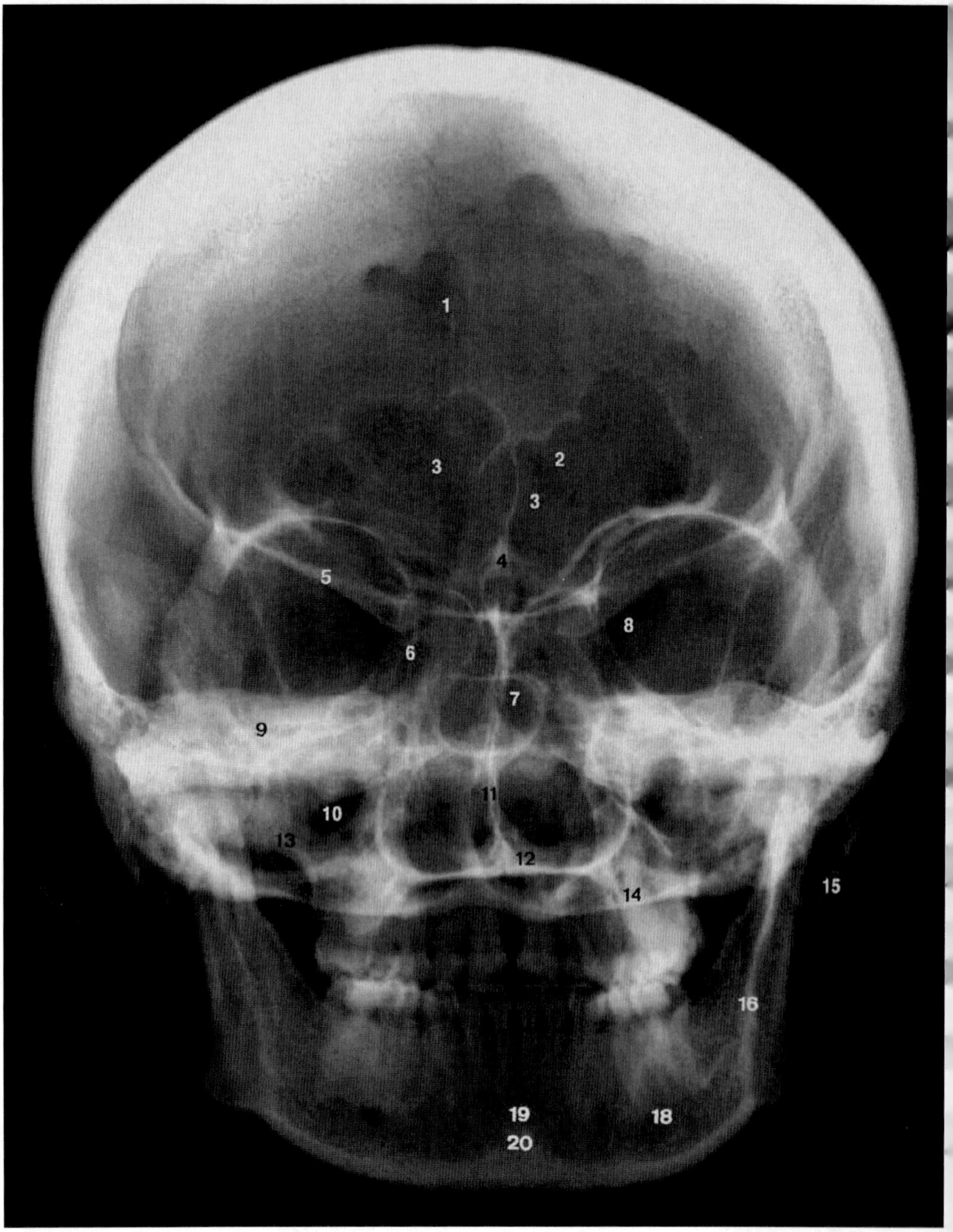

Figura 3-4 – Radiografia posteroanterior de um crânio seco de indivíduo adulto (gentileza do Dr. José Carlos N. Musegante).

1 Sutura sagital
2 Sutura lambdóidea
3 Seio frontal com septo
4 Crista galli
5 Asa menor do esfenoide
6 Seio etmoidal
7 Seio esfenoidal
8 Fissura orbital superior
9 Parte petrosa do temporal
10 Seio maxilar
11 Septo nasal
12 Soalho da cavidade nasal (palato ósseo)
13 Crista zigomaticoalveolar
14 Linha do occipital
15 Processo mastoide
16 Linha oblíqua
17 Ângulo da mandíbula
18 Forame mentoniano
19 Espinhas mentonianas
20 Protuberância mentoniana

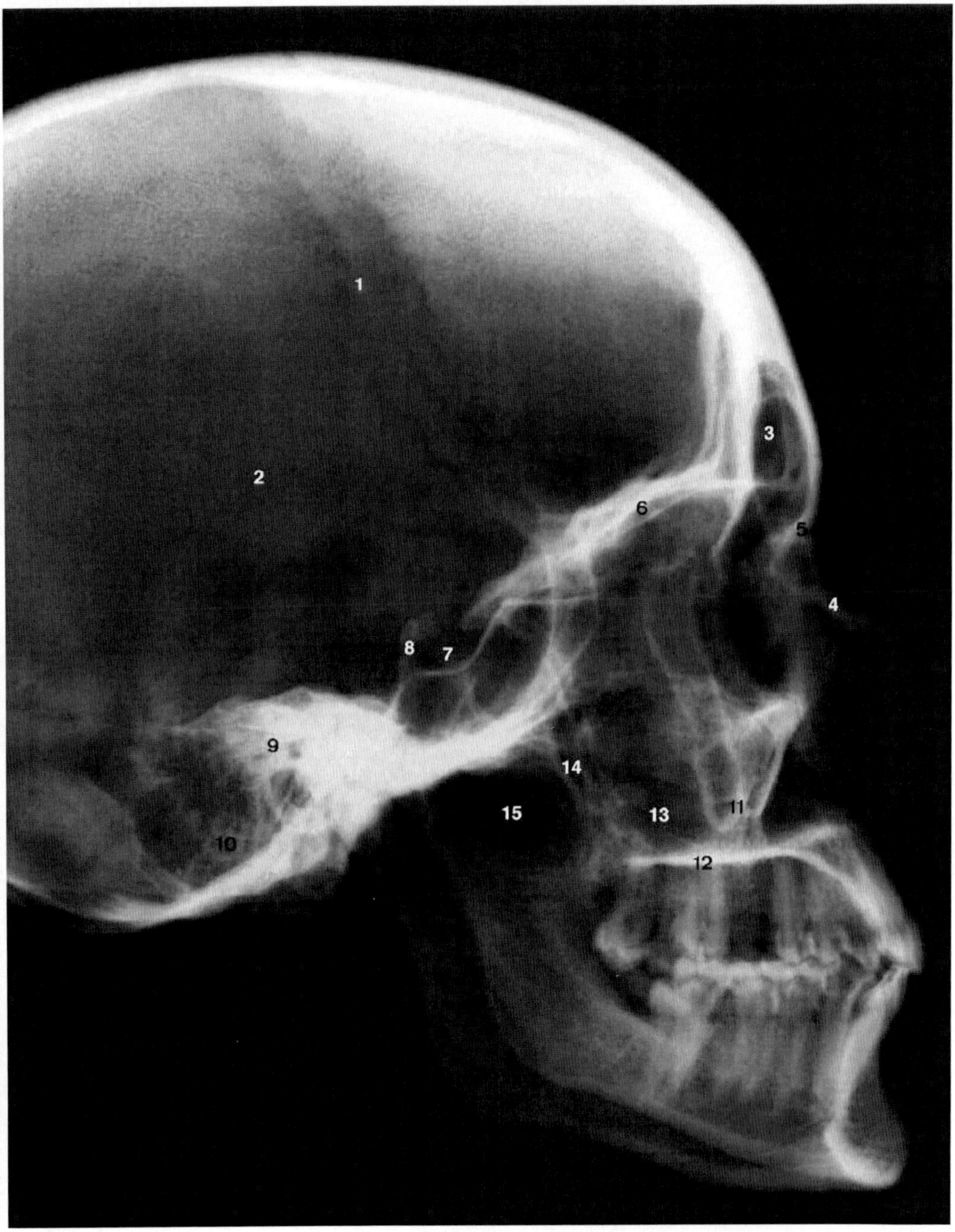

Figura 3-5 – Radiografia lateral do mesmo crânio da figura anterior (gentileza do Dr. José Carlos N. Musegante).

1 Sutura coronal
2 Sulco arterial
3 Seio frontal
4 Osso nasal
5 Sutura frontonasal
6 Teto da órbita
7 Sela turca (fossa hipofisária)
8 Dorso da sela
9 Parte petrosa do temporal
10 Células mastóideas
11 Processo zigomático da maxila
12 Palato ósseo
13 Seio maxilar
14 Fissura pterigomaxilar
15 Incisura da mandíbula

Biomecânica* do esqueleto facial

Há uma cerrada interdependência entre a estrutura interna do osso com sua função, o que, aliás, é uma das leis fundamentais em Biologia. Tecidos são organizados para resistir a forças às quais estão sujeitos; o osso é organizado por meio de sua forma externa e estrutura interna para dar maior resistência com a mínima quantidade de material, mostrando ser muito apropriadamente adaptado à função mecânica.

Deve ser dito que as forças não determinam primariamente a forma do osso. Fatores intrínsecos determinam sua forma geral, mas, secundariamente, orientações funcionais influenciam predominantemente para estabelecer seu arranjo estrutural. Essas forças mecânicas secundárias crescem em significação com a idade e podem ser responsáveis pela manutenção da forma. É o caso do processo coronoide da mandíbula, que será reabsorvido se houver a remoção do músculo temporal, de cuja presença e função ele depende. O volume adicional do osso pode ser construído em resposta à ação de forças mecânicas, como a tração muscular ao nível das linhas nucais, por exemplo.

No osso esponjoso, a orientação trabecular é fortemente influenciada pelas forças mecânicas às quais o osso está sujeito. Tais como as trajetórias funcionais evidentes nas principais linhas trabeculares do osso esponjoso, o osso cortical também tem sua arquitetura; as camadas deste osso são formadas por várias "trabéculas" paralelas, juntas, "sem" espaços entre elas. Na esponjosa, as trabéculas são dispostas em áreas estratégicas para desempenhar demandas funcionais; o mesmo acontece no osso compacto através de seu espessamento e sua orientação, para servir como local de concentração e dissipação de forças.

O crânio, além das forças que sobre ele incidem devido à ação muscular, suporta também forças compressivas transmitidas da coluna vertebral ao osso occipital, e também forças geradas nos alvéolos dentais como decorrência da função muscular na mastigação. Possui esteios de reforço ou sustentação, inclusive alguns ligando o viscerocrânio ao neurocrânio, para ancorar firmemente o primeiro ao segundo. No neurocrânio estão representados, pela glabela, processo zigomático do frontal, processo mastoide e protuberância occipital externa que se unem por três arcos de cada lado, ou seja, o arco superciliar, as linhas temporais e as linhas nucais.

Interessante é a adaptação do tecido ósseo ao nível da origem de alguns músculos como o temporal e o masseter. A linha temporal é uma verdadeira trave que une o arco superciliar à linha nucal superior. Ela é curva, de convexidade superior, com uma adaptação do esqueleto para oferecer maior resistência (um arco com sua corda resiste muito mais à tração do que uma reta).

O mesmo se pode dizer com respeito ao arco zigomático. A tração do masseter também encontra uma forma de arco naquela ponte óssea, como uma adaptação mecânica. A fáscia temporal o abraça e procura contê-lo, enquanto o músculo masseter o puxa para baixo.

No viscerocrânio também alguns esteios são evidentes. Eles separam as cavidades naturais da face, dando ao seu esqueleto um aspecto de estrutura* de um edifício.

Nesses esteios ósseos, é patente a organização paralela das trabéculas e o espessamento da substância cortical como uma adaptação mecânica às forças exercidas por músculos e dentes. A tração (o osso é mais fraco sob tração do que sob pressão) dos músculos mandibulares necessita de um reforço especial, obediente à magnitude das forças tensoras, para absorvê-las ou escoá-las. Organizam-se assim traços de maior resistência, também conhecidos como **trajetórias** da mandíbula (Fig. 3-6). Também, forças compressivas exercidas ao nível dos arcos dentais superiores formam verdadeiras trajetórias ou **pilares** do maxilar, como são mais conhecidos (Figs. 3-7 e 3-8).

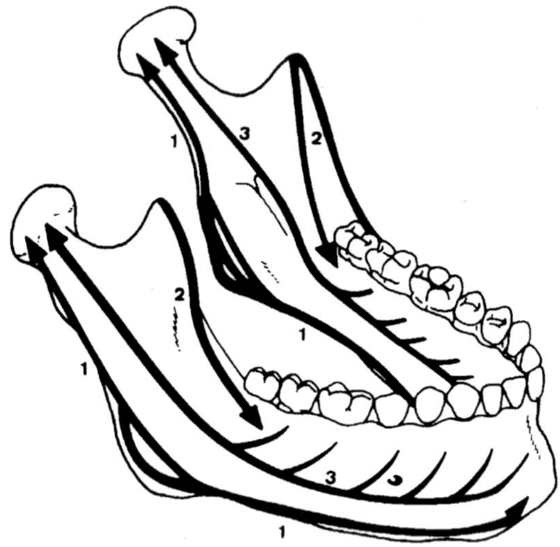

Figura 3-6 – Trajetórias da mandíbula. As setas indicam a direção das forças mecânicas a partir dos dentes e das inserções musculares.

1 Trajetória marginal
2 Trajetória temporal
3 Trajetória alveolar

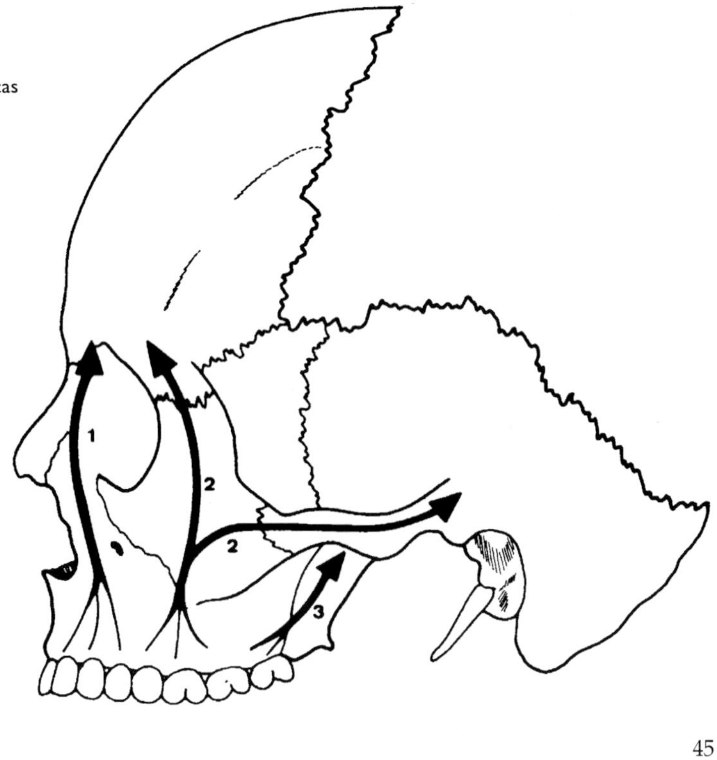

Figura 3-7 – Pilares do maxilar. As setas indicam a direção das forças mecânicas a partir dos dentes.

1 Pilar canino
2 Pilar zigomático
3 Pilar pterigóideo

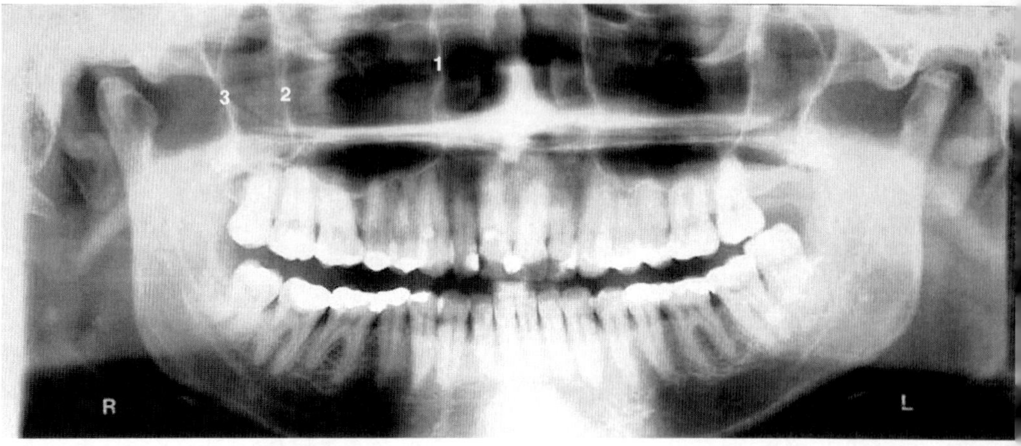

Figura 3-8 – Pilares do maxilar. Radiografia panorâmica na qual aparece parte dos três pilares de reforço de cada lado da face, identificados por linhas verticais radiopacas (gentileza do Dr. Alicio R. Garcia).

1 Pilar canino
2 Pilar zigomático
3 Pilar pterigóideo

O músculo masseter estende-se, de sua inserção, até o ângulo da mandíbula juntamente com sua contraparte, que é o músculo pterigóideo medial. Aí tem origem a ação das forças que tendem a se escoar pelas bordas posterior e inferior da mandíbula (**trajetória marginal**).

Outro músculo mandibular que desempenha importante papel na biomecânica da mandíbula é o pterigóideo lateral. Considerando os músculos direito e esquerdo sob função (ou apenas um, o efeito é o mesmo), percebe-se que suas forças tendem a dobrar a mandíbula, puxando seus ramos para dentro; logicamente, a área que mais sofre tensão é aquela do mento. Algum reforço nessa região é imperativo, tal como a robusta protuberância mentoniana.

Quando se tenta quebrar uma mandíbula seca, forçando os ramos medialmente, em que área haverá fratura? Não no plano mediano devido ao reforço mencionado. Prova disso são as estatísticas de fratura de mandíbula e uma experiência que se faz aplicando na mandíbula um verniz usado em indústria (stresscoat) para testar a resistência de material à pressão e à tensão. Pressionando-se então os côndilos um de encontro ao outro, na direção da tração do músculo pterigóideo lateral, nota-se que as fraturas do verniz, que representam as linhas de tensão e indicam as áreas de menor resistência, concentram-se (transversalmente ao corpo) em cada lado da protuberância mentoniana, mas não sobre ela.

Deve-se notar que o mento ósseo não é apenas o sítio de encontro e absorção da força exercida pelos pterigóideos laterais, mas também por parte das forças aplicadas pelos músculos masseter e pterigóideo medial, que se escoam pela base da mandíbula, de cada lado, até o mento.

Uma segunda trajetória muscular começa no processo coronoide, pela ação do músculo temporal, e prolonga-se para baixo, até o corpo da mandíbula. É a **trajetória temporal**.

Uma última trajetória da mandíbula, agora não muscular, relaciona-se com a pressão dos dentes inferiores nos alvéolos, transformada em tração óssea pela interposição do ligamento periodontal. Tem como resultante a chamada **trajetória alveolar**, que corre diagonalmente para cima e para trás e termina na cabeça da mandíbula.

Essa trajetória parte dos ápices ou das bifurcações dos dentes e também da base dos septos interalveolares (a forma deste lembra um mastro, onde a base é mais larga, já que os esforços das trações do periodonto se acumulam nela). Os esforços mastigatórios do arco dental inferior são transmitidos à base do crânio pela articulação temporomandibular e de lá se distribuem.

A articulação temporomandibular tem sua face articular superior em parte formada pelas raízes do arco zigomático, que é um esteio entre a face e o crânio e um ponto de encontro de forças provindas da face, e a região mastóidea. No ângulo formado por aquelas raízes, encontra-se a fossa mandibular, de pouco significado mecânico ou funcional, por ser de osso delgado, transparente mesmo. A raiz transversa ou eminência articular, por sua vertente posterior, espessa, é a verdadeira área de pressão e contato da cabeça de mandíbula.

Também no maxilar, o osso encarrega-se de desenvolver a substância óssea necessária para lograr uma estrutura apta, para que as forças sejam transmitidas e absorvidas por maior quantidade de tecido ósseo.

Ainda que o processo alveolar seja suportado pelo maxilar em toda sua extensão, as forças da mastigação são transmitidas à base do crânio por três sistemas de pilares (nome adotado para as trajetórias ou esteios do maxilar, em cada lado da face).

Os **pilares** são chamados de **canino** (da região do canino à região da glabela, depois de contornar a abertura piriforme); **zigomático** (da região do primeiro molar ao osso zigomático e daí ao arco zigomático e ao processo zigomático do frontal) e **pterigóideo** (da região dos últimos molares ao processo pterigoide do esfenoide).

Neles, o osso cortical é espessado, e o esponjoso, bem condensado. Afora essas áreas, a camada cortical da superfície óssea no maxilar nunca mostra a espessura encontrada na mandíbula.

É interessante notar que o pilar zigomático também carrega forças liberadas diretamente pelo músculo masseter.

Por não serem retilíneos, os pilares necessitam de reforços horizontais que os conectem e evitem seu colapso. Os pilares canino e zigomático são ligados abaixo e acima da órbita por dois arcos ósseos.

O arco superior, especialmente importante, adapta-se para resistir às forças da pressão mastigatória. As forças compressoras dos dentes, que ascendem centralmente no esqueleto da face, e as forças tensoras dos músculos masseter e temporal, que descem lateralmente, tendem à dobradura ou flexão de toda a região supraorbital e, portanto, concentram-se em uma área mediana (glabela ou proximidades).

No caso de fronte inclinada, com elevação forte da glabela, a concentração das forças é marcada na área glabelar. Nas frontes verticais, distribuem-se mais acima porque elas resistem à deformação com quase toda sua altura, uniformemente, enquanto a inclinada resiste somente com sua parte inferior e consequentemente esta última é considerada mais forte que a primeira. Como característica sexual, a mulher tem fronte vertical e o homem a tem inclinada e por isso mesmo seu arco superciliar é mais proeminente.

O arco do palato ósseo reforça com boa dose o processo alveolar superior. O palato conecta o sistema de pilares de um lado e do outro e, por isso, forma um suporte em arco entre as bases dos processos alveolares direito e esquerdo. Parte da pressão mastigatória é absorvida pelo próprio palato, e as forças tendem a se concentrar na área mediana, e escoam-se principalmente para a base do crânio através do vômer.

O sistema de pilares e arcos permite a presença de grandes escavações necessárias para a cavidade nasal, seios paranasais, órbitas, enquanto, ao mesmo tempo, estabelece uma firme base contra a qual a mandíbula pode agir no processo da mastigação. Os seios e as cavidades são indicadores de que a substância óssea é supérflua naqueles locais, uma vez que não poderia aumentar consideravelmente a resistência do esqueleto da face. Por sua arquitetura, um osso pode resistir melhor às forças que deva suportar, com o mínimo de tecido possível, e os espaços dependem da sua função mecânica.

Como a espessura das trabéculas está em razão direta e a amplitude das aréolas em razão inversa às intensidades das cargas que recebem e transmitem, deve ser entendido que o seio maxilar aumenta quando os estresses mecânicos diminuem, especialmente se os dentes são perdidos e o aparelho mastigador é enfraquecido.

Fraturas do esqueleto facial

Apesar de serem reforçados por esteios ou contrafortes, conhecidos como pilares e trajetórias (ver subcapítulo "Biomecânica do esqueleto facial"), os ossos da face fraturam-se com frequência após fortes golpes por agressão ou por acidente. Dentes inclusos, cistos, tumores, osteomielite podem predispor os maxilares (principalmente a mandíbula) a fraturas, notadamente nos indivíduos desdentados e idosos (osteoporose senil).

A fratura pode ser simples quando envolve somente o osso, ou composta quando envolve também a pele ou a mucosa, com ou sem perda de substância. É múltipla quando há mais de um traço de fratura e, quando ocorre um grande número de pequenos fragmentos (como nos tiros de arma de fogo), é chamada fratura cominutiva.

Os dois ossos mais proeminentes da face e, consequentemente, muito sujeitos a traumatismos diretos são o nasal e o zigomático. O primeiro geralmente sofre fratura transversa, e o outro, afundamento (deslocamento por disjunção ao nível das suturas) e fratura do arco zigomático.

Fraturas menores dos processos alveolares, principalmente na região dos dentes anteriores, são muito comuns, seja por choques ou pancadas, seja como consequência pós-operatória das exodontias. É o que pode acontecer com a tuberosidade da maxila nas extrações do terceiro molar ou com qualquer dente quando há anquilose* dentoalveolar.

A mandíbula fica também exposta a golpes de várias naturezas e suas fraturas não são incomuns (Fig. 3-9). Apesar de possuir áreas de reforço, como por exemplo a protuberância mentoniana, que dificultam ou impedem as fraturas, possui também áreas de debilidade criadas pelos dentes, principalmente o canino e o terceiro molar (especialmente quando estão inclusos). Assim, fraturas do corpo da mandíbula costumam ser mais frequentes ao lado do mento, em linha com o longo alvéolo do canino, e na área do terceiro molar em direção ao ângulo da mandíbula.

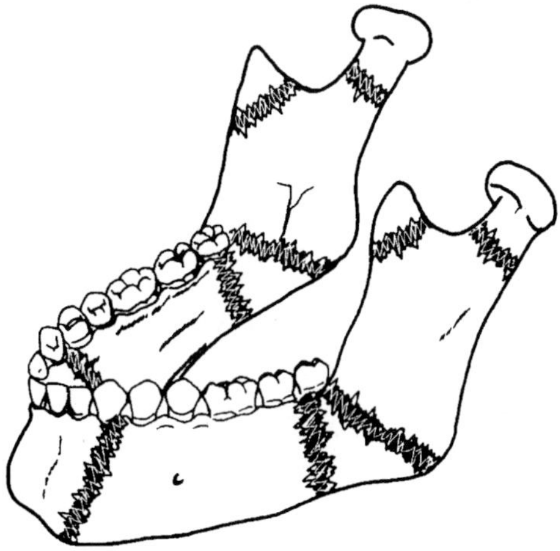

Figura 3-9 – Locais das fraturas mais comuns da mandíbula.

No ramo da mandíbula, as mais frequentes são as fraturas do colo, geralmente bilaterais, devido a golpes recebidos no mento.

Ainda que o osso timpânico também possa ser afetado (otorragia), o que mais ocorre é sua proteção pelo processo retroarticular, que se interpõe entre a cabeça da mandíbula e o osso timpânico. Na maioria das vezes, as fraturas são extracapsulares, mas podem ser intracapsulares, com ou sem lesão da articulação temporomandibular. As fraturas intracapsulares muito altas resultam em um fragmento ósseo muito pequeno com a vascularização comprometida e que não se consolida mais.

O restante do ramo da mandíbula é bem protegido por músculos. Mesmo assim ocorrem, às vezes, fraturas transversais do processo coronoide.

As fraturas dos terços médio e superior da face são quase sempre transversais e envolvem vários ossos. Os traços de fratura seguem as linhas de menor resistência, situadas entre pilares e arcos de reforço. O francês Le Fort classificou-as em três tipos notavelmente constantes (Fig. 3-10):

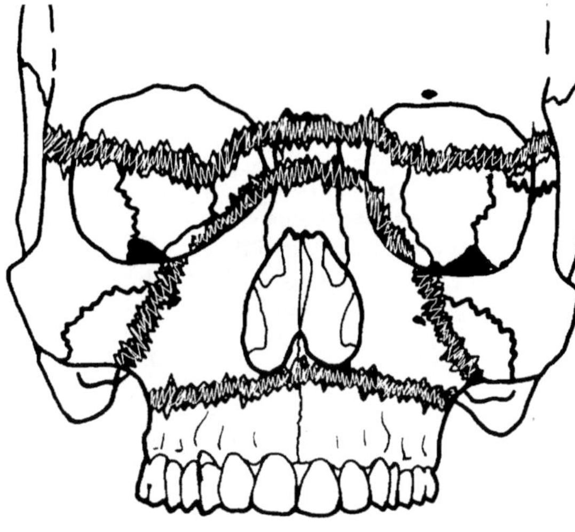

Figura 3-10 – Fraturas dos terços médio e superior da face segundo a classificação de Le Fort: a mais baixa é Le Fort I; a do meio, Le Fort II; a mais alta, Le Fort III.

- Le Fort I – traço de fratura horizontal do maxilar (maxilas) desde a base da abertura piriforme até os processos pterigoides, passando logo acima dos ápices dos dentes superiores; separa processos alveolares, dentes e palato do resto do viscerocrânio.
- Le Fort II – envolve, de ambos os lados, osso nasal, processo frontal da maxila, lacrimal, soalho da órbita, processo zigomático da maxila (superfície posterolateral do seio maxilar) e processo pterigoide; em consequência, desloca um fragmento que inclui a porção central do viscerocrânio, palato e processo alveolar.
- Le Fort III – uma linha de fratura horizontal que passa, de cada lado, pela sutura frontonasal, sutura frontomaxilar, lacrimal, etmoide, fissura orbital superior, asa maior do esfenoide e sutura frontozigomática; o enorme fragmento resultante dessa disjunção craniofacial é o próprio viscerocrânio, que se separa completamente do neurocrânio quando há fratura concomitante do arco zigomático.

Maxilares desdentados

O enfraquecimento do aparelho mastigador, em consequência da perda dos dentes, provoca alterações na estrutura dos maxilares*. A densidade óssea da lâmina cortical é diminuída e as trabéculas* do osso esponjoso tornam-se mais delgadas, devido a um desequilíbrio do processo de remodelação*. A reabsorção*, ou remodelação passiva, acaba predominando sobre a aposição, ou remodelação ativa, por falta do estímulo mecânico da oclusão dental com as forças dela liberadas.

Com a exodontia* ou a queda do dente, há a primeira modificação com cicatrização do alvéolo. Inicialmente, fibras colágenas organizam-se em uma matriz reticular, que é gradualmente mineralizada por afluxo de cálcio e fosfato; surge assim uma pequena espícula que cresce pelo depósito ósseo em uma superfície. Gradualmente, espículas adjacentes, que também estão se desenvolvendo, contatam-se entre si. As espículas maiores fusionam-se e as trabéculas ósseas são formadas. Este osso, chamado esponjoso, pode modificar-se em osso compacto por maior depósito ósseo no rebordo alveolar residual*.

Mas, ao mesmo tempo que ocorre esse processo de reparação óssea, corre célere a reabsorção das paredes do alvéolo*, agora com a função perdida. O resultado final é a cicatrização com perda óssea. No total, cerca de 1 cm da altura de cada processo alveolar desaparece. Considerando ainda que cada coroa dental também mede 1 cm, no todo, a dimensão vertical de oclusão será reduzida em 4 cm (Figs. 3-11 e 3-12).

A involução do processo alveolar corresponde ao adelgaçamento e à reabsorção das paredes do alvéolo, e o rebordo residual poderá vir a ser uniforme se as extrações dentais foram feitas na mesma época; ou então com vários desníveis se feitas em épocas diferentes. Observa-se comumente um rebordo alveolar mandibular mais alto na região dos incisivos.

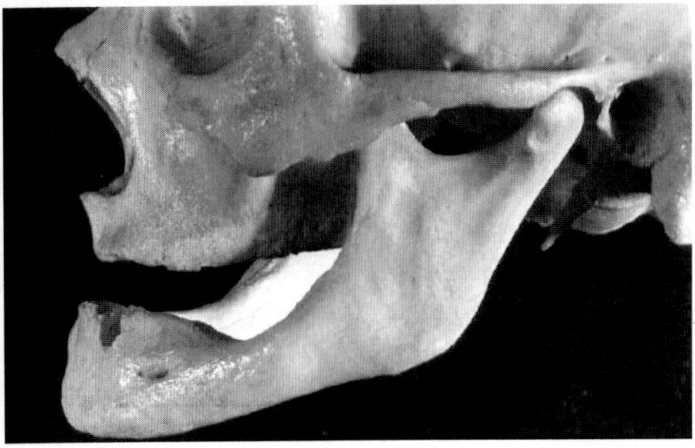

Figura 3-11 – Crânio de indivíduo desdentado.

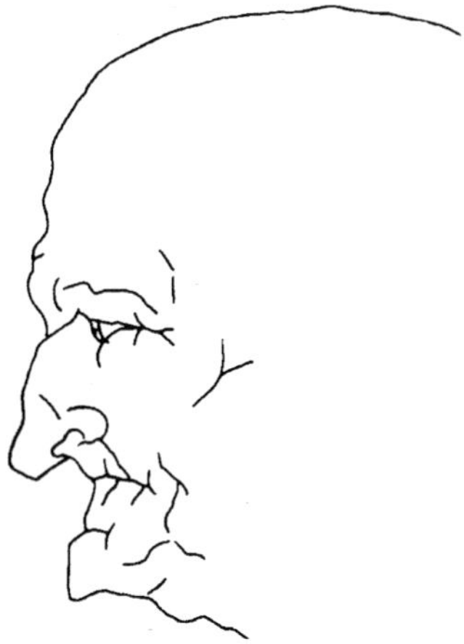

Figura 3-12 – Perfil característico de pessoa idosa desdentada que não usa prótese total.

A extensa reabsorção alveolar provoca uma discordância entre os rebordos alveolares residuais. Enquanto o superior se reduz, o inferior se alarga. Na parte posterior da mandíbula, o rebordo alveolar posiciona-se mais vestibularmente do que antes da perda dos dentes. A razão para esta troca de posição do rebordo residual é a inclinação lingual dos dentes e os processos alveolares na parte posterior da mandíbula. Devido a isto, com a reabsorção, a distância entre as cristas atrofiadas nos lados direito e esquerdo torna-se maior.

Em muitas pessoas, os dentes incisivos e seu processo alveolar são inclinados anteriormente. Depois da perda dos dentes, o rebordo residual torna-se mais curto na direção anteroposterior. Mas, por outro lado, se a inclinação for posterior, haverá aumento de comprimento do rebordo residual.

Na maxila, todo o processo alveolar e dentes se implantam obliquamente, inclinando-se para fora, isto é, para vestibular. Com a extração dos dentes e reabsorção do osso alveolar, tanto a largura quanto o comprimento anteroposterior do arco podem-se reduzir. O osso basal da maxila é menor em circunferência do que o antigo processo alveolar e dentes. Quanto maior for a retração na parte anterior da maxila, tanto mais prognata será a pessoa, principalmente se possuía dentes incisivos inferiores inclinados para trás. Mas o mento não se torna mais proeminente; há apenas uma ilusão criada pela reabsorção do processo alveolar dos incisivos.

De modo geral, o rebordo residual da mandíbula apresenta reabsorção mais acentuada que o da maxila, tornando mais difícil a colocação de uma prótese total inferior (Fig. 3-13).

Em casos de extrema atrofia* do processo alveolar, parte do corpo da mandíbula pode estar envolvida e o rebordo alveolar passa a estabelecer novas relações com formações ósseas, que se acham mais distanciadas do processo alveolar (Figs. 3-14 e 3-15).

A papila retromolar, proeminência de tecido conjuntivo coberta por mucosa, atrás do último molar, é particularmente importante porque, com a extração desse dente, ela se incorpora ao tecido de cicatrização do alvéolo correspondente, formando uma extremidade elevada, larga e arredondada do rebordo residual. É frequentemente usada como um guia para ajudar o protesista a determinar a extensão do hemiarco e a localizar o plano de oclusão (que fica ligeiramente acima da papila).

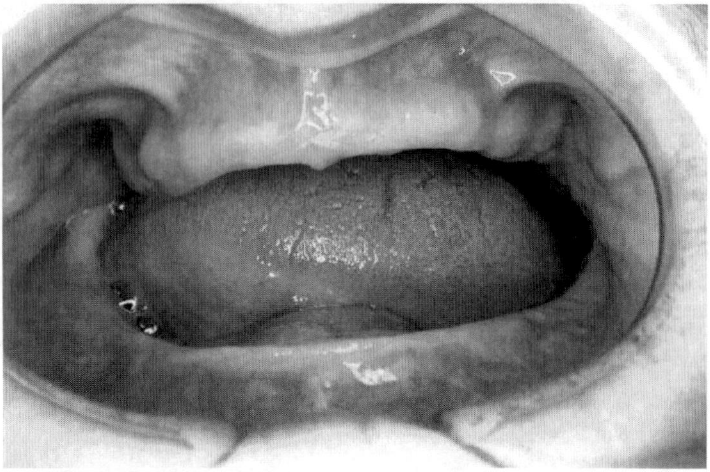

Figura 3-13 – Boca desdentada.

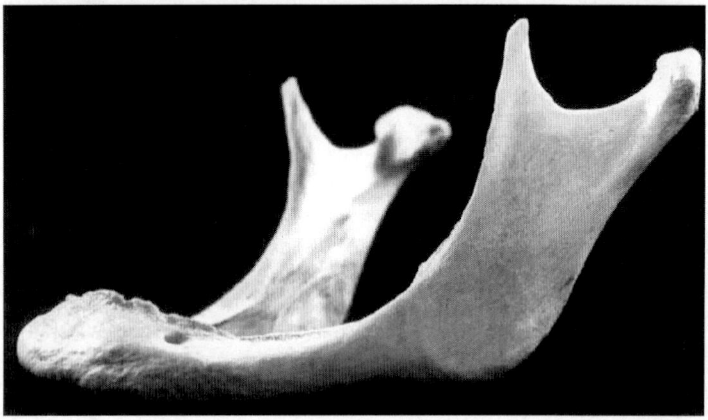

Figura 3-14 – Mandíbula com rebordo alveolar residual extremamente reabsorvido.

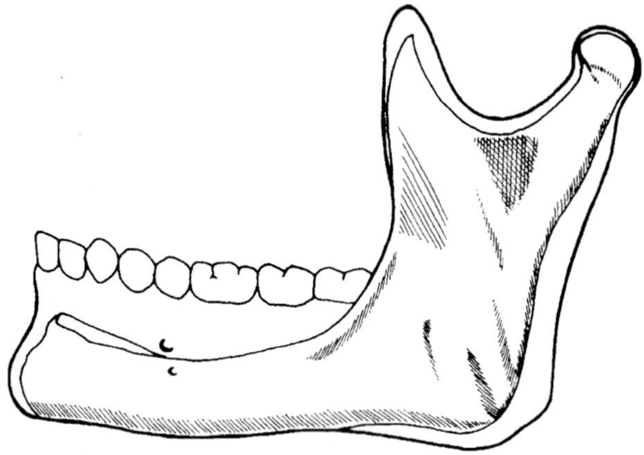

Figura 3-15 – Involução da mandíbula por perda de dentes e atrofia. Comparação hipotética do antes e depois.

A definição da extensão do hemiarco permite ao protesista escolher o tamanho dos dentes artificiais e permite estabelecer um limite para a extensão distal de uma prótese total inferior. Esse limite não deve ultrapassar a papila retromolar para não comprometer a estabilidade da prótese, porque logo atrás dela há uma área mole, tipo coxim, e não raro a inserção do tendão do músculo temporal.

Na mandíbula nota-se: 1. as espinhas mentonianas podem estar no mesmo plano horizontal do rebordo residual, a ponto de exigir alívio na confecção da dentadura para evitar lesão traumática da mucosa que as cobre; 2. o forame mentoniano passa a situar-se próximo ao rebordo residual e até mesmo sobre ele; para evitar que seu conteúdo sofra compressão no tratamento protético, o local correspondente deve ser aliviado na prótese; 3. o teto do canal da mandíbula aproxima-se do rebordo residual e pode tornar-se tão delgado a ponto de se exteriorizar; 4. a linha milo-hióidea na região molar pode ficar no mesmo nível, e até mesmo acima, do rebordo residual; 5. com a linha oblíqua pode acontecer o mesmo; 6. uma elevação chamada toro* mandibular, característica da região pré-molar, pode surgir ou então aumentar de tamanho se já existia; por estar na ou próxima da zona de suporte, pode exigir remoção cirúrgica.

Na maxila (Figs. 3-16 e 3-17), as modificações mais comuns são as seguintes: 1. o forame incisivo pode ser encontrado próximo à superfície lingual do rebordo residual; 2. a espinha nasal anterior fica muito próxima do rebordo residual; 3. o palato ósseo deixa de ser arqueado e torna-se aplainado e mais raso; 4. um toro palatino pode surgir e, conforme suas dimensões, demandar remoção cirúrgica; 5. a crista zigomaticoalveolar pode alcançar o próprio rebordo residual; 6. o hâmulo pterigóideo pode fazer saliência abaixo, no nível da crista residual; 7. o seio maxilar amplia-se pela reabsorção de suas paredes; o soalho pode ficar muito próximo do rebordo residual e deiscências podem aparecer devido à sua delgadeza; 8. a tuberosidade da maxila, às vezes, é muito grande e baixa, devido à perda precoce dos molares inferiores e longa retenção dos superiores, que continuam a erupcionar levando consigo o processo alveolar.

Figura 3-16 – Maxilar com rebordo alveolar residual extremamente reabsorvido. Notar posição do forame incisivo e aplainamento do palato.

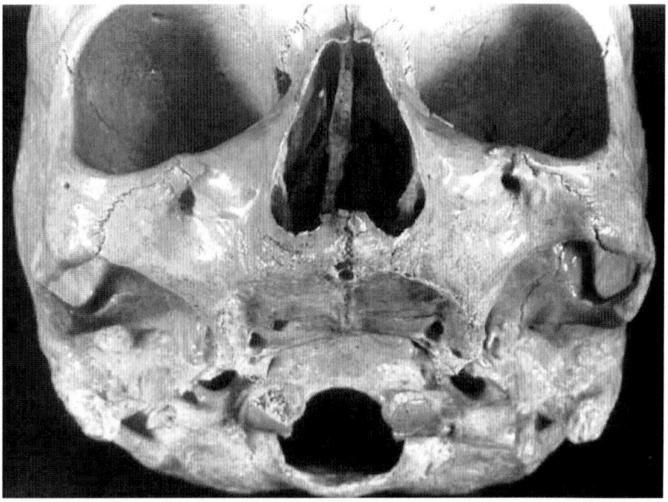

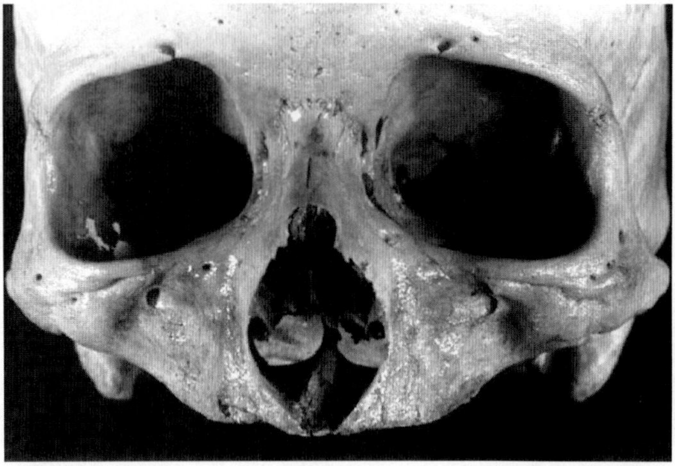

Figura 3-17 – Caso semelhante ao da figura anterior, visto de um ângulo diferente.

A mucosa bucal também sofre modificações, tornando-se mais delgada, mais tensa e de cicatrização mais difícil. Com o avançar da idade, o número de calículos gustatórios* diminui e o mesmo acontece com a quantidade de saliva produzida pelas glândulas maiores. O tecido que cobre o rebordo residual é estruturalmente idêntico ao da gengiva.

É preciso destacar que o avançar da idade sempre esteve relacionado com a perda de dentes. O homem idoso estava fadado a tornar-se um desdentado. Hoje em dia, felizmente, isto não é necessariamente verdade; um número crescente de pacientes geriátricos conserva muito bem os seus dentes.

Anatomia e implantodontia

Paulo Sérgio Perri de Carvalho

A implantodontia osseointegrada tem como base de seus planejamentos a anatomia, com a localização de estruturas importantes a serem preservadas, como por exemplo os feixes vasculonervosos. São indispensáveis o conhecimento sobre a qualidade do tecido ósseo das diversas regiões, como também a anatomia radiográfica, que determina o melhor posicionamento dos implantes por meio dos exames radiográficos e de imagens, pelas tomografias computadorizadas.

Com o desenvolvimento da implantodontia, como especialidade, e com a crescente confiança nos implantes osseointegrados, as indicações dos implantes deixaram de ser exclusivas para os inválidos bucais, ou seja, os desdentados totais. São também opções terapêuticas dos parcialmente desdentados, dos pacientes com anomalias congênitas, como também pacientes mutilados e sequelados cirúrgicos devido a acidentes ou enfermidades malignas. Atualmente, usam-se os implantes osseointegrados também com finalidade ortodôntica.

No entanto, em todos os planejamentos, a observância das estruturas anatômicas são de relevante importância. Neste subcapítulo serão abordados aspectos da anatomia aplicada aos implantes intrabucais.

Maxila

As maxilas apresentam-se como a região mais complexa para a implantodontia em decorrência dos aspectos estético e funcional, tendo como fator agravante o sorriso que o paciente apresenta e o grau de exposição gengival.

Nota-se na porção anterior da região palatina a presença do canal incisivo (Fig. 3-18) que abriga o feixe vasculonervoso nasopalatino,

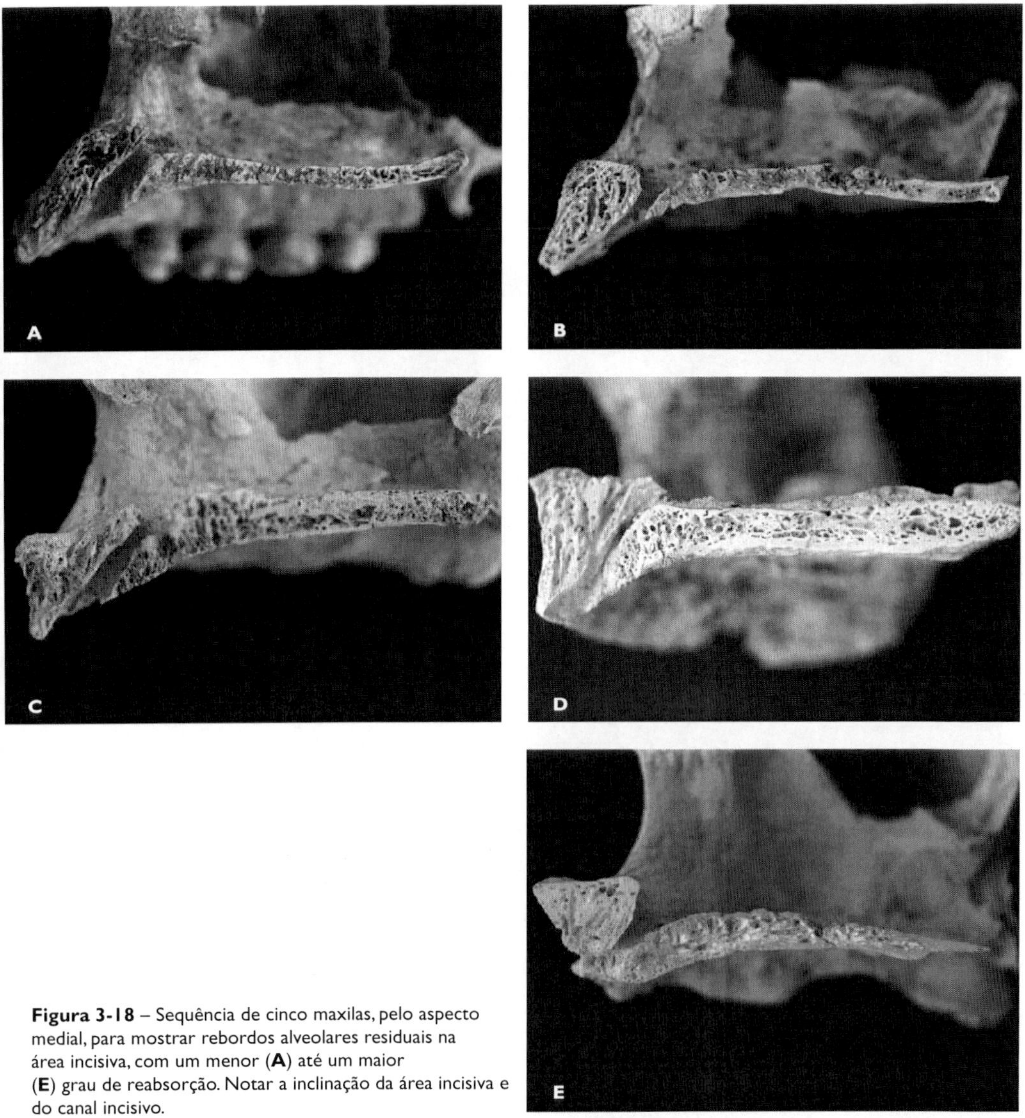

Figura 3-18 – Sequência de cinco maxilas, pelo aspecto medial, para mostrar rebordos alveolares residuais na área incisiva, com um menor (**A**) até um maior (**E**) grau de reabsorção. Notar a inclinação da área incisiva e do canal incisivo.

responsável pela inervação e vascularização* da parte anterior do palato. É importante a observação do tamanho desse canal porque, muitas vezes, inviabiliza a colocação de implantes na região dos incisivos centrais. Já o feixe vasculonervoso do canal palatino maior, apesar de ser importante sua preservação, não tem grande influência na implantodontia, porque a localização das intervenções cirúrgicas na porção posterior da maxila são feitas sobre a linha de maior esforço do rebordo alveolar.

Na região anterior da maxila existe outro fator limitante, que é a proximidade da cavidade nasal (Fig. 3-18), e na região posterior, o seio maxilar. Em casos de pacientes desdentados por longo período, o processo de reabsorção óssea encontra-se em estágio avançado (Figs. 3-16, 3-17 e 3-18), agravado na região posterior com a pneumatização do seio maxilar (Figs. 2-20 e 2-21) associada a um processo de reabsorção fisiológica.

Quanto à qualidade óssea, a maxila apresenta predominantemente osso com espaços medulares amplos e com pouca espessura cortical, classificados como ossos tipos III e IV (Fig. 3-19), o que indica a necessidade de se realizar implantes que apresentem superfície porosa.

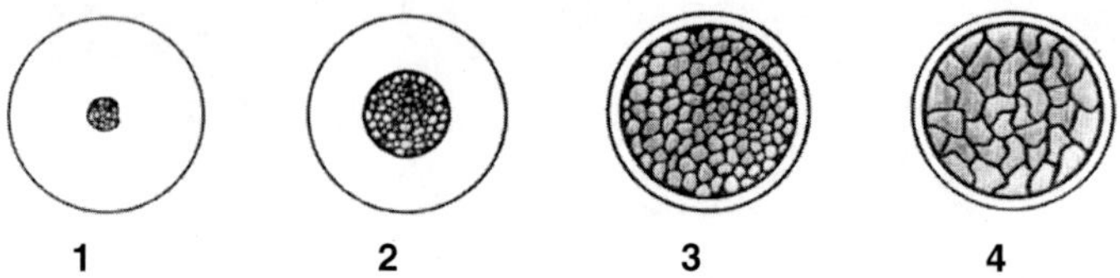

Figura 3-19 – Classificação da qualidade óssea, conforme Lekholm e Zarb. Classe I, tecido ósseo constituído de osso compacto (1); classe II, compacta óssea espessa circundando o osso esponjoso (2); classe III, compacta óssea delgada circundando o osso esponjoso (3); classe IV, compacta óssea delgada circundando um osso esponjoso com amplos espaços medulares (4).

Um aspecto anatômico interessante da maxila é sua inclinação anteroposterior na região dos incisivos e caninos (Figs. 2-17 e 3-18), fazendo com que os implantes devam ser inseridos seguindo a direção inclinada da maxila e não perpendicular à base do rebordo alveolar residual, como se faz normalmente na região posterior da maxila. Devem ainda ser explorados os pilares de reforço como os da região dos caninos e do processo zigomático da maxila (pilares canino e zigomático – Figs. 3-7 e 3-8) como áreas excelentes para a colocação de implantes. No entanto, a distribuição dos implantes bem como seu diâmetro, comprimento e tipo de superfície estão na razão direta da qualidade e quantidade ósseas, como também do trabalho protético a ser executado sobre os implantes. É muito importante lembrar que há uma lâmina óssea* vestibular muito delicada principalmente na região anterior.

Mandíbula

Na mandíbula dos desdentados, o processo de reabsorção óssea prossegue gradativamente, até estágios muito avançados (Figs. 3-14, 3-15, 3-20 e 3-21).

Figura 3-20 – Sequência de seis mandíbulas seccionadas transversalmente na área incisiva, para mostrar rebordos alveolares com um menor (à esquerda) até um maior (à direita) grau de reabsorção.

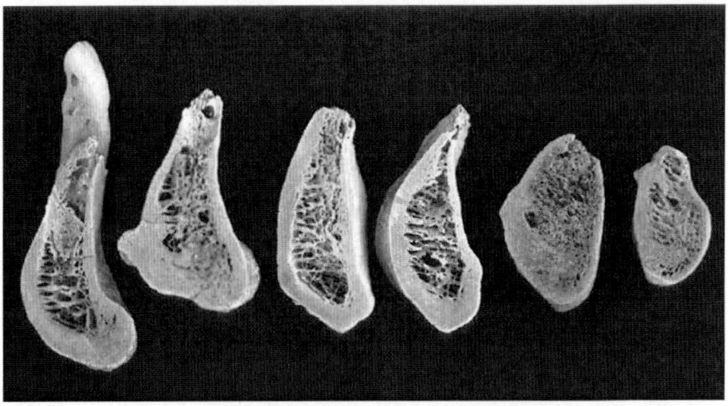

Figura 3-21 – Sequência de seis mandíbulas seccionadas transversalmente na área molar, para mostrar rebordos alveolares com um menor (à esquerda) até um maior (à direita) grau de reabsorção

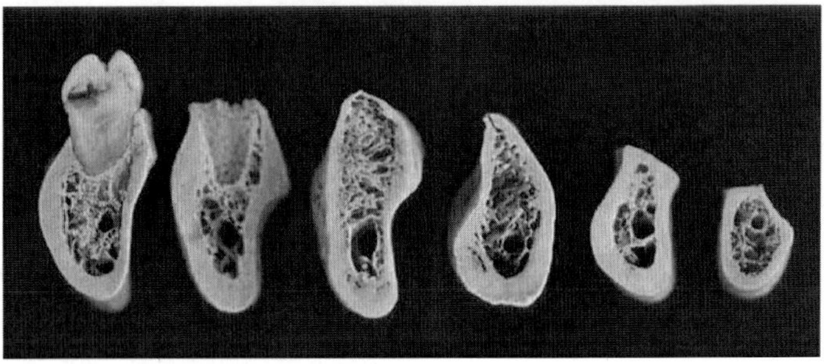

A mandíbula apresenta como fator limitante o canal da mandíbula (Figs. 2-23, 3-21, 7-1 e 8-7) que abriga o feixe vasculonervoso alveolar inferior e que, ao nível do segundo pré-molar, emite ramos externos denominados mentonianos.

A manutenção da integridade dessas estruturas apresenta-se com grande importância devido à função sensorial que desempenham. Quanto à estética, os implantes nessa região são menos problemáticos, pois dificilmente há exposição gengival em um grande sorriso.

Com relação à qualidade óssea na mandíbula, há predominância de osso com espaços medulares pequenos e com espessa cortical* (tipos I e II) (Fig. 3-19), havendo em certas áreas maior corticalização e muito pouco tecido ósseo medular.

Na mandíbula, a relação existente entre as corticais ósseas vestibular e lingual do alvéolo mostra para a região anterior a lâmina vestibular delgada. À medida que atinge a região dos molares, esta relação se inverte e, nos dois últimos molares, a espessura na cortical lingual é bem maior (Fig. 2-22).

Cirurgia avançada associada à implantodontia

Para a correção de extensas reabsorções ósseas (Figs. 3-14, 3-16 e 3-17), com a finalidade de reabilitação com implantes, é necessária a utilização de técnicas cirúrgicas de enxerto ósseo autógeno para aumentar a espessura vestibulolingual dos rebordos alveolares residuais ou a altura entre o rebordo alveolar e as estruturas anatômicas importantes.

Entre as áreas intrabucais utilizadas como doadoras de tecido ósseo, indica-se o mento (Fig. 3-22) e a área da linha oblíqua (Fig. 3-23) na mandíbula e, na maxila, a tuberosidade (Fig. 3-24). Como áreas extrabucais, as áreas doadoras mais utilizadas são a calvária e a crista ilíaca.

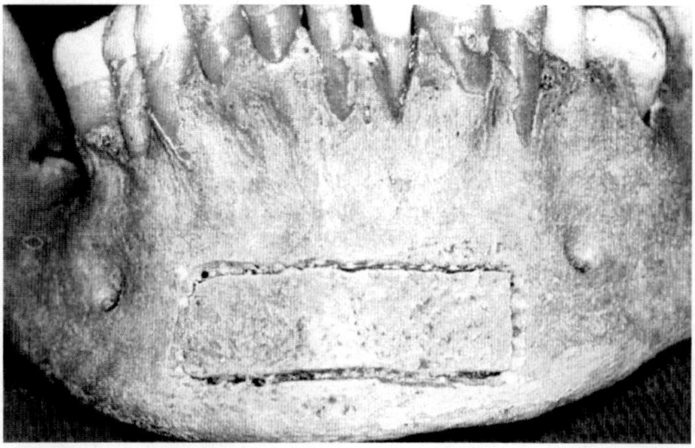

Figura 3-22 – Forma de osteotomia realizada na região mentoniana.

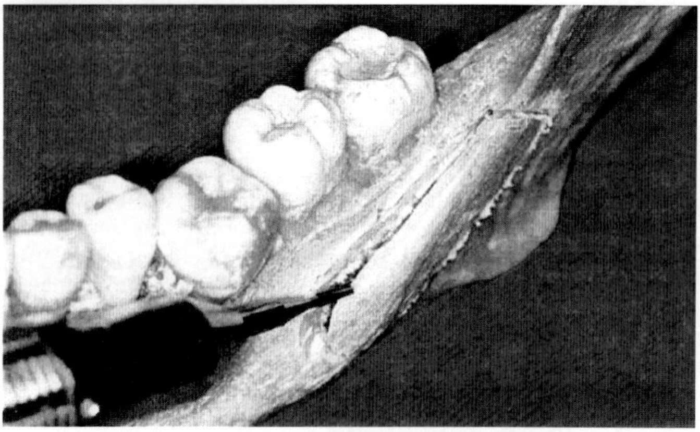

Figura 3-23 – Osteotomia na área da linha oblíqua.

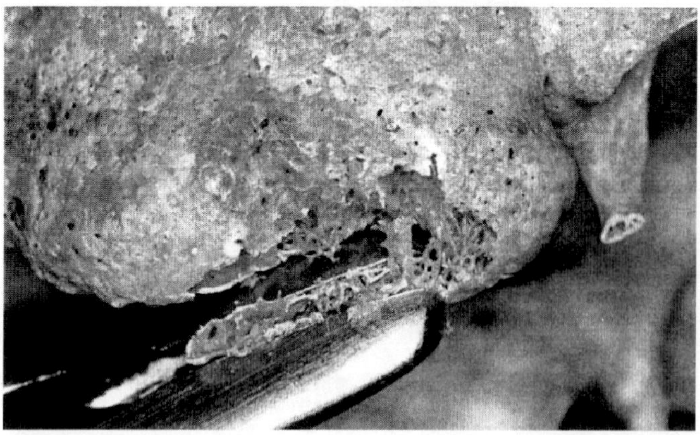

Figura 3-24 – Tuberosidade da maxila. Fragmentos de tecido ósseo removidos com instrumento cirúrgico.

Outros tipos de intervenções cirúrgicas aplicadas à implantodontia são levantamento da mucosa do seio maxilar por meio de enxertos em bloco ou particulados e também a lateralização do nervo alveolar inferior.

Assim, o conhecimento anatômico das áreas relacionadas, como também a qualidade do tecido ósseo, é importante para o profissional que vai desenvolver-se na implantodontia e nas cirurgias avançadas aplicadas à especialidade.

Aspectos sexuais, etários e antropométricos do crânio

Além de seu valor anatômico e clínico, os aspectos sexuais, etários e antropométricos do crânio prestam-se à medicina e à odontologia legal, valendo como recurso na identificação de cadáveres e estimativa da idade de pessoas.

Aspectos (diferenças) sexuais

Até a puberdade, é quase impossível a determinação do sexo pelo exame do crânio. No adulto, pode-se dizer que as diferenças sexuais do crânio referem-se, principalmente, à fragilidade da musculatura feminina. Essa condição determina menor desenvolvimento das superestruturas ósseas na mulher. Todas as protuberâncias, cristas e processos são menores e mais lisos. É o caso do processo mastoide, linhas nucais, linha temporal, protuberância occipital externa, borda inferior do osso zigomático e ângulo da mandíbula. As margens supraorbitais e os seios frontais são, respectivamente, mais cortantes e menos volumosos no crânio feminino. O ramo da mandíbula é menos largo e a glabela e os arcos superciliares são menos desenvolvidos na mulher.

A falta de desenvolvimento ou o desenvolvimento insuficiente das superestruturas frontal e occipital também fornecem certa diferença característica no perfil dos crânios femininos e masculinos. No homem, o contorno, partindo da raiz do nariz para cima e para trás e em seguida para baixo, em direção à protuberância occipital externa, forma uma curva bastante suave e regular. O contorno do crânio feminino é mais angular. A fronte eleva-se em aclive mais pronunciado e a linha do perfil do crânio feminino, em decorrência da fraqueza das superestruturas cranianas, é muito mais semelhante ao contorno do crânio infantil do que do crânio masculino (Figs. 3-25 e 3-26).

Tem-se admitido que o aspecto do processo mastoide pode ser considerado na determinação do sexo nos crânios humanos. Quando os crânios são colocados sobre uma superfície plana, o masculino apoia-se sobre os processos mastoides, e o feminino, sobre os côndilos occipitais ou em outras porções do crânio. Mas uma característica diferencial mais confiável é a orientação do seu ápice*. Se ele é orientado ligeiramente para lateral, pertence ao sexo masculino; se é voltado medialmente, pertence ao sexo feminino. Porém, quando a orientação é vertical, a diferenciação do crânio pelo processo mastoide deve ser abandonada (Fig. 3-27).

Para a diferenciação, devem-se sempre considerar diversos fatores e não se estribar em um só. Mister se faz, ainda, nunca generalizar os casos de exceção. A aspere-

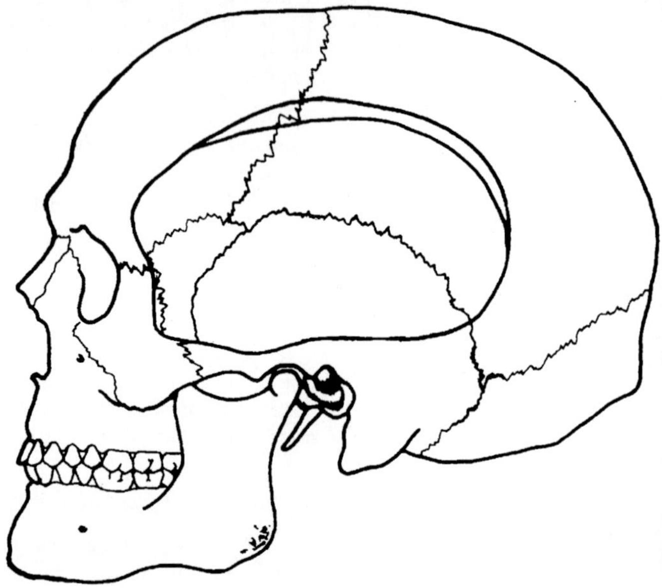

Figura 3-25 – Crânio masculino.

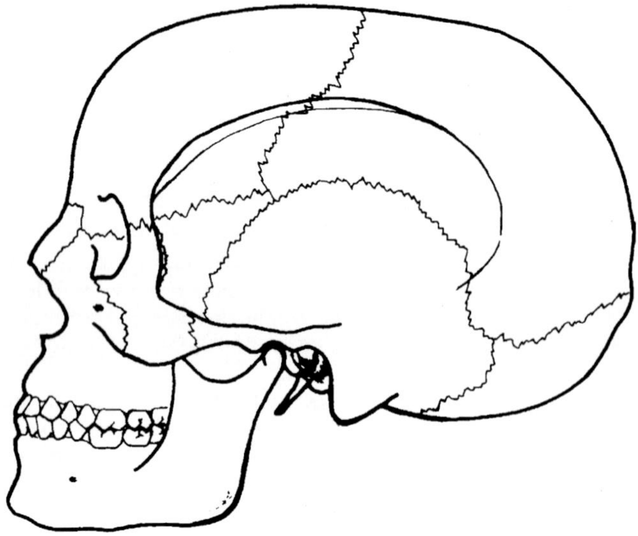

Figura 3-26 – Crânio feminino.

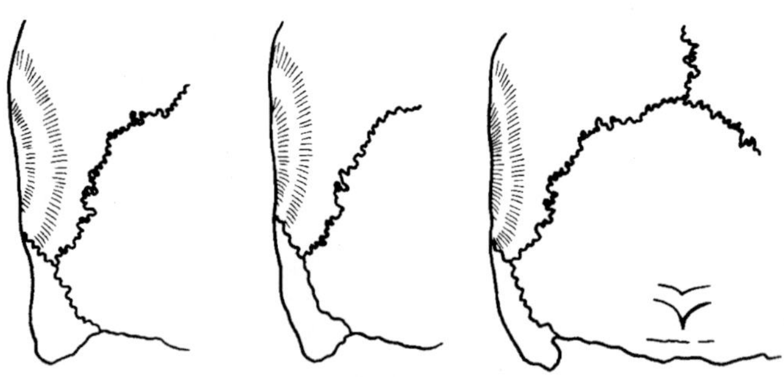

Figura 3-27 – Processo mastoide visto por norma occipital. À esquerda, crânio masculino; à direita, crânio feminino; no centro, tanto pode ser masculino quanto feminino. A inclinação foi deliberadamente exagerada para facilitar o entendimento.

za e a irregularidade da borda inferior do osso zigomático na área de origem do músculo masseter, por exemplo, são fortes características masculinas. Mas isto não quer dizer, entretanto, que, no caso de esta borda se apresentar lisa e regular, possa afirmar-se que o crânio seja feminino.

Aspectos (diferenças) etários

Durante o processo de crescimento* e desenvolvimento*, o crânio mostra, dentro de limites amplos, certas modificações relativamente constantes que podem ser usadas como critério na avaliação da idade. Um dos fatores principais é a verificação da dentição; porque existe uma cronologia na calcificação dos dentes, há estudos que servem de base para as devidas comparações. A erupção também é um critério que pode ser usado, mas, visto que há apreciável variabilidade tanto na ordem como no tempo de erupção, este critério deve ser utilizado com cautela na determinação da idade do crânio.

Até os 14 anos, a posição, o grau de desenvolvimento, a erupção e a atrição dos dentes erupcionados são fatores que somados fornecem informações que possibilitam calcular a idade dentro de uma pequena margem de erro. Daí até os 25 anos de idade, o estágio da abertura do forame apical, a erupção e as relações oclusais dos terceiros molares (se presentes), em associação com o estado de desenvolvimento da tuberosidade da maxila e a evidência de uso dos dentes remanescentes quando tomados juntos, usualmente, fornecem a idade para ser estimada com margem de erro um pouco maior. Após os 25 anos, a idade pode ser estimada com menor precisão pelo grau de atrição dos dentes, bem como a redução progressiva na espessura dos septos interdentais associada ao uso das faces de contato e à consequente movimentação mesial* dos dentes.

Outro fator importante de verificação ou acompanhamento da idade está relacionado com as suturas do crânio.

Ao nascimento, uma linha sutural mediana bissecta todo o aspecto anterior do crânio, separando assim os ossos parietais, frontais, nasais, maxilas e mandíbulas. As duas hemimandíbulas fusionam-se na sínfise da mandíbula* durante o segundo ano. As duas metades do frontal começam a se fusionar durante a segunda metade do primeiro ano; o processo de obliteração dessa sutura interfrontal, conhecida por metópica, processa-se em direção ao bregma. Ao término do segundo ano, a maior parte da sutura está obliterada, mas uma pequena porção supranasal permanece inobliterada até o sexto ano. Contudo, uma sutura metópica residual completa pode permanecer até a idade adulta, e essa condição é denominada metopismo (pode ocasionalmente ser confundida à radiografia com uma fratura).

O bregma é o ponto de intersecção das suturas sagital e coronal. Nesse local, os ossos estão bem separados nos recém-nascidos, de modo a formar um espaço losângico preenchido por membrana fibrosa e que se denomina fontículo* anterior (Fig. 2-5); ossifica-se ao término do segundo ano. O fontículo posterior, situado entre o occipital e os parietais, é bem menor e fecha-se quatro a seis meses após o nascimento. Os fontículos anterolateral e posterolateral fecham-se na mesma época.

Outro forte fator indicativo da tenra idade de um crânio é a independência das peças que concorrem para a formação do osso occipital constituído pela escama, exoccipitais e basioccipital. A parte escamosa do occipital une-se aos exoccipitais entre o 3º e 5º anos, as exoccipitais com a basioccipital durante o 4º ou 5º ano de vida. O basioccipital é unido ao basisfenoidal por uma tira de cartilagem. A área ocupada por esta cartilagem é conhecida por sincondrose esfeno-occipital e sofre ossificação entre os 16 e 17 anos.

O pequeno volume da face, ao nascimento, é principalmente devido à condição rudimentar da maxila e da mandíbula, à falta de erupção dos dentes, ao pequeno tamanho dos seios maxilares e da cavidade nasal. Com a erupção dos dentes decíduos, há alargamento da face e maxilares, e essas modificações são ainda mais acentuadas depois da segunda dentição. A proporção neurocrânio–face ao nascimento é 8:1; no segundo ano de vida, 6:1; aos cinco anos, 5:1, no adulto, 2:1.

Na idade adulta, o fechamento (sinostose*) das suturas do neurocrânio constitui ótimo fator para a estimativa da idade pelo crânio. A sinostose começa sempre pelas lâminas internas dos ossos, mas para essa finalidade baseia-se sempre na sutura externa. O primeiro sinal do fechamento das suturas são pequenas pontes ósseas que as atravessam, ligando um osso ao outro. Aos 22 anos de idade, esse fenômeno começa a acontecer nas suturas coronal e sagital e, quatro anos mais tarde, na lambdóidea. A partir daí, as sinostoses vão progredindo e o fechamento completo (ou quase) ocorre somente após os 80 anos de idade. Há trabalhos publicados que estabelecem as idades do indivíduo de acordo com o início e o término do fechamento das suturas.

No indivíduo idoso, o crânio apresenta modificações apreciáveis, sobretudo na mandíbula. Mostra sinais de osteoporose senil, traduzida pelo adelgaçamento e até mesmo pela deiscência da fossa temporal, da face exocranial do occipital, das paredes superior e inferior da cavidade orbital. Entretanto, as alterações principais estão localizadas na mandíbula e na maxila. A queda dos dentes determina a reabsorção do processo alveolar e, como o arco mandibular é maior do que o maxilar, sucede uma situação inversa àquela existente no indivíduo dentado e assim a mandíbula passa a ultrapassar o maxilar em todos os sentidos.*

Pela redução da função dos músculos mandibulares, o ângulo da mandíbula torna-se obtuso e a cabeça da mandíbula tende à atrofia.

Aspectos antropométricos

A Antropologia* é a ciência do homem. Uma de suas divisões, a Antropologia física, estuda os caracteres físicos do homem, sua origem, evolução e estado presente de desenvolvimento. A Antropometria é um capítulo de Antropologia física e consiste primariamente na mensuração das dimensões do corpo – é a técnica de expressão quantitativa da forma do corpo. A Antropometria é subdividida em somatometria, cefalometria, osteometria e craniometria.

Ainda que se aceite que a mensuração de crânios (craniometria) ofereça resultados que possam estabelecer as relações entre os diversos grupos étnicos e que diferentes índices cranianos ou formas de crânio permaneçam constantes em cada raça, existem objeções devido a modificações e influências ambientais e também diferenças individuais dentro de cada grupo racial.

Mesmo assim, medem-se crânios para se obter esta espécie de conhecimento, podendo-se chegar a resultados realmente valiosos. A craniometria é indispensável na descrição e análise de homens fósseis e outros primatas, na reconstrução de crânios e na identificação de pessoas. É também usada para estudar o crescimento do crânio sob condições normais e anormais e analisar as desarmonias no seu formato manifestadas, por exemplo, nas diferentes classes de má oclusão. Daí a importância para o ortodontista e para outras especialidades odontológicas.*

A cefalometria realiza mensurações na cabeça do vivente ou do cadáver, diretamente ou por meio de radiografias. A craniometria faz medidas do esqueleto da cabeça. Tanto em um como em outro caso, deve haver uma orientação em uma posição fixa, para a cabeça ou o crânio. Assim, é adotada universalmente uma posição segundo o plano horizontal de Frankfurt ou plano aurículo-orbital. Esse plano, proposto na cidade de Frankfurt em 1884, passa através do ponto orbital esquerdo e dos dois pórios. Orientado por ele, ficará o crânio em posição muito próxima àquela de uma pessoa viva que está em pé, ereta, olhando para longe.

Conhecida a posição de orientação, serão arrolados a seguir os pontos de referência para as mensurações, bem como algumas medidas lineares, planos, ângulos e índices antropométricos.

Pontos antropométricos

(Fig. 3-28)

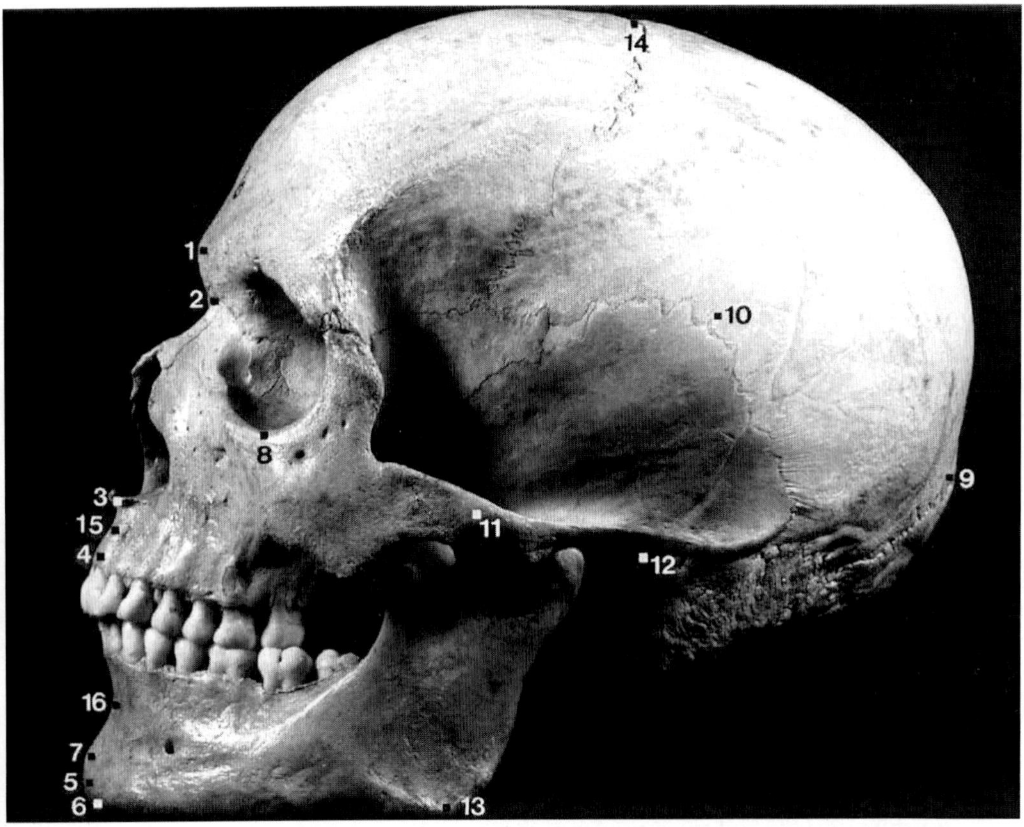

Figura 3-28 – Pontos antropométricos (craniométricos) em vista lateral do crânio.

1 Glabela	5 Gnácio	9 Opistocrânio	13 Gônio
2 Násio	6 Mentoniano	10 Êurio	14 Bregma
3 Nasospinhal	7 Pogônio	11 Zígio	15 Ponto A
4 Próstio	8 Orbital	12 Pório	16 Ponto B

- **Glabela** – o ponto que mais se projeta para diante, na região da glabela e na linha mediana anterior.
- **Násio** – na sutura nasofrontal com a linha mediana anterior.
- **Nasospinhal** – o ponto mediano encontrado sobre uma linha que liga os pontos mais baixos de cada lado na borda da abertura piriforme (na base da espinha nasal anterior).
- **Próstio** – no processo alveolar do maxilar, entre os incisivos, na linha mediana anterior, que mais se projeta para baixo e para frente.
- **Mentoniano** – ponto mediano na base da mandíbula que mais se projeta para baixo.
- **Gnácio** – ponto mediano na base da mandíbula que mais se projeta para diante, na linha mediana.
- **Pogônio** – ponto mais proeminente do mento.
- **Orbital** – ponto mais baixo na margem infraorbital.
- **Opistocrânio** – ponto na linha mediana posterior que no occipital mais se projeta para trás.
- **Êurio** – o ponto na parede lateral do crânio que mais se projeta para fora.
- **Zígio** – ponto no arco zigomático que mais se projeta lateralmente.
- **Pório** – ponto mais externo no teto do meato acústico externo, sobre uma vertical que passe pelo centro do meato.
- **Trágio** – na intersecção de duas tangentes, uma passando pela borda anterior e outra pela borda superior do trago (ou parte mais anterior da incisura supratragal).
- **Gônio** – ponto no ângulo da mandíbula que mais se projeta para baixo, para trás e para fora.
- **Bregma** – no encontro da sutura sagital com a sutura coronal.
- **Básio** – ponto mediano na borda anterior do forame magno.
- **Ponto A** – ponto arbitrário que delimita a porção alveolar com o corpo da maxila, localizado no ponto mais deprimido do contorno maxilar (ponto ortodôntico, radiográfico).
- **Ponto B** – ponto arbitrário que delimita a porção alveolar com o corpo da mandíbula, localizado no ponto mais deprimido do contorno mandibular (ponto ortodôntico, radiográfico).
- **Ponto S** (radiográfico) – no centro da sela turca (ponto ortodôntico, radiográfico).

Medidas lineares

- Comprimento craniano máximo ou diâmetro cefálico (craniano) anteroposterior máximo: glabela-opistocrânio.
- Comprimento da base do crânio: nasiobásio.
- Largura craniana (cefálica) máxima ou diâmetro cefálico (craniano) transverso máximo: de um êurio a outro.
- Altura basiobregmática: basiobregma.
- Perímetro cefálico (craniano) horizontal: glabela-opistocrânio-glabela.
- Comprimento facial superior: prostiobásio.
- Comprimento facial inferior: mentonianobásio.
- Largura total da face ou diâmetro bizigomático: de um zígio a outro.
- Altura morfológica da face: nasiognácio.
- Altura do segmento mastigador: nasospinhal-gnácio.
- Linha SN: linha reta que une o ponto S ao N (ortodôntico).
- Linha NA: (ortodôntico).
- Linha NB: (ortodôntico).
- Linha nasiobásio.

Planos

- Aurículo-orbital (dois pórios – orbital esquerdo).
- Facial (nasiomentoniano ou pogônio).
- Mandibular (tangente à base da mandíbula).
- Oclusal (linha reta conectando a bissecção da altura cuspídea de ambos os primeiros molares permanentes ao sobrepasse incisal) – 1,5° a 14° com o plano aurículo-orbital.

Ângulos

- Total do perfil facial (nasiopróstio – plano aurículo-orbital). Permite a classificação dos indivíduos em:

  Prognatas – 70°-79,9°

  Mesognatas – 80°-84,9°

  Ortognatas – 85°-92,9°
- Goníaco (base e borda posterior da mandíbula sem alcançar o côndilo).
- Condílico da mandíbula (tangente à base e borda posterior, tocando o côndilo e o gônio).
- Do plano oclusal (com o plano aurículo-orbital).

- Dos planos incisivo inferior e mandibular (longo eixo do incisivo central inferior com o plano mandibular – na oclusão normal dá 90°).
- Ângulos SNA (padrão 82°), SNB (padrão 80°) e ANB (padrão 2°) – ortodônticos.

Índices

- Índice craniano horizontal =

$$\frac{\text{diâmetro transverso máximo}}{\text{diâmetro anteroposterior máximo}} \times 100;$$

de acordo com este índice, catalogam-se os crânios em dolicocrânio (longo), mesocrânio e braquicrânio (curto); o mesocrânio varia, normalmente, entre 75 e 79,9.

- Índice craniano vertical altura-comprimento =

$$\frac{\text{diâmetro basiobregmático}}{\text{diâmetro anteroposterior máximo}} \times 100;$$

classifica em: came (baixo), orto (reto) e ipsicrânio (alto). Ortocrânio entre 70,0 e 74,9.

- Índice craniano vertical altura-largura =

$$\frac{\text{diâmetro basiobregmático}}{\text{diâmetro transverso máximo}} \times 100;$$

classifica em: tapino (baixo); metrio (intermediário), entre 92 e 97,9, e acrocrânio (pontiagudo).

- Índice facial ou morfológico da face =

$$\frac{\text{altura morfológica da face}}{\text{diâmetro bizigomático}} \times 100;$$

classifica em: leptoprosópico (face alta e estreita), mesoprosópico e euriprosópico (face baixa e larga). Mesoprosópico entre 84,0 e 87,9.

- Índice do prognatismo = $\frac{\text{tragionásio}}{\text{tragiopróstio}} \times 100;$

classifica em: ortognata, mesognata (entre 93 e 97,9) e prognata.

Responda ao Teste 4 na página seguinte. Leia a instrução antes de respondê-lo.

Teste 4
(Avaliação Formativa sobre Anatomia Aplicada no Crânio)

Neste Teste 4 você deve responder a 20 perguntas agrupadas em cinco blocos de quatro. Não se trata de escolher uma alternativa em cada bloco, mas de responder a todas as perguntas e conferir suas respostas no final do livro, em "Respostas dos testes". Elas são quase sempre comentadas ou trazem instruções complementares.

4.a1. Nas radiografias, as áreas radiopacas (mais densas) são esbranquiçadas. Exemplo disso é o esmalte do dente, que por ser muito radiopaco aparece bem claro na radiografia. Certo ou errado?

4.a2. O cemento, cujo índice de radiopacidade é semelhante ao do osso, pode ser reconhecido na radiografia como uma área clara. Certo ou errado?

4.a3. A polpa, corpo radiolúcido, e portanto não denso, permite a passagem de raios X através dela. Mesmo assim, pode ser vista em radiografias. Certo ou errado?

4.a4. A cortical alveolar ou lâmina dura aparece bem em radiografias periapicais. Certo ou errado?

4.b1. Que forames podem ser vistos em uma radiografia panorâmica?

4.b2. Na radiografia panorâmica é possível visualizar o contorno anteroposterior da eminência articular, fossa mandibular, processo retroarticular e cabeça da mandíbula. Certo ou errado?

4.b3. Considerando a radiografia posteroanterior da cabeça e a radiografia panorâmica, em qual das duas aparece melhor o canal da mandíbula, o seio maxilar e a asa menor do esfenoide?

4.b4. A sela turca, o dorso da sela, o seio esfenoidal e o processo estiloide só podem ser vistos na radiografia lateral (de perfil) e não na posteroanterior. Tudo certo?

4.c1. O osso é menos resistente às forças de tração que às de compressão. Devido a isso, ele se espessa nas áreas de inserção muscular, formando superestruturas como aquelas da borda inferior do osso zigomático, a tuberosidade pterigóidea, e aumentando o tamanho e a condensação ou consistência dos processos. Certo ou errado?

4.c2. Quais são as trajetórias da mandíbula e os pilares do crânio?

4.c3. O pilar canino é bem visível no crânio, certo?

4.c4. As forças mecânicas liberadas na mandíbula durante a mastigação tendem a se dirigir para a cabeça da mandíbula. Certo ou errado?

4.d1. As fraturas transversais mais comuns do corpo da mandíbula ocorrem nas áreas do canino e do terceiro molar e as fraturas mais comuns do ramo se dão ao nível do colo da mandíbula. Certo ou errado?

4.d2. O processo zigomático do osso frontal não tem importância na biomecânica do crânio e na resistência contra fraturas. Certo ou errado? Por quê?

4.d3. Em um indivíduo desdentado total, com extrema atrofia do processo alveolar, o que acontece com as espinhas mentonianas, com o forame mentoniano, teto do canal da mandíbula, linha milo-hióidea e linha oblíqua?

4.d4. No mesmo indivíduo inválido bucal da pergunta anterior, o forame incisivo, a espinha nasal anterior e a crista zigomaticoalveolar podem ficar muito próximos ou alcançar o rebordo residual, o hâmulo pterigóideo pode fazer saliência abaixo dele e o seio maxilar se amplia e fica com suas paredes delgadas. Certo ou errado?

4.e1. O homem tem a fronte mais verticalizada do que a mulher. Certo ou errado?

4.e2. O crânio do homem possui processos musculares maiores e mais rugosos que o da mulher. Além desta característica, o processo mastoide tem sua extremidade livre voltada para lateral no crânio masculino típico. Certo ou errado?

4.e3. O ponto craniométrico násio tem situação mediana na sutura nasofrontal. O ponto gnácio, também mediano, é o que mais se projeta para baixo na base da mandíbula. O gônio é o ponto que mais se projeta para baixo, para trás e para fora no ângulo da mandíbula. Tudo certo?

4.e4. Como se denomina a medida linear antropométrica que vai do nasospinhal ao gnácio?

Observação: Você deve ter percebido que não foram feitas perguntas sobre o conteúdo do subcapítulo Anatomia e Implantodontia. Este e, possivelmente, outros subcapítulos não são lecionados nos cursos de graduação de muitas faculdades. O estudo da anatomia do crânio é absolutamente imprescindível, mas o estudo da anatomia aplicada do crânio não. Por esse motivo e por falta de tempo (carga horária insuficiente), muitos professores evitam esses assuntos e, consequentemente, não os cobram nas avaliações.

O bom aluno não lê apenas aquilo que "cai na prova", mas todos os assuntos que possam contribuir para sua boa formação. É preciso aproveitar todas as oportunidades para se destacar e melhor se preparar para o estudo de outras disciplinas, ainda no primeiro ano de Odontologia.

CAPÍTULO

4

Músculos da Face

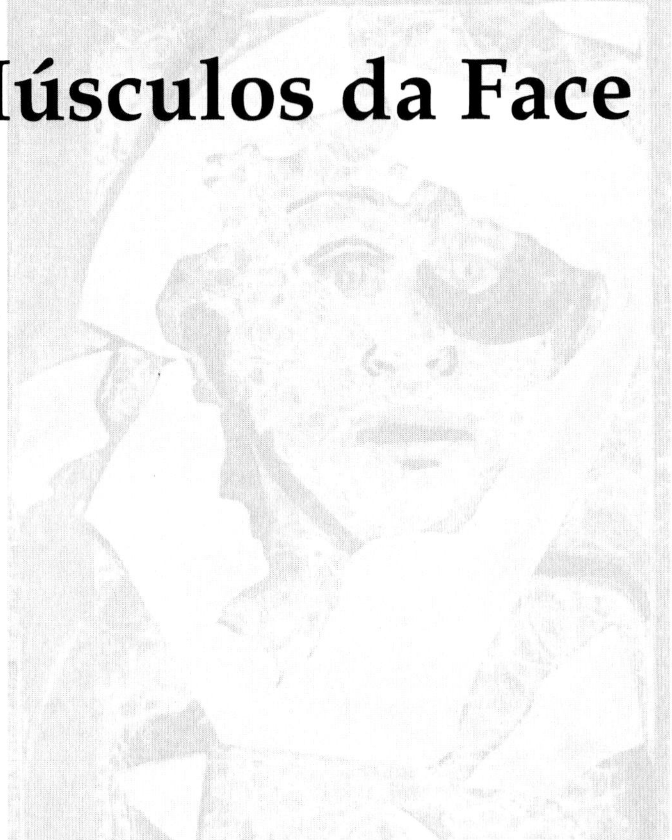

OBJETIVOS ❙ Descrever a origem, inserção e função dos músculos da expressão facial ❙ Aplicar os conhecimentos anatômicos sobre os músculos da expressão facial, à movimentação da pele da face, nas chamadas expressões faciais ❙ Descrever a origem, inserção e função dos músculos da mastigação e supra-hióideos ❙ Descrever a origem, inserção e função dos músculos da língua e do palato ❙ Responder corretamente aos Testes 5 e 6 ❙ Desenvolver o estudo dirigido "Músculos da cabeça" ❙

Músculos da expressão facial

(Figs. 4-1 e 4-2)

Apesar de serem designados sob esta denominação de caráter funcional, as suas funções mais importantes na verdade se relacionam com alimentação, mastigação, fonação e piscar de olhos.

Situam-se logo abaixo da pele e constituem, no todo, uma camada quase que única. A individualização dos músculos no preparo de uma peça anatômica é de difícil trabalho. Os feixes* de fibras de um músculo são muitas vezes unidos aos de outro e nos locais de inserção* é comum estarem entrelaçados. Quando são bem desenvolvidos, o entrelaçamento é maior.

Compõem o grupo de músculos mais delicados e fracos do corpo. Nem mesmo fáscia* possuem. Por se inserirem na cútis (e também na mucosa), são chamados de cuticulares. A contração deles movimenta a área da cútis à qual estão fixados, produzindo depressões em forma de linha (de fossa também) perpendiculares à direção das fibras dos músculos, que com o tempo se transformam em pregas*

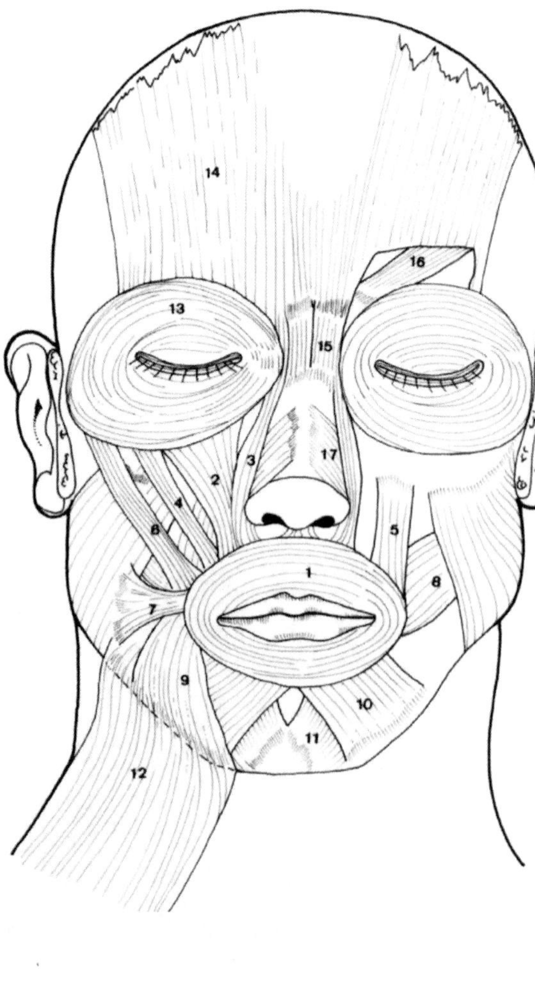

Figura 4-1 – Músculos da expressão facial. Os músculos profundos aparecem no lado esquerdo da face.

1 M. orbicular da boca
2 M. levantador do lábio superior
3 M. levantador do lábio superior e da asa do nariz
4 M. zigomático menor
5 M. levantador do ângulo da boca
6 M. zigomático maior
7 M. risório
8 M. bucinador
9 M. abaixador do ângulo da boca
10 M. abaixador do lábio inferior
11 M. mentoniano
12 M. platisma
13 M. orbicular do olho
14 M. occipitofrontal
15 M. prócero
16 M. corrugador do supercílio
17 M. nasal

ou rugas. Em Odontologia, é necessário atentar para essas pregas e a manutenção da exata tensão muscular para não alterar, com o tratamento do paciente, a morfologia e a expressão da sua face.

O nervo motor desses músculos é o facial.

Por não possuírem fáscia muscular e por ser a tela subcutânea (fáscia superficial) frouxa, dois fatos devem ser levados em consideração: as dilacerações faciais tendem a afastarem-se e formarem cicatrizes se não forem bem suturadas e as lesões e inflamações da face podem gerar acúmulo de líquido e sangue abaixo da pele acarretando áreas arrroxeadas e/ou tumefatas.

Suas funções são indicadas geralmente pelos seus próprios nomes que revelam o movimento que fazem. Os músculos da expressão facial que mais interessam à Odontologia são os peribucais, aqueles que circunscrevem a rima da boca e, por conseguinte, serão alvo de mais alongadas considerações (Fig. 4-2). Só um deles é constritor dos lábios (músculo orbicular da boca); os demais são dilatadores (músculos levantador do lábio superior, levantador do lábio superior e da asa do nariz, zigomático menor, levantador do ângulo da boca, zigomático maior, risório, bucinador, abaixador do ângulo da boca, abaixador do lábio inferior, mentoniano e platisma).

- **Músculo orbicular da boca:** é o esfíncter da boca e está contido nos lábios, formando a maior parte de sua substância. Estende-se desde o nariz até o sulco labiomentoniano. Quase não possui origem óssea, porque, apesar de seu considerável tamanho, apenas alguns feixes se fixam na espinha nasal anterior e nas fóveas incisivas da maxila e da mandíbula. Alguns autores individualizam esses feixes e os denominam **músculos incisivos**.

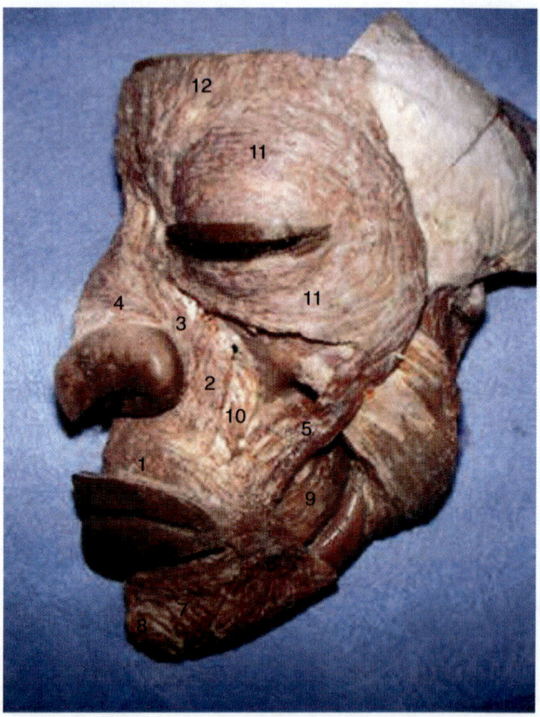

Figura 4-2 – Músculos da expressão facial (o m. zigomático menor foi removido).

1 M. orbicular da boca
2 M. levantador do lábio superior
3 M. levantador do lábio superior e da asa do nariz
4 M. nasal
5 M. zigomático maior
6 M. abaixador do ângulo da boca
7 M. abaixador do lábio inferior
8 M. mentoniano
9 M. bucinador
10 M. levantador do ângulo da boca
11 M. orbicular do olho
12 M. occipitofrontal

As inserções ósseas do músculo orbicular da boca no processo alveolar podem ter alguma influência nas moldagens e colocação de prótese.

Suas fibras podem ser divididas em um grupo superior e outro inferior que se entrecruzam em ângulos agudos ao lado da comissura* da boca. Muitas fibras musculares (nem todas) inserem-se na mucosa e na pele dos lábios. Como resultado da inserção localizada de um forte feixe muscular, em algumas pessoas, pequenas fossas são visíveis na pele do lábio.

Um consistente fascículo* de fibras do grupo superior alcança o septo nasal e isto é o bastante para alguns autores batizarem-no como **músculo abaixador do septo nasal**.

Cerra os lábios para a apreensão de alimentos, para assobiar e outras funções, comprime os lábios contra os dentes e também protrai a parte marginal dos lábios.

Nos casos de insuficiência do músculo orbicular da boca por motivo de respiração bucal e chupamento de dedo, os lábios ficam afastados, sem tonicidade, e os dentes ficam mal posicionados. O tratamento ortodôntico para esses casos deve incluir a reeducação do músculo por exercícios continuados e repetidos.

- **Músculo levantador do lábio superior**: origina-se em uma linha de 1 cm e meio da margem infraorbital, logo acima do forame infraorbital, onde se encontra coberto pelo músculo orbicular do olho. Desse lugar, suas fibras descem obliquamente para se inserir na metade lateral do lábio superior, quase atingindo sua zona vermelha. Muitas de suas fibras entrelaçam-se com as fibras do orbicular da boca. Situa-se entre os músculos levantador do lábio superior e da asa do nariz e zigomático menor, com os quais se acha parcialmente fusionado.

- **Músculo levantador do lábio superior e da asa do nariz:** longo, delgado, estende-se do processo frontal da maxila ao nível do ângulo do olho até o lábio superior. Antes de atingi-lo, envia fibras para a pele da asa do nariz. Também se acha parcialmente coberto por fibras do orbicular do olho.

- **Músculo zigomático menor:** um delgado músculo que se situa ao lado do levantador do lábio superior. Fixa-se no corpo do osso zigomático, medialmente ao músculo zigomático maior e dirige-se à pele do lábio superior. Como variação*, pode fusionar-se com os músculos que ficam a seu lado ou estar ausente. Juntamente com os dois levantadores do lábio, sua função é colaborar nesse movimento de ascensão.

- **Músculo levantador do ângulo da boca:** é bem desenvolvido, porém mais curto que os três músculos precedentes. Sua fixação óssea é na fossa canina, portanto, abaixo do forame infraorbital. Posiciona-se verticalmente e termina no ângulo da boca, entrelaçando suas fibras com as de outros músculos que nele também se inserem. É totalmente coberto pelo levantador do lábio superior. Entre o levantador do ângulo da boca e os três músculos levantadores do lábio superior, há certa quantidade de tecido conjuntivo frouxo, no qual correm vasos e nervo infraorbitais.

Esse espaço pode ser ocupado pelo pus de uma infecção originada no dente canino, que perfurou o osso acima da origem do levantador do ângulo da boca (se o local da perfuração for abaixo dessa origem, ocorrerá edema* intrabucal). Os músculos elevadores do lábio impedem que a infecção* se exteriorize na região* *infraorbital, mas uma fenda existente entre o levantador do lábio superior e o levantador do lábio superior e da asa do nariz permite que ela se torne superficial, podendo ser notada ao lado do nariz. O primeiro indício é a modificação (ou desaparecimento) do sulco nasolabial; depois, pode alcançar o ângulo medial do olho e o tecido conjuntivo da pálpebra inferior. O mesmo fenômeno pode acontecer com abscessos* provenientes do primeiro pré-molar superior, mas como sua raiz é mais curta, eles geralmente ficam contidos intrabucalmente.*

- **Músculo zigomático maior:** é uma longa e bem desenvolvida fita muscular cuja origem óssea é na face lateral do osso zigomático, atrás da origem do zigomático menor. Daí se dirige para baixo e para dentro cruzando fibras superiores do músculo bucinador, das quais é separado pelo corpo adiposo da bochecha, e insere-se no ângulo da boca. É conhecido também como o músculo do riso por causa da sua ação de levar para cima e para fora o ângulo, dando à boca uma conformação arqueada.

- **Músculo risório:** é muito tênue, com feixes separados uns dos outros, frequentemente ausente. Pode estar ligado às fibras posteriores do músculo platisma ou surgir independentemente da fáscia massetérica ou da fáscia parotídea. Nessas áreas, suas fibras podem agarrar-se também à pele e, durante a contração, produzir uma fossa (covinha) na bochecha. Como o risório termina no ângulo da boca, o qual retrai lateralmente, não tem nenhuma fixação óssea.

- **Músculo bucinador:** é o músculo da bochecha situado entre a pele e a mucosa. Está preso à mucosa, mas separado da pele pela tela subcutânea*, que é abundante nesse local. Origina-se, em cima e embaixo, na região molar do processo alveolar da maxila e da mandíbula (ao longo da base do processo alveolar). Posteriormente, ele é contínuo com o músculo constritor superior da faringe, do qual está separado apenas pelo ligamento pterigomandibular, que se estende do hâmulo pterigóideo ao trígono retromolar. A partir desta origem óssea e ligamentosa, as fibras, em feixes não paralelos entre si, chegam ao ângulo da boca e confundem-se com as fibras do orbicular da boca. É peculiar o modo de inserção do bucinador; muitas de suas fibras superiores ultrapassam o ângulo da boca e invadem o lábio inferior, e fibras inferiores cruzam aquelas para atingir o lábio superior. Outra peculiaridade do bucinador é a de ser perfurado pelo ducto* parotídeo, que se abre no vestíbulo da boca, e por ramos* do nervo bucal, que se dirigem à mucosa da bochecha.

  Como retrator do ângulo da boca, torna-se antagonista do orbicular da boca. Sua função principal, entretanto, é manter a bochecha distendida durante todas as fases de abertura e fechamento da boca, evitando que ela se dobre e seja ferida pelos dentes. Ademais, empurra até o arco* dental o alimento situado no vestíbulo, colaborando no ato da mastigação. Age também no sopro e na sucção.

  A relação dos ápices dos dentes molares com a origem anatômica do bucinador é fator que determina se a localização de um abscesso odontogênico será intrabucal (submucoso vestibular) ou extrabucal. Como o músculo se origina da base do processo alveolar, tanto na maxila quanto na mandíbula, os ápices radiculares podem estar no mesmo nível, ou acima ou abaixo dessas linhas de origem. Ao romper a lâmina óssea vestibular (mais provável), o processo inflamatório proveniente de um molar superior pode evoluir acima da linha de origem do bucinador, dando origem a um fleimão geniano. Se o abscesso de um molar inferior se abrir abaixo da origem do músculo, da mesma forma a sua exteriorização será extrabucal, com um fleimão geniano mais baixo que o primeiro.

A origem mandibular do músculo bucinador corresponde a uma linha ascendente do primeiro ao terceiro molar, chegando até o trígono retromolar. Isso faz com que o fórnice do vestíbulo fique consideravelmente raso ao lado do terceiro molar e torne difícil a cirurgia de aprofundamento de fórnice nessa área. Além do mais, como o bucinador encontra o músculo constritor superior da faringe através do ligamento pterigomandibular no trígono retromolar, cirurgias (periodontais, por exemplo) atrás do terceiro molar podem lesar essas formações anatômicas.*

Como nos desdentados a reabsorção do processo alveolar faz aproximar a origem do bucinador junto ao rebordo alveolar residual, este músculo desempenha papel importante na manutenção da estabilidade de uma prótese total.

- **Músculo abaixador do ângulo da boca:** bastante superficial, cobre parte do abaixador do lábio inferior e do bucinador. Tem sua origem na base da mandíbula entre as origens dos músculos platisma e abaixador do lábio inferior, em uma linha que vai da região molar ao tubérculo mentoniano. Como sua origem é larga e a inserção é reduzida no ângulo da boca, toma o aspecto de um triângulo de base inferior.

  Este é, portanto, mais um músculo que termina no ângulo da boca; as inserções de todos eles, associadas ao entrelaçamento dos feixes de fibras superiores e inferiores do músculo orbicular da boca, determinam o aparecimento de um **nódulo tendíneo** nessa área, também conhecido como **modíolo do ângulo da boca**.

  Além de puxar a comissura da boca para baixo, este músculo consegue retraí-la um pouco.

- **Músculo abaixador do lábio inferior:** é um músculo quadrilátero, com a linha de origem imediatamente acima da linha de origem do abaixador do ângulo da boca. Daí, os feixes de fibras seguem obliquamente até o lábio, onde se inserem. A parte lateroinferior do músculo é inteiramente oculta pelo abaixador do ângulo da boca. Ambos os músculos cobrem, de cada lado, o forame mentoniano e seu conteúdo.

  Como outros músculos da face, seu próprio nome revela sua função.

- **Músculo mentoniano:** ambos os mentonianos se situam em um espaço triangular de base inferior formado pelas margens mediais dos músculos abaixadores do lábio inferior. Sua origem óssea é na fossa mentoniana, acima do tubérculo mentoniano. Dirige-se para frente e agarra-se firmemente na cútis do mento, onde às vezes aparece uma depressão permanente (covinha). Sua inserção faz acentuar o sulco labiomentoniano.

  Eleva a pele do mento e vira o lábio inferior para fora (movimento de eversão).

  Uma vez que sua origem se estende a um nível mais elevado que o do fórnice do vestíbulo, ao se contrair, torna mais raso o vestíbulo, interferindo assim com o trabalho odontológico nessa zona. A mesma observação é válida para o abaixador do lábio inferior, que também eleva o fórnice do vestíbulo todas as vezes que se contrai.

As infecções dos incisivos inferiores, quando perfuram o osso, têm sua via determinada pela origem do músculo mentoniano. Se perfuram acima do músculo, ficam limitadas ao vestíbulo; se abaixo, localizam-se extrabucalmente no espaço submentoniano (entre os milo-hióideos acima, os digástricos aos lados e a fáscia cervical abaixo), com edema na ponta do mento ou abaixo dela.*

- **Músculo platisma:** não se trata propriamente de um músculo peribucal, apesar de se prender na mandíbula, imediatamente abaixo do abaixador do ângulo da boca, e frequentemente enviar fibras até a bochecha. É uma lâmina muscular longa, larga e fina que cobre a maior parte das regiões lateral e anterior do pescoço, chegando a cruzar a clavícula e terminar na região peitoral. Não abaixa a mandíbula como afirmam alguns autores.

  Insere-se na pele de toda essa área e a enruga.

  Os demais músculos da face são o orbicular do olho, occipitofrontal, prócero, corrugador do supercílio e nasal. Os músculos auriculares são atrofiados e sem importância.

- **Músculo orbicular do olho:** colocado em torno do olho, excede grandemente os limites da órbita. Recobre os músculos próximos nas regiões frontal, temporal e geniana. É quase todo cutâneo, prendendo-se somente nos ligamentos palpebrais medial e lateral e em dois pontos ósseos na maxila e no lacrimal. Suas partes principais são a palpebral e a orbital.

  Por sua contração, fecha as pálpebras e as comprime para dentro. É o responsável pelo aparecimento das rugas conhecidas como "pés de galinha".

- **Músculo occipitofrontal:** é um músculo do couro cabeludo, com um ventre frontal e outro occipital unidos pela aponeurose epicrânica, que é a cobertura tendínea do crânio. O ventre frontal insere-se na pele do supercílio e da raiz do nariz. Muitas de suas fibras se entrelaçam e se unem às dos músculos adjacentes.

  Eleva os supercílios e dobra a pele da fronte em sulcos horizontais.

- **Músculo prócero:** é pequeno, vertical, nasce do osso nasal e é vizinho do orbicular do olho e do frontal, ao qual está quase sempre unido. Insere-se na pele da glabela, entre os supercílios, a qual ele traciona para baixo durante a sua ação.

- **Músculo corrugador do supercílio:** é um músculo horizontal que nasce no osso frontal e termina na extremidade lateral do supercílio. É recoberto pelo orbicular do olho e pelo frontal. Tem esse nome porque provoca rugas verticais na glabela ao tracionar medialmente os supercílios.

- **Músculo nasal:** toma origem óssea na base do processo alveolar próximo à abertura piriforme. É dividido em **parte transversa** (ou **compressor da narina**) que se estende ao dorso do nariz, unindo-se com o do lado oposto, e **parte alar** (ou **dilatador da narina**), um feixe bem menor que se prende na circunferência lateral da narina. Suas denominações de compressor e dilatador indicam as suas próprias funções.

Não muito raramente os músculos de um dos lados da face são acometidos de paralisia, total ou parcial, causada por lesões do seu nervo motor, o nervo facial. Esta condição desfigura a face; os músculos comprometidos perdem seu tono* e gradualmente se tornam atróficos e as pregas tornam-se menos marcadas. O ângulo da boca é puxado para o lado normal quando a pessoa tenta sorrir. Ela não consegue assobiar ou assoprar e sua fala se altera, particularmente nas consoantes labiais. Saliva pode escorrer pelo ângulo da boca. O músculo bucinador não ajuda na mastigação e a mucosa da bochecha pode ser ferida a todo momento pelos dentes; o alimento fica* *retido no vestíbulo e precisa ser empurrado com a mão. A paralisia periférica é total e, portanto, envolve também o músculo orbicular do olho e os que estão acima dele. Depreende-se daí que a pessoa não pode piscar nem movimentar a pele da fronte. A paralisia central (supranuclear) é parcial, não envolvendo esses músculos.*

A principal causa da paralisia facial está associada com o vírus do herpes, que aproveita uma queda do sistema imunológico, estresse ou o resfriamento da face (exposição ao frio) para se instalar e atacar o nervo facial, causando edema e comprimindo-o dentro do canal facial. Outras causas são de origem traumática (30% dos casos), acidentes vasculares cerebrais, infecções da orelha média e tumores. Felizmente, a recuperação, sob tratamento, ocorre em um ou dois meses, com regeneração do nervo de cerca de 1mm por dia. Em casos graves, sem regressão do mal, o tratamento pode incluir operações plásticas na face e reparação cirúrgica do nervo facial.

Resumo dos músculos da expressão facial

Músculo	**Origem**	**Inserção**	**Função**
Orbicular da boca	Quase todo cutâneo; fóveas incisivas da maxila e mandíbula	Pele e mucosa dos lábios; septo nasal	Comprime os lábios contra os dentes; fecha a boca; protrai os lábios
Levantador do lábio superior	Margem infraorbital	Lábio superior	Levanta o lábio superior
Levantador do lábio superior e da asa do nariz	Processo frontal da maxila	Asa do nariz e lábio superior	Levanta o lábio superior e a asa do nariz (dilata a narina)
Zigomático menor	Osso zigomático	Lábio superior	Levanta o lábio superior
Levantador do ângulo da boca	Fossa canina da maxila	Ângulo da boca	Levanta o ângulo da boca
Zigomático maior	Osso zigomático	Ângulo da boca	Levanta e retrai o ângulo da boca
Risório	Pele da bochecha e fáscia massetérica	Ângulo da boca	Retrai o ângulo da boca
Bucinador	Processos alveolares da maxila e da mandíbula na região molar; ligamento pterigomandibular	Ângulo da boca	Distende a bochecha e a comprime de encontro aos dentes; retrai o ângulo da boca
Abaixador do ângulo da boca	Base da mandíbula (da região molar ao tubérculo mentoniano)	Ângulo da boca	Abaixa o ângulo da boca
Abaixador do lábio inferior	Base da mandíbula, acima da origem do depressor do ângulo da boca	Lábio inferior	Abaixa o lábio inferior
Mentoniano	Fossa mentoniana, acima do tubérculo mentoniano	Pele do mento	Enruga a pele do mento; everte o lábio inferior
Orbicular do olho	Quase todo cutâneo; ligamentos palpebrais; lacrimal e maxila	Pálpebras e pele periorbital	Fecha as pálpebras e as comprime contra o olho
Occipitofrontal	Aponeurose epicrânica	Pele do supercílio; região occipital	Puxa a pele da fronte para cima
Prócero	Osso nasal	Pele da glabela	Puxa a pele da glabela para baixo
Corrugador do supercílio	Margem supraorbital do frontal	Pele da extremidade lateral do supercílio	Puxa o supercílio medialmente
Nasal	Eminência canina; narina	Dorso do nariz	Comprime a narina (parte transversa); dilata a narina (parte alar)

Expressão facial

Os músculos da expressão facial foram até aqui focalizados pelo aspecto puramente anatômico, mas é natural que, por suas próprias funções, eles devam ser observados pelo aspecto dinâmico, sob a regência do nervo facial. Suas contrações produzem na face variações na forma dos orifícios anatômicos, pregas e sulcos da pele que alteram a fisionomia e exteriorizam os sentimentos das pessoas. São as manifestações faciais das alterações do comportamento, a expressão das emoções.

Emoção é um complexo psicofisiológico cujas reações dependem do sistema nervoso. Quem quer expressar seus sentimentos pode tentar fazê-lo por meio da fala e de gestos. Além dessa maneira intencional de se exprimir, há formas involuntárias de comportamento que revelam o estado emocional que a pessoa está vivendo. Os estados emocionais estão muito relacionados com os músculos da face e são por eles externados com grande variedade de detalhes.

Os músculos faciais não se movem comandados apenas por uma via motora voluntária (programas motores conscientes – trato corticonuclear). Eles também se contraem, para adotar expressões, por meio de uma via motora involuntária (programas motores não conscientes – tratos supraespinais descendentes e seus núcleos) acrescentada de um componente cerebelar, que controla o sinergismo e a harmonia dos músculos. Assim, a expressão, além de voluntária, pode ser involuntária, natural e espontânea, de mímica facial. O termo expressão facial fica reservado para a comunicação volitiva, a especificação de algo para melhor fazê-lo entendido. Um sorriso, por exemplo, pode ser espontâneo, automático, quando se gosta de uma piada (via não consciente), mas pode ser também um sorriso "social" voluntário, programado (via consciente).

Entende-se assim que algumas expressões faciais evidenciam com real transparência o sentimento da pessoa, naquele dado momento, mas que outras são construídas ou forçadas, de tal forma que não deixam perceber esse sentimento verdadeiro. É uma falta de autenticidade na comunicação com a face.

Certos movimentos expressivos da face como sorrir, chorar, gritar são inatos, não são aprendidos. Outros são adquiridos por imitação; cada pessoa aprende a se comunicar com o seu rosto, socializando as suas expressões. É em virtude desse aprendizado que crianças podem se parecer com os pais adotivos, ou certas pessoas evidenciam sua condição de estrangeiras mesmo sem falar. É por isso também que muitos cegos têm face inexpressiva.

Algumas expressões faciais são muito claras e revelam prontamente o sentimento da pessoa. Outras são difíceis de ser interpretadas. Na criança, as manifestações expressivas da face são autênticas, espontâneas e muito acentuadas. Depois ela aprende a moderar suas expressões. À medida que vai crescendo, a pressão social a ensina a guardar seus sentimentos para si mesma, reduzindo assim a movimentação de seus músculos faciais. As mulheres são mais expressivas que os homens e nelas os sentimentos são mais bem identificados.

A sutileza da expressão facial, aliada aos gestos e às posturas corporais, adquire uma importância muito grande no relacionamento profissional-paciente. Essa forma impensada de comunicação pode fornecer dados acerca da personalidade do paciente mais autênticos do que os informados por ele próprio, pela linguagem verbal. O dentista deve estar atento para a linguagem facial (e para as expressões corporais) do paciente para melhor analisá-lo consoante a suas tensões, neuroses, medo, ansiedade ou ainda sua coragem, tranquilidade, entusiasmo, sinceridade. Contração muscular exagerada, por exemplo, pode significar tensão emocional, nervosismo, dor. Um sorriso pode simbolizar aceitação, aprovação do tratamento recebido e das atenções do profissional. Um enrugamento da fronte pode ser interpretado como atenção, interesse ou então como dúvida, preocupação. A verdade é que a sensibilidade do clínico, associada com noções que ele possa ter de Psicologia, muito o capacita para entender as variações na personalidade e no comportamento do seu paciente e facilita o estabelecimento de um bom relacionamento interpessoal.

Deve ter ficado claro que a expressão e a mímica facial constituem ligações dos caracteres físicos e psíquicos do homem, e que o jogo contrátil dos músculos traduz os seus próprios sentimentos e emoções em determinado momento. Pode-se então, depois dessas observações preliminares, tentar relacionar algumas expressões faciais específicas com movimentações musculares.

A exteriorização da **atenção** (Fig. 4-3) afeta as regiões orbital e frontal. O ventre frontal do músculo occipitofrontal eleva o supercílio e a pálpebra superior (para se ver melhor), determinando o aparecimento de pregas horizontais na fronte. Os músculos da mastigação e o músculo orbicular da boca ficam algumas vezes relaxados, o que permite uma ligeira abertura da boca.

A **reflexão** e a **concentração** (Figs. 4-4 e 4-5) se traduzem pela contração do músculo corrugador do supercílio e, em menor grau, do músculo orbicular do olho, originando pregas verticais entre os supercílios.

A **atenção interrogativa**, quando se duvida ou diverge de alguma explicação, por exemplo, exterioriza-se pela contração de um dos corrugadores do supercílio e pela contração do frontal do lado oposto.

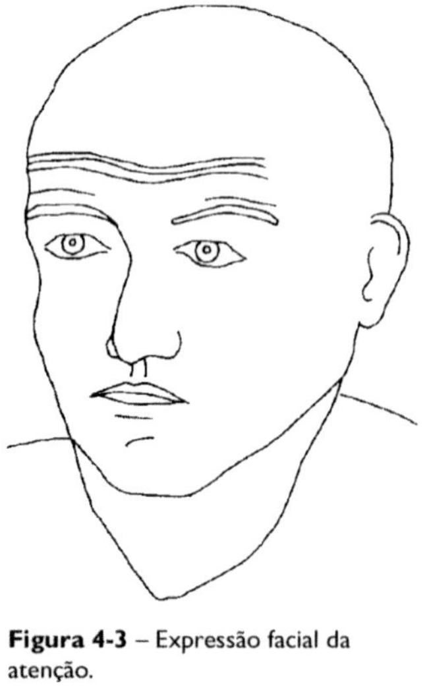

Figura 4-3 – Expressão facial da atenção.

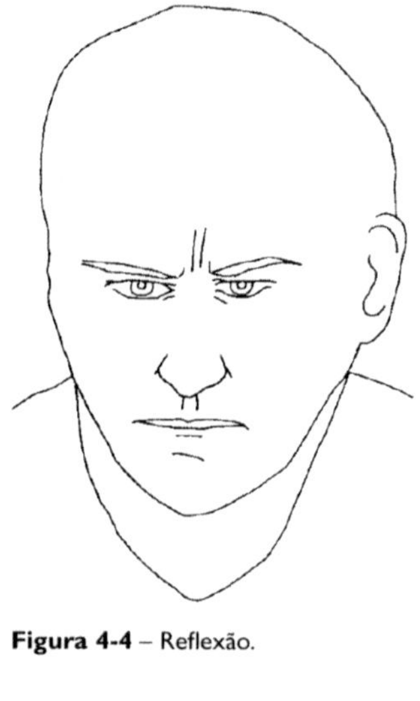

Figura 4-4 – Reflexão.

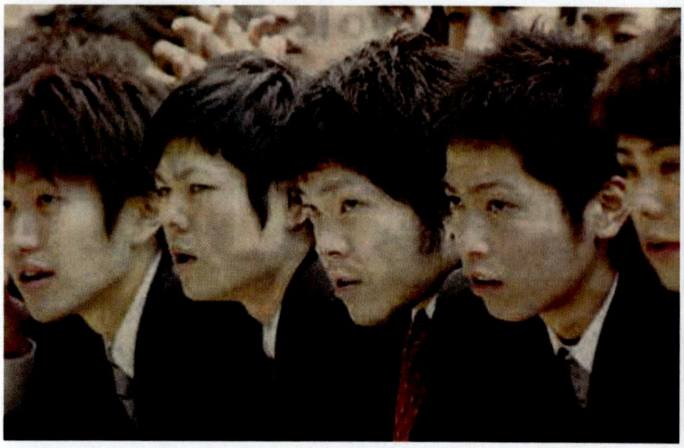

Figura 4-5 – Concentração, reflexão: olhar fixo com olhos bem abertos e boca semiaberta. Mãos cruzadas! O olhar de esguelha do segundo a partir da esquerda supõe "atenção interrogativa".

Ainda em torno das órbitas, em que se realizam as expressões faciais mais nobres e intelectualizadas, pode-se vincular a ação do corrugador do supercílio à tradução de **esforço**, **ira**, **estranheza**, **dor psíquica**. O músculo prócero, cuja ação origina uma prega horizontal abaixo da glabela, manifesta-se nas demonstrações de **tenacidade**, **rudeza** e de **ameaça** e **agressão**.

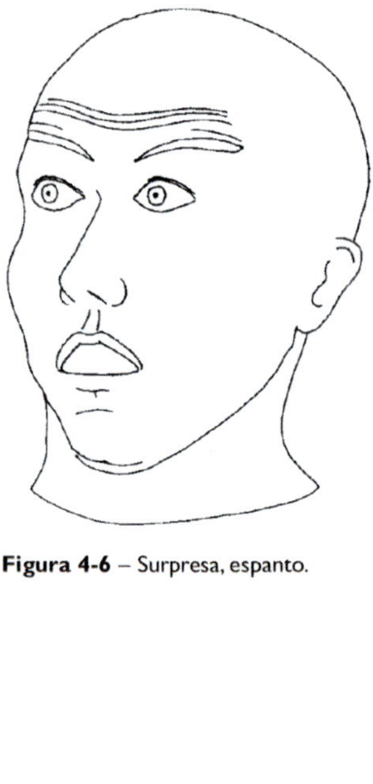

Figura 4-6 – Surpresa, espanto.

A **surpresa** e o **espanto** (Figs. 4-6 e 4-7) afastam as rimas bucal e palpebrais por maior ação do frontal e relaxamento dos levantadores da mandíbula. O **susto** e o **medo** (Fig. 4-8) são acentuações das ações musculares que caracterizam a surpresa. Se o medo evolui para **terror**, **pavor**, tem-se então um exagero das mesmas ações, com envolvimento também do orbicular da boca e do platisma para a contração dos lábios e da pele do pescoço.

As manifestações da **alegria** e da **dor física** exprimidas pelo **riso** e **choro** não são ligadas ao intelecto e se desenham na região bucal.

No **sorriso** (Fig. 4-9) há uma contração moderada do complexo muscular bucinador, zigomático maior e risório, dando à boca uma

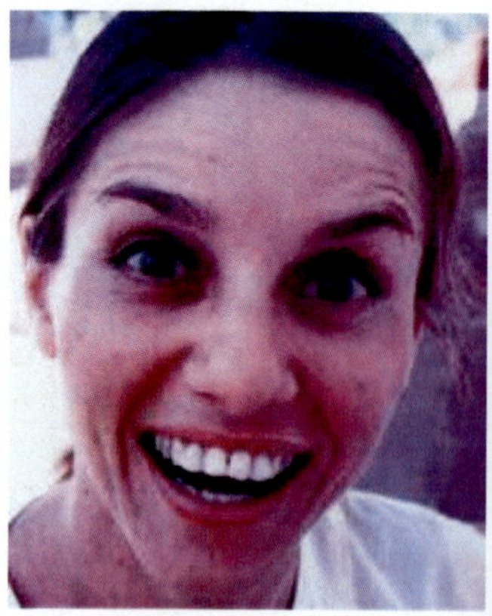

Figura 4-7 – Surpresa: os dois músculos occipitofrontais em contração, olhos bem abertos para enxergar/identificar perfeitamente o que a surpreende. A surpresa deve ter sido agradável porque a boca aberta mostra um misto de sorriso.

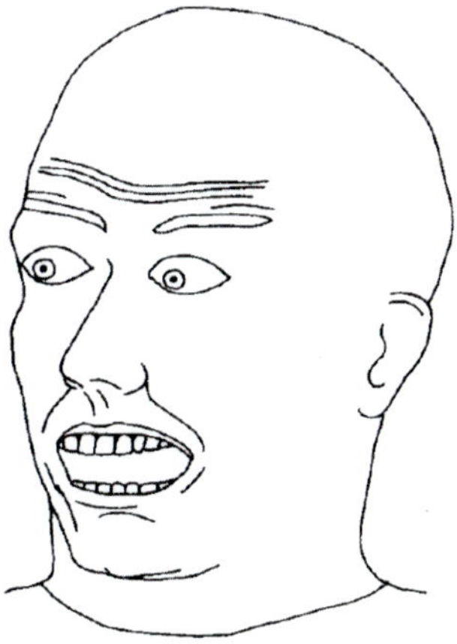

Figura 4-8 – Susto, medo.

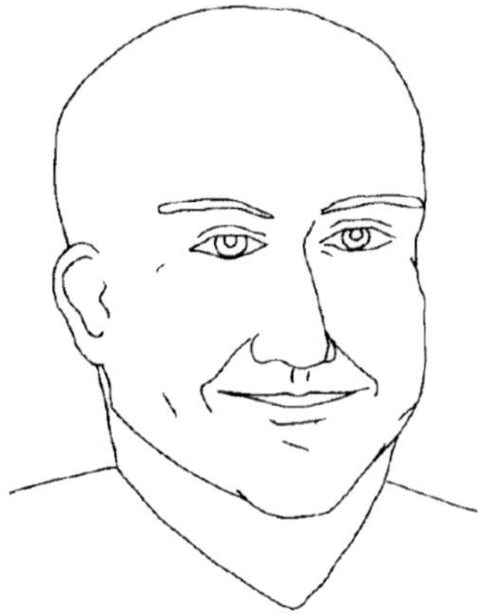

Figura 4-9 – Sorriso.

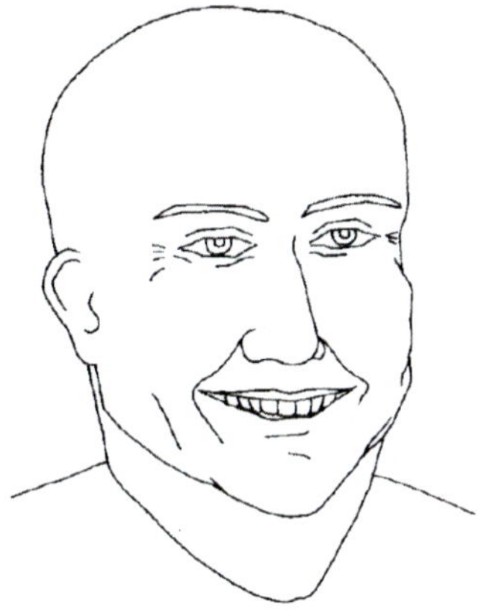

Figura 4-10 – Riso.

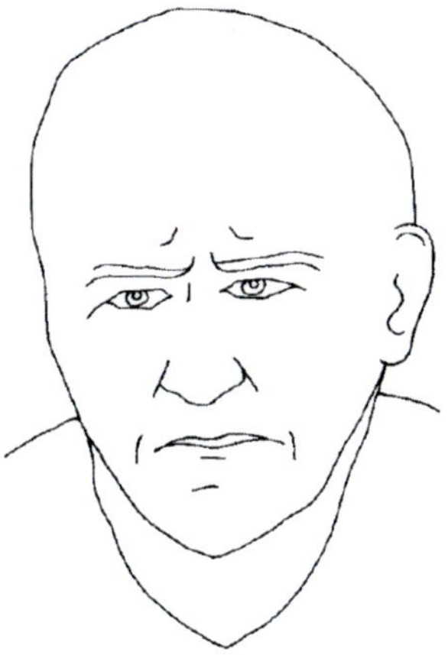

Figura 4-11 – Tristeza, sofrimento.

configuração curva, côncava para cima. No **riso** (Fig. 4-10), as comissuras da boca são levadas mais para cima e para os lados pelo mesmo complexo muscular, podendo atuar também os músculos zigomático menor, levantador do ângulo da boca, levantador do lábio superior e da asa do nariz. O sulco nasolabial fica mais acentuado e as pálpebras aproximam-se. Se o riso evolui para **gargalhada**, todos esses músculos se contraem mais fortemente, acompanhados da contração do orbicular do olho, a ponto de provocar o aparecimento de "pés de galinha" e transbordamento de lágrimas. Por ação do levantador do lábio superior e da asa do nariz, as narinas aumentam seu diâmetro transverso.

Nas manifestações de **sofrimento**, **tristeza** ou **dor** (Fig. 4-11) predomina a ação do músculo mentoniano e do abaixador do ângulo da boca, que ao abaixar a comissura* da boca dá a ela um aspecto arqueado de concavidade inferior (Fig. 4-12), e ao sulco nasolabial, um alongamento característico. O sulco labiomarginal, quando existe, fica mais pronunciado. Pregas verticais surgem na área da glabela, resultado da movimentação do corrugador do supercílio.

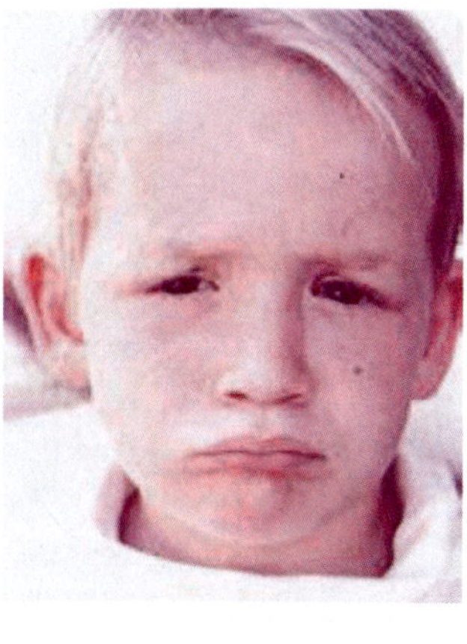

Figura 4-12 – Insatisfação, desgosto, tristeza: músculos mentonianos evertem o lábio inferior ("beicinho"), abaixadores do ângulo da boca agem e corrugadores do supercílio ajudam a completar a cara triste.

Todos estes caracteres dão à face aquele aspecto "longo", comum nas pessoas pessimistas e desanimadas. No **pranto** ou **choro** (Fig. 4-13), a contração enérgica do abaixador do ângulo da boca, auxiliada pela contração do abaixador do lábio inferior e do mentoniano, traz todo o complexo muscular inferior da face para baixo, em uma acentuação da expressão anterior. O orbicular do olho aproxima as pálpebras para completar o quadro.

A função abaixadora dos músculos do lábio inferior concorre também para as expressões de **desprezo, desdém, enfado, soberba** (Fig. 4-14), nas quais toma parte bem ativa o músculo mentoniano no movimento de eversão do lábio. Combinadas à ação do platisma, estas contrações contribuem para as expressões de **asco, repugnância**. Destas duas últimas participa também o músculo nasal.

Os músculos peribucais isoladamente participam de outras expressões faciais, como é o caso do levantador do lábio superior (**menosprezo, suficiência, ameaça**), do bucinador unilateral (**ironia, zombaria**) (Fig. 4-15) e do orbicular da boca (**raiva, ira**) (Fig. 4-16).

Possivelmente, o músculo mais expressivo é o orbicular da boca, que aperta os lábios, que entorta a boca, contorcendo-a para um dos lados, e que constringe os lábios em círculo, fazendo "bico", como no **sopro** e no **beijo** (Figs. 4-17 e 4-18). As pregas radiadas que são formadas durante a constrição vão se aprofundando com o tempo, até aparecer nos lábios um pregueamento permanente, próprio da velhice.

Enfim, existe uma enorme variedade de detalhes na sucessão dinâmica de expressões que a face assume, concedendo ao indivíduo traços fisionômicos apropriados a cada situação. Nem sempre é fácil interpretá-los. Essa dificuldade interpretativa aumenta quando a manifestação do sentimento não é real. É que o homem aprendeu com a hipocrisia a usar a face como máscara que oculta seus verdadeiros sentimentos.

Com o avançar da idade, a pele vai perdendo sua elasticidade e os sulcos transitórios, ocasionados pela contração muscular, gravam-se definitivamente na face (Fig. 4-19). Os músculos que mais se contraíram durante a vida poderão deixar esculpidas, na velhice, faces joviais, tristes, ameaçadoras e com outros traços que revelam como foi a existência do indivíduo.

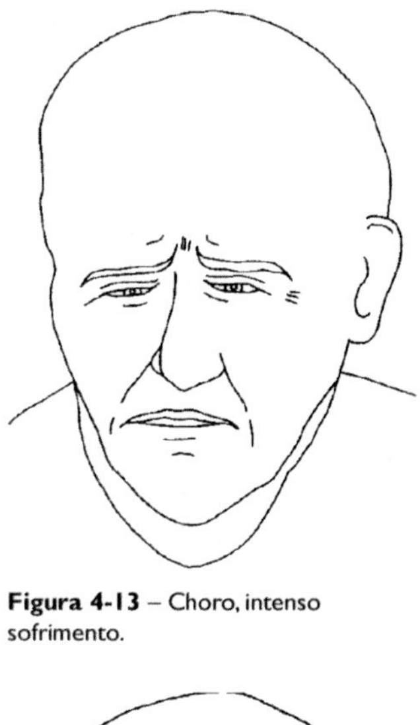

Figura 4-13 – Choro, intenso sofrimento.

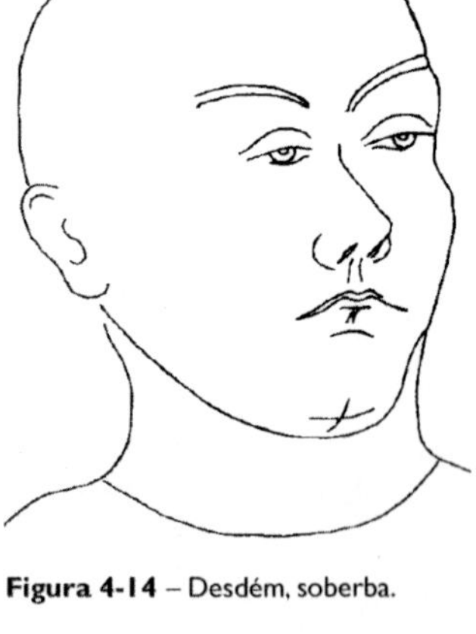

Figura 4-14 – Desdém, soberba.

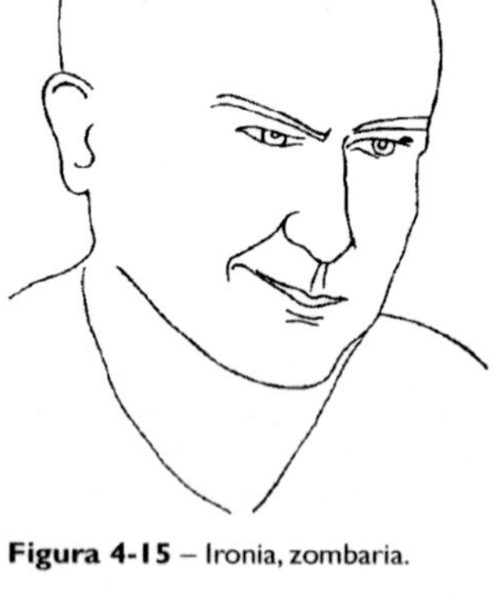

Figura 4-15 – Ironia, zombaria.

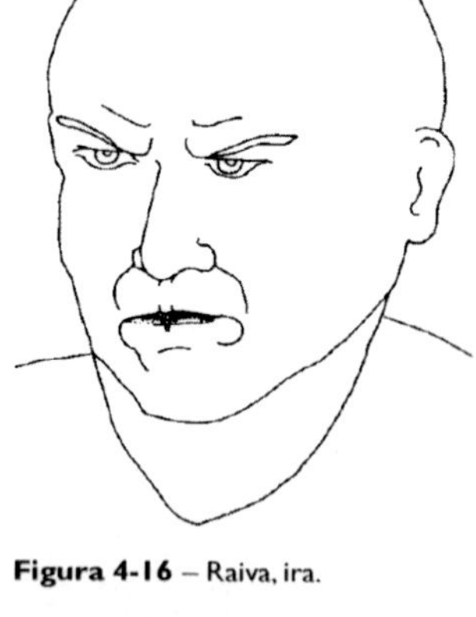

Figura 4-16 – Raiva, ira.

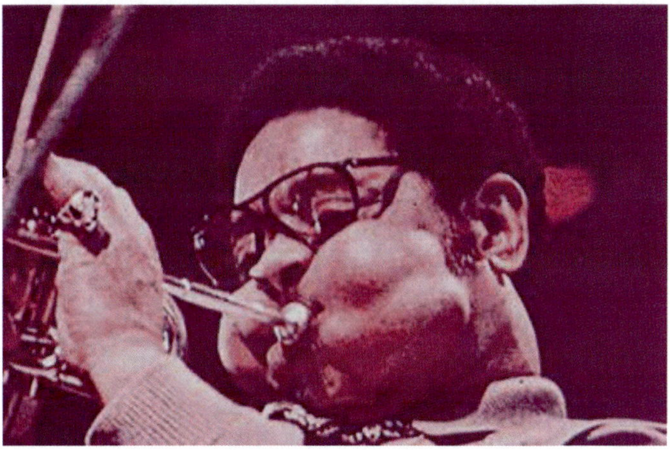

Figura 4-17 – Sopro: músculo orbicular da boca bem contraído para expulsar aos poucos o ar da boca, com a ajuda dos bucinadores.

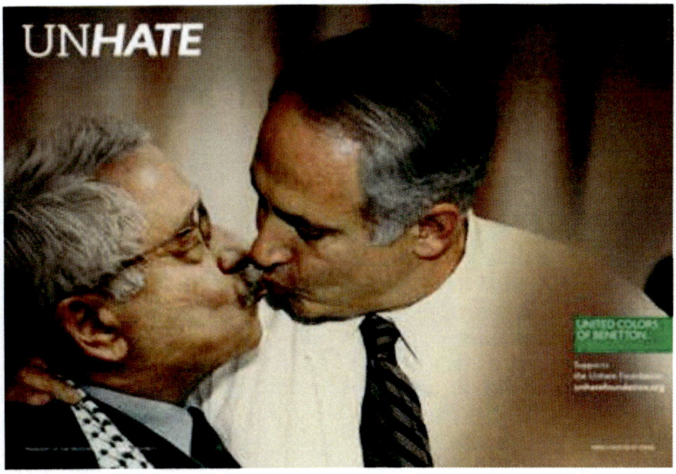

Figura 4-18 – Beijo: ação contrátil do músculo orbicular da boca.

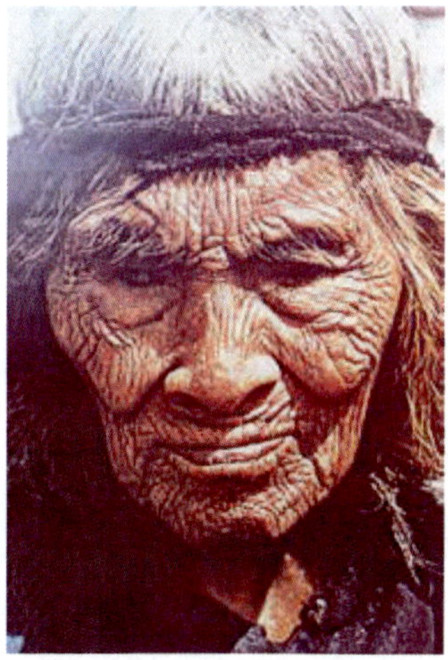

Figura 4-19 – Face de mulher velha excessivamente pregueada.

Quem quiser prevenir o pregueamento, antes de consultar um profissional ligado à estética da face, deve evitar sol em demasia e cigarro, que acentuam as rugas. Mas, afinal de contas, face enrugada faz parte do pacote de mudanças que a terceira idade reserva a todos nós.

Ao se tentar "ler" a fisionomia das pessoas, deve-se levar em conta que as expressões dependem muito dos vasos da face (palidez, rubor) e da mobilidade e brilho dos olhos (considerados a "janela da alma") e não somente das contrações musculares.

Responda ao Teste 5, ao final deste capítulo. Como sempre, leia a instrução.

Músculos da mastigação

(Figs. 4-20 a 4-28 e 4-34)

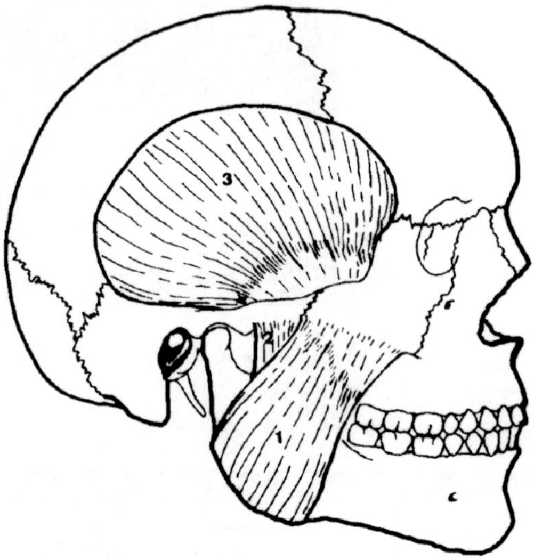

Figura 4-20 – Músculos masseter e temporal.

1 M. masseter, parte superficial
2 M. masseter, parte profunda
3 M. temporal

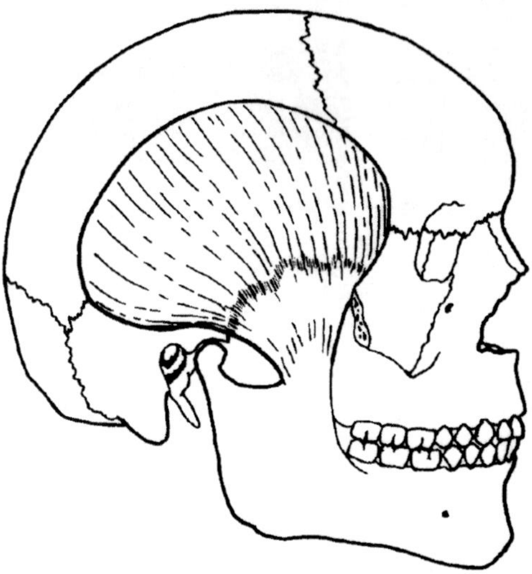

Figura 4-21 – Músculo temporal (arco zigomático removido).

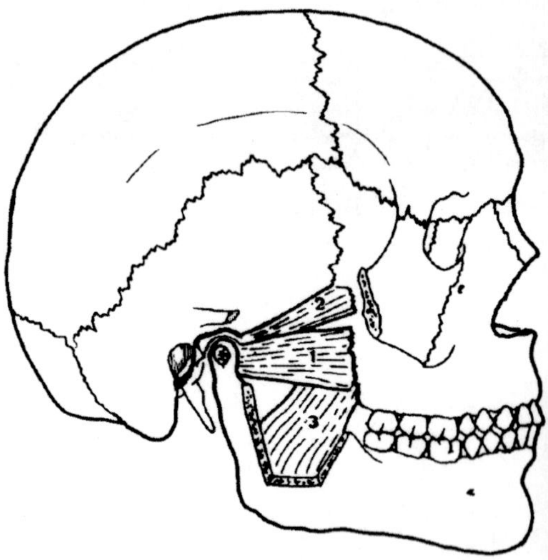

Figura 4-22 – Músculos pterigóideos lateral e medial (arco zigomático e parte do ramo da mandíbula removidos).

1 Músculo pterigóideo lateral, cabeça inferior
2 M. pterigóideo lateral, cabeça superior
3 M. pterigóideo medial

São considerados quatro os músculos pertencentes ao grupo da mastigação: três elevadores (**masseter**, **temporal** e **pterigóideo medial**) e um protrusor da mandíbula (**pterigóideo lateral**). Dois são superficiais e de fácil palpação (masseter e temporal) e os outros dois são profundos (pterigóideos medial e lateral). Todos eles ligam a mandíbula ao crânio, isto é, tomam origem no crânio (ponto fixo) e inserem-se na mandíbula (ponto móvel).

Atuam em grupo, muito mais do que individualmente, e movimentam a mandíbula em todos os planos e direções, tendo como fulcro a articulação temporomandibular. Esses movimentos podem ser uma característica individual, tal como o é a maneira de andar, porque dependem mais da forma e do jogo dos músculos do que da forma dos ossos articulares em torno dos quais são realizados os movimentos.

Os músculos da mastigação recebem a inervação do nervo trigêmeo, através de sua raiz motora, o nervo mandibular. Os ramos que chegam aos músculos recebem um nome equivalente ao do próprio músculo: nervo massetérico, nervos temporais profundos, nervo pterigóideo medial e nervo pterigóideo lateral.

- **Músculo masseter**: é um músculo retangular, espesso, forte, totalmente recoberto pela **fáscia* massetérica**, que o contém e o protege. A fáscia insere-se no arco zigomático e nas bordas do ramo da mandíbula. O músculo masseter, por se estender do arco zigomático ao ramo da mandíbula, cobre quase todo o ramo, com exceção do seu processo condilar.

Pode ser dividido em duas partes, uma superficial e outra profunda. A **parte superficial**, muito maior, toma origem na margem inferior do osso zigomático, estendendo-se atrás até a metade do arco zigomático (sutura zigomaticotemporal). A **parte profunda**, menor, origina-se da margem inferior e na face medial do arco zigomático, prolonga-se atrás até o limite da eminência articular. Portanto, a parte superficial é mais anterior, e a profunda, mais posterior. Essa disposição faz com que as fibras superficiais sejam mais inclinadas, e as profundas, verticais. Porém, a perfeita individualização destas partes somente é possível na porção posterior, onde elas são separadas por um interstício preenchido por tecido conjuntivo frouxo. Mais anteriormente, as duas partes se fundem e aí a separação só é possível artificialmente, por instrumentos.

Ambas as partes se inserem em uma larga área que ocupa os dois terços inferiores da face lateral do ramo da mandíbula, as fibras da parte profunda mais acima e as da parte superficial mais abaixo. Ao nível do arco zigomático, fibras profundas do masseter entrelaçam-se com fibras superficiais do temporal, estabelecendo assim uma forte fixação entre um e outro músculo. O campo de inserção mandibular recebe fibras cárneas (maioria) entremeadas com fibras tendíneas. Estas últimas tracionam o osso com mais força, a ponto de provocar sua reação com formação de mais osso nos locais de forte tração. Surgem, deste modo, pequenas elevações no contorno do ângulo da mandíbula e suas imediações, cujo conjunto recebe o nome de tuberosidade massetérica.

O comprimento e a disposição das fibras musculares do masseter o caracterizam como um músculo de força. As fibras são curtas (a presença das fibras tendíneas ajuda a encurtá-las) e dispõem-se de modo trançado, como no cabo de aço, um arranjo que resiste bem à tração.

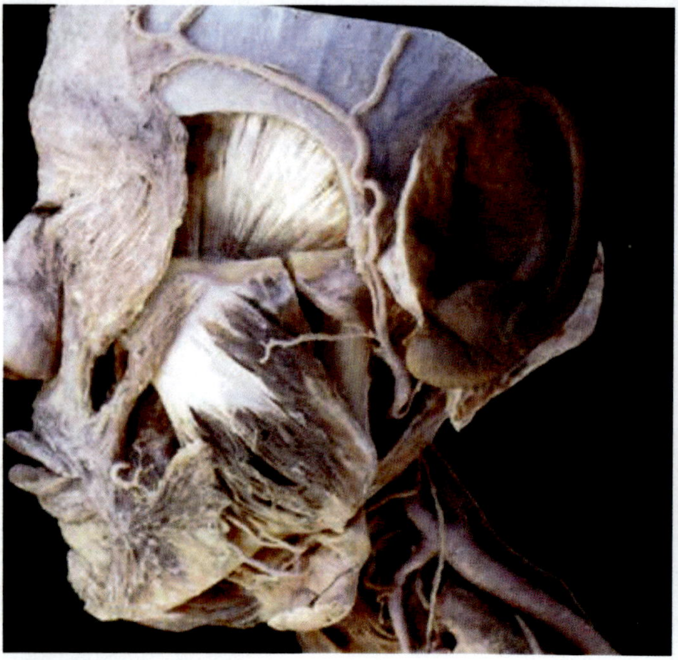

Figura 4-23 – Músculo masseter.

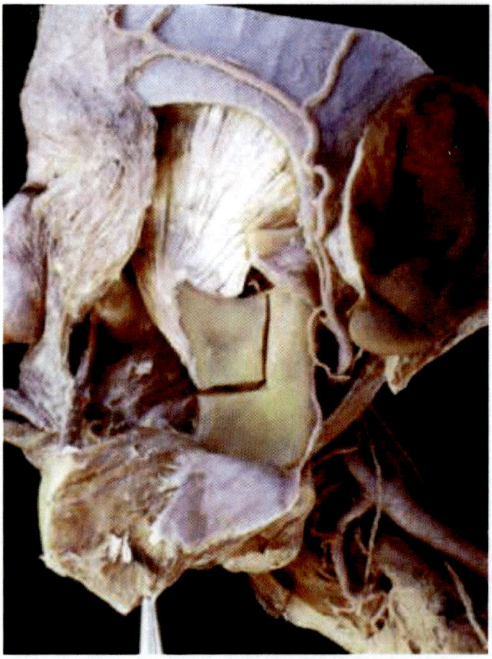

Figura 4-24 – Tendão do músculo temporal e fáscia temporal recortada. Notar o periósteo do ramo da mandíbula rebatido junto com o masseter.

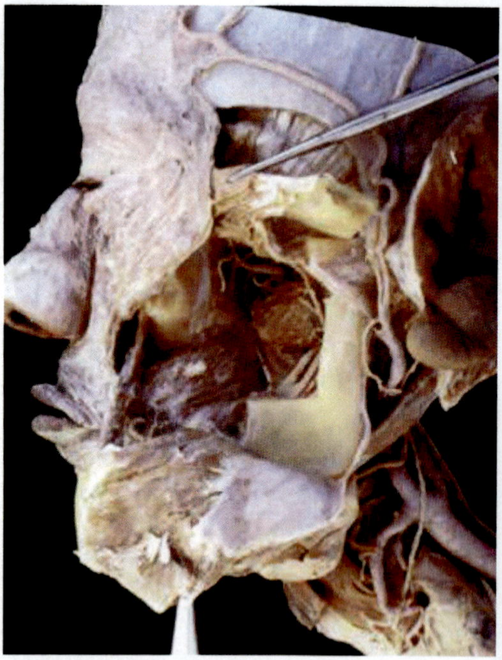

Figura 4-25 – Músculo pterigóideo lateral e parte do músculo pterigóideo medial.

A robustez do masseter salta à vista. Na hipertrofia benigna, ele é tão desenvolvido que a pessoa parece estar com a face inchada. A contração espasmódica do masseter, seguida de dor, é um dos frequentes sintomas da síndrome de disfunção da articulação temporomandibular. Pode também ser atacado por trismo, um espasmo tônico que cerra rigidamente a boca, como um dos sintomas do tétano ou em condições de irritação do nervo mandibular provocada por infecções* ou por cirurgias.*

Na movimentação da boca, o masseter é o músculo que eleva a mandíbula com maior potência. Por sua parte superficial, a mandíbula sobe ao mesmo tempo em que se desloca ligeiramente para frente, conforme o sentido oblíquo das fibras, a fim de ocluir os dentes. A parte profunda ajuda neste movimento de ascensão e age principalmente na manutenção da oclusão forçada por longos períodos.

- **Músculo temporal**: é coberto pela densa **fáscia temporal**, que se fixa acima da linha temporal e margem do processo frontal do zigomático. Abaixo, ela se comporta de maneira peculiar – divide-se em duas folhas, uma superficial, outra profunda, para abraçar a margem superior do arco zigomático por dentro e por fora. Entre ambas as folhas existe grande quantidade de tecido adiposo* e uma veia. A fáscia temporal é revestida pela aponeurose epicrânica, na qual correm vasos e nervos.

O músculo temporal origina-se por fibras cárneas do soalho da fossa temporal e da superfície medial da fáscia, o que dá ao conjunto um arranjo bipenado. Com efeito, as fibras mais internas do músculo são substituídas por um tendão* disposto sagitalmente, o que reforça o aspecto bipenado do músculo. Como se vê, a fáscia temporal não apenas cobre, contém e protege o músculo, mas também lhe oferece inserção como se fosse uma aponeurose*. Outra função da fáscia é contrapor-se à força do masseter, que traciona o arco zigomático, agindo como um elemento suspensor pela sua fixação no arco.

A porção anterior do temporal é espessa, vertical e está separada do osso zigomático e da fáscia temporal por tecido adiposo. À medida que se estende para trás, a gordura vai desaparecendo, o músculo vai se adelgaçando e suas fibras se tornam gradualmente mais inclinadas, a ponto de se colocarem quase horizontalmente na porção posterior.

Tal como um leque aberto, as porções anterior, média e posterior do músculo convergem em um vasto tendão para o espaço entre o crânio e o arco zigomático e inserem-se no processo coronoide que aí se encontra. Não há inserção na face lateral do processo, somente na medial. Fortes fibras tendíneas fixam-se na crista temporal e a seguem até as proximidades do trígono retromolar. Outras fixam-se nas bordas; as da borda anterior se continuam com a borda anterior do ramo da mandíbula, podendo avizinhar-se do terceiro molar e da linha oblíqua.

Esta inserção muito baixa deve ser evitada na confecção de uma prótese total, porque se ela for levada até perto da inserção muscular poderá ser deslocada durante a contração (aumentam as dimensões verticais) do músculo.

Mesmo sendo grande e potente, o temporal é mais um músculo de movimento do que de força. Suas fibras são paralelas e não trançadas como no masseter, além de serem mais longas e menos tendíneas. Quando a mandíbula se eleva sem oposição, como nos movimentos de falar ou de fechar rapidamente a boca, as fibras do temporal é que são requisitadas para a função. Mesmo assim, são engajadas juntamente com as do masseter e pterigóideo medial quando mais força é empregada. Colocando-se as mãos sobre as têmporas e a face, podem-se notar as atividades de contração do temporal e do masseter nos movimentos da mandíbula.

O músculo temporal eleva a mandíbula pelo seu conjunto de fibras, mas esta função é realizada com mais potência por aquelas da porção anterior, que é mais espessa. A porção posterior, entretanto, é essencialmente retrusora* da mandíbula.

Tal como o masseter, mas em menor proporção, o temporal pode ser acometido por trismo.

- **Músculo pterigóideo medial**: apesar de menor que o masseter, apresenta as mesmas características dele – é retangular, insere-se no ramo da mandíbula, é um músculo de força com fibras curtas e trançadas, bastante tendíneo, as fibras têm sentido inclinado da frente para trás, desenvolve tuberosidade óssea na sua inserção e é elevador da mandíbula, sendo sinergista* do masseter. Entretanto, ele não é revestido por uma fáscia como o masseter; apenas uma lâmina fascial delgada o separa do músculo pterigóideo lateral.

  O músculo pterigóideo medial tem origem na fossa pterigóidea (entre as lâminas do processo pterigoide). Aí ele se relaciona lateralmente com o pterigóideo lateral e medialmente com o músculo tensor do véu palatino. De sua origem, os fascículos* inclinam-se para baixo, para fora e para trás, a fim de se inserirem em uma área triangular da face medial do ramo, compreendida entre o forame da mandíbula e o sulco milo-hióideo, de um lado, e o contorno do ângulo da mandíbula, de outro. Os feixes de fibras mais potentes provocam o aparecimento de elevações ósseas, tornando rugosa a área de inserção – é a tuberosidade pterigóidea.

  Ainda que o pterigóideo seja oblíquo mediolateralmente e o masseter vertical, este último exerce no ângulo da mandíbula uma força de tração maior, por ser mais robusto. Isto faz com que o ângulo se projete lateralmente, abrindo mais a distância intergoníaca.

  Concomitantemente com sua ação de elevar a mandíbula, o pterigóideo medial a desloca ligeiramente para frente, tal como o faz a parte superficial do masseter.

  Esse fato é significativo porque, com este componente anterior do movimento, a pressão dos dentes molares inferiores é feita em ângulo reto em relação ao plano oclusal devido à curva de compensação ser ascendente na região molar. Assim, os dentes ficam alinhados com as forças mecânicas, o que dá mais força vertical a eles. Além disso, a componente anterior faz com que a vertente anterior da cabeça da mandíbula caminhe ao encontro da vertente posterior da eminência articular, o que mecanicamente é mais desejável do que ir em direção ao fundo da fossa mandibular.

- **Músculo pterigóideo lateral**: é o mais curto dos músculos da mastigação, o único que se dispõe horizontalmente e também o único que se relaciona com a articulação temporomandibular. Por isso mesmo, realiza movimentos mandibulares que os outros três não realizam.

  Sua origem é nas paredes lateral e superior da fossa infratemporal. Na realidade, ele possui duas cabeças de origem: a inferior, maior, prende-se na face lateral da lâmina lateral do processo pterigoide; a superior, menor, liga-se à superfície infratemporal da asa maior do esfenoide, abaixo da crista infratemporal. À medida que as duas

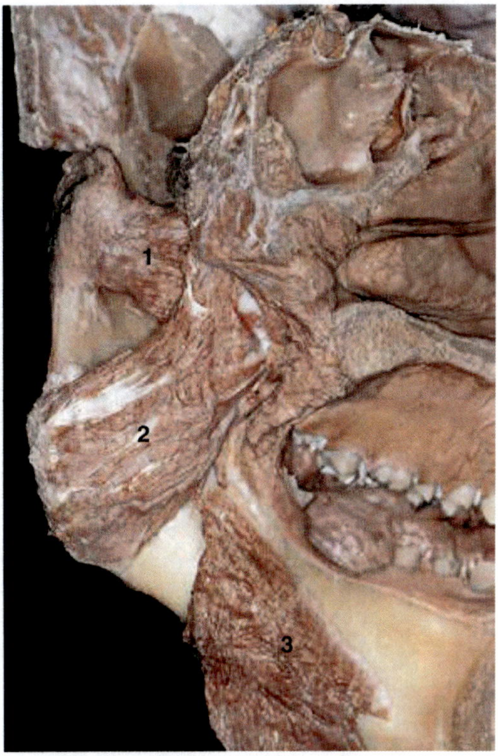

Figura 4-26 – Vista medial dos músculos pterigóideos lateral e medial. Notar também o músculo milo-hióideo esquerdo.

1 M. pterigóideo lateral
2 M. pterigóideo medial
3 M. milo-hióideo

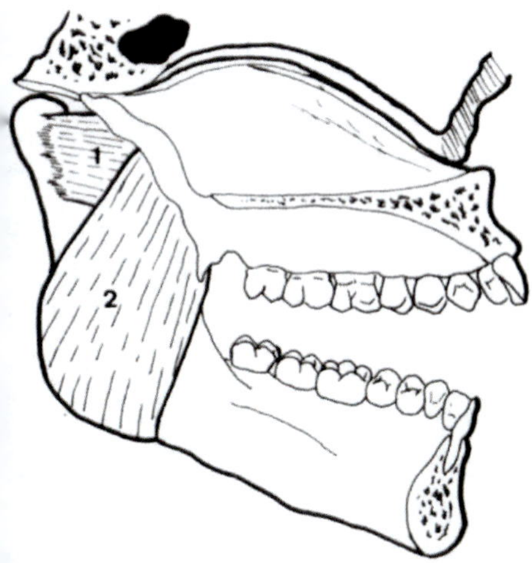

Figura 4-27 – Vista medial dos músculos pterigóideos lateral e medial.

1 M. pterigóideo lateral
2 M. pterigóideo medial

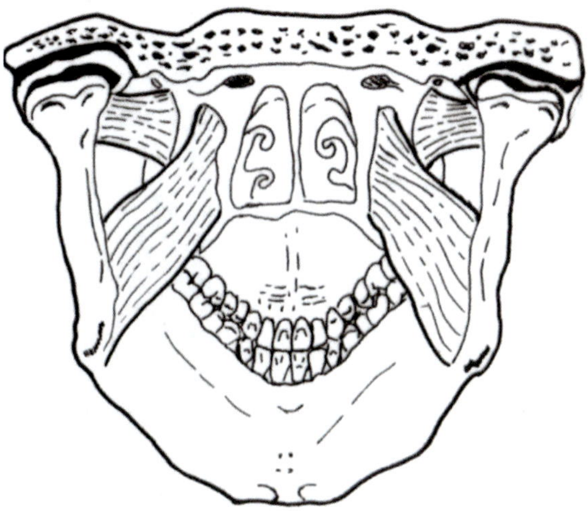

Figura 4-28 – Vista posterior dos músculos peterigóideos lateral e medial.

cabeças caminham para a sua inserção, elas se fundem compacta- mente e se inserem por fibras tendíneas na fóvea pterigóidea do colo da mandíbula. Um pequeno contingente de fibras superiores insere- -se na porção anterior da cápsula articular e daí no disco articular da articulação temporomandibular (ver também Figs. 5-1 e 5-5).

A contração simultânea de ambos os pterigóideos laterais faz as cabeças da mandíbula deslizarem para frente, em movimento de protração*. Com a ação concomitante dos músculos supra-hióideos (principalmente o digástrico), a mandíbula roda e a boca se abre. Quando um dos pterigóideos laterais age sozinho, ele desloca o mento para o lado oposto, em movimento de lateralidade. As fibras que se inserem na articulação temporomandibular têm a função especial de dar estabilidade ao disco articular, evitando seu deslo- camento posterior e um possível descompasso entre a movimen- tação dele próprio e da cabeça da mandíbula.

- **Corpo adiposo da bochecha** (Figs. 4-29 e 4-30): como este coxim adiposo está insinuado entre os músculos da mastigação, é melhor

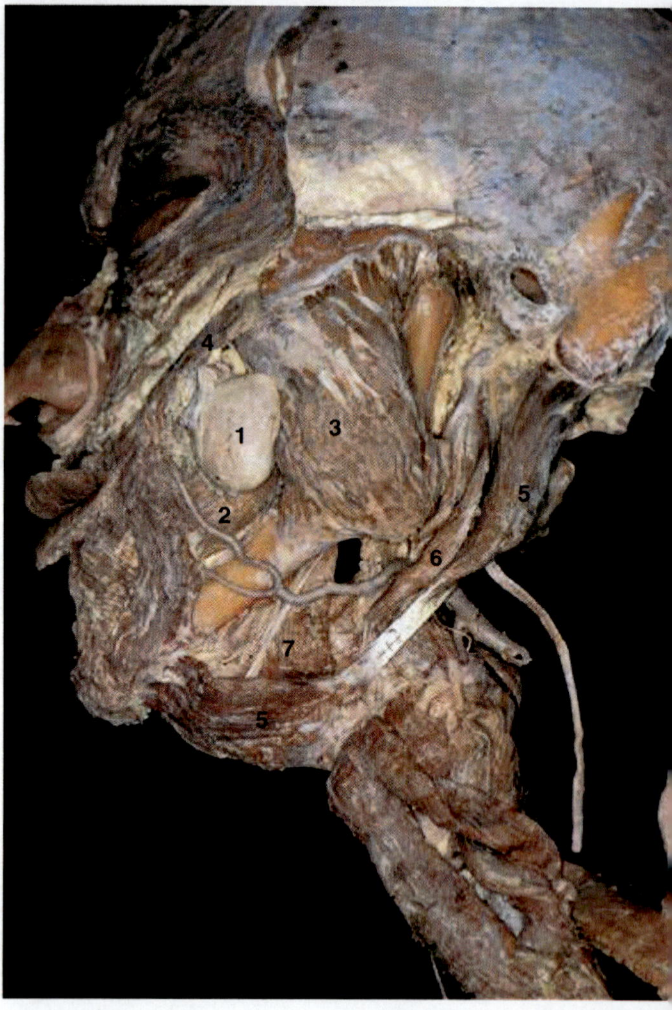

Figura 4-29 – Corpo adiposo da bochecha salientando-se entre os músculos bucinador, masseter e zigomático maior. Notar também os músculos digástrico, estilo-hióideo e milo-hióideo.

1 Corpo adiposo da bochecha
2 M. bucinador
3 M. masseter
4 M. zigomático maior
5 M. digástrico (ventres anterior e posterior)
6 M. estilo-hióideo
7 M. milo-hióideo

que seja mencionado neste capítulo. Tem sido descrito como uma bola, porém a forma esférica só aparece na sua extremidade superficial, entre os músculos bucinador e masseter. É, na realidade, uma formação anatômica alongada, semelhante a um cone de sorvete. A bola de sorvete é a extremidade superficial, e o cone, sua extensão profunda. É todo ele encapsulado por uma fina membrana conjuntiva. No feto e na criança de tenra idade, ele é muito desenvolvido.

Além de separar o masseter do bucinador à frente do ramo da mandíbula, ele se estende à fossa infratemporal; em direção aos músculos pterigóideos, preenche um grande espaço. Desse modo, separa também a inserção do temporal, que se movimenta muito, dos músculos vizinhos.

Ele é diferente do tecido adiposo* de outras regiões porque nunca é consumido, mesmo em casos de emagrecimento exagerado. Sua função é puramente mecânica, servindo de coxim para facilitar a movimentação de um músculo em relação ao outro. Trabalham eles assim em um meio escorregadio e frouxo.

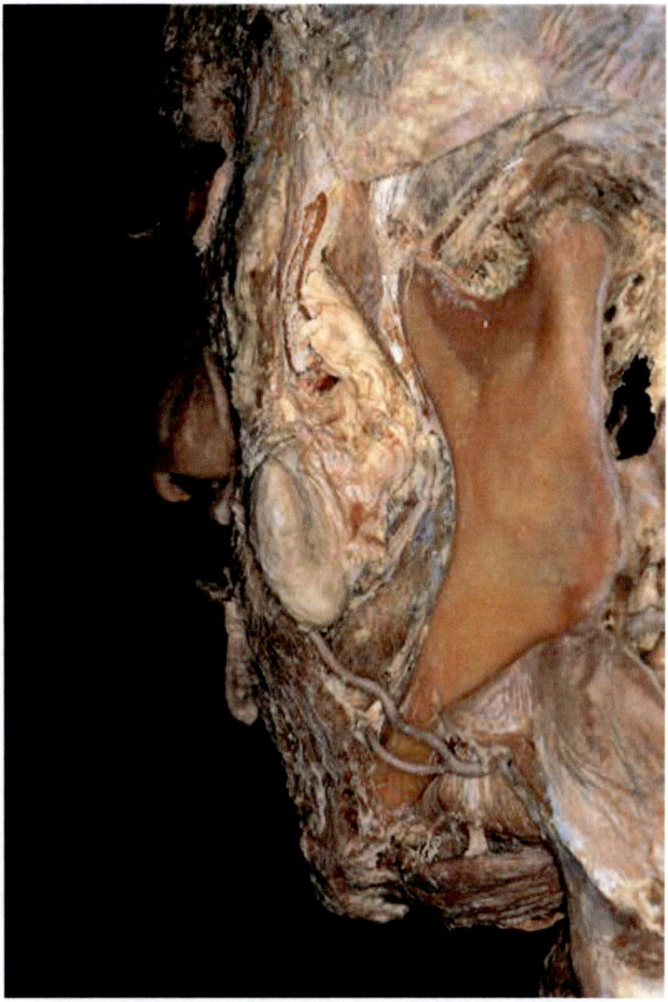

Figura 4-30 – Prolongamento profundo do corpo adiposo que se estende pela fossa infratemporal entre os músculos da mastigação. Mesma peça da figura anterior, com o músculo masseter removido.

Músculos supra-hióideos

(Figs. 4-31, 4-32, 4-33 e 4-34)

Compõem um grupo de músculos pares (digástrico, milo-hióideo, gênio-hióideo e estilo-hióideo) que unem o osso hioide ao crânio. Com exceção do estilo-hióideo, todos se ligam à mandíbula. Movimentam o osso hioide, mas se estiver imobilizado por músculos infra-hióideos e pelo estilo-hióideo, eles são capazes de movimentar a mandíbula. São, no conjunto, considerados músculos abaixadores e retrusores da mandíbula e, portanto, antagonistas dos músculos da mastigação. Mas, de qualquer forma, colaboram na mastigação.

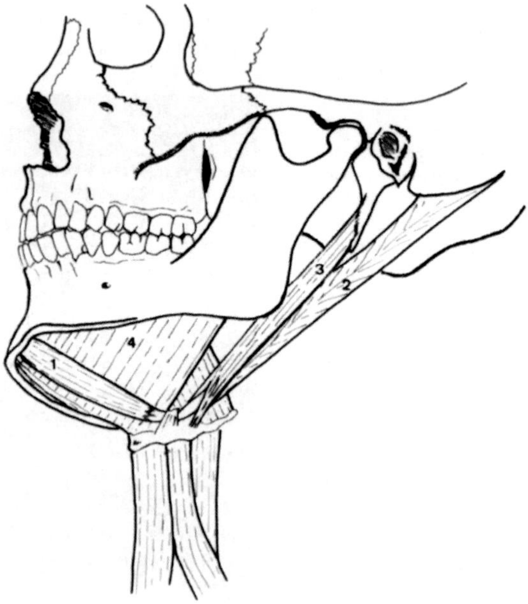

Figura 4-31 – Vista lateroinferior dos músculos supra-hióideos.

1 M. digástrico, ventre anterior
2 M. digástrico, ventre posterior
3 M. estilo-hióideo
4 M. milo-hióideo
5 M. gênio-hióideo
6 M. digástrico (ventre posterior seccionado)
7 M. genioglosso (seccionado na origem)

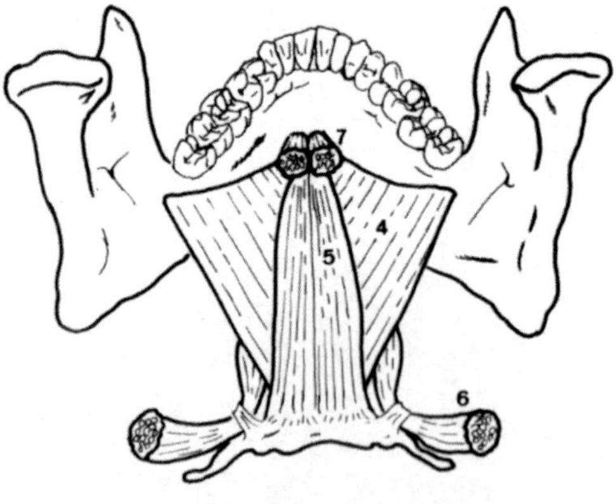

Figura 4-32 – Vista posterossuperior dos músculos supra-hióideos.

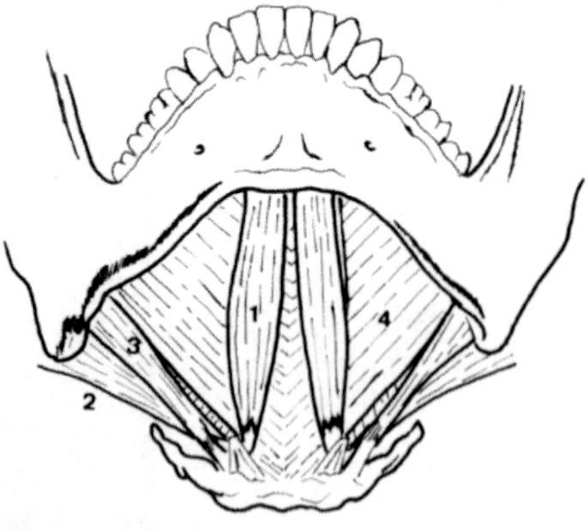

Figura 4-33 – Vista anteroinferior dos músculos supra-hióideos.

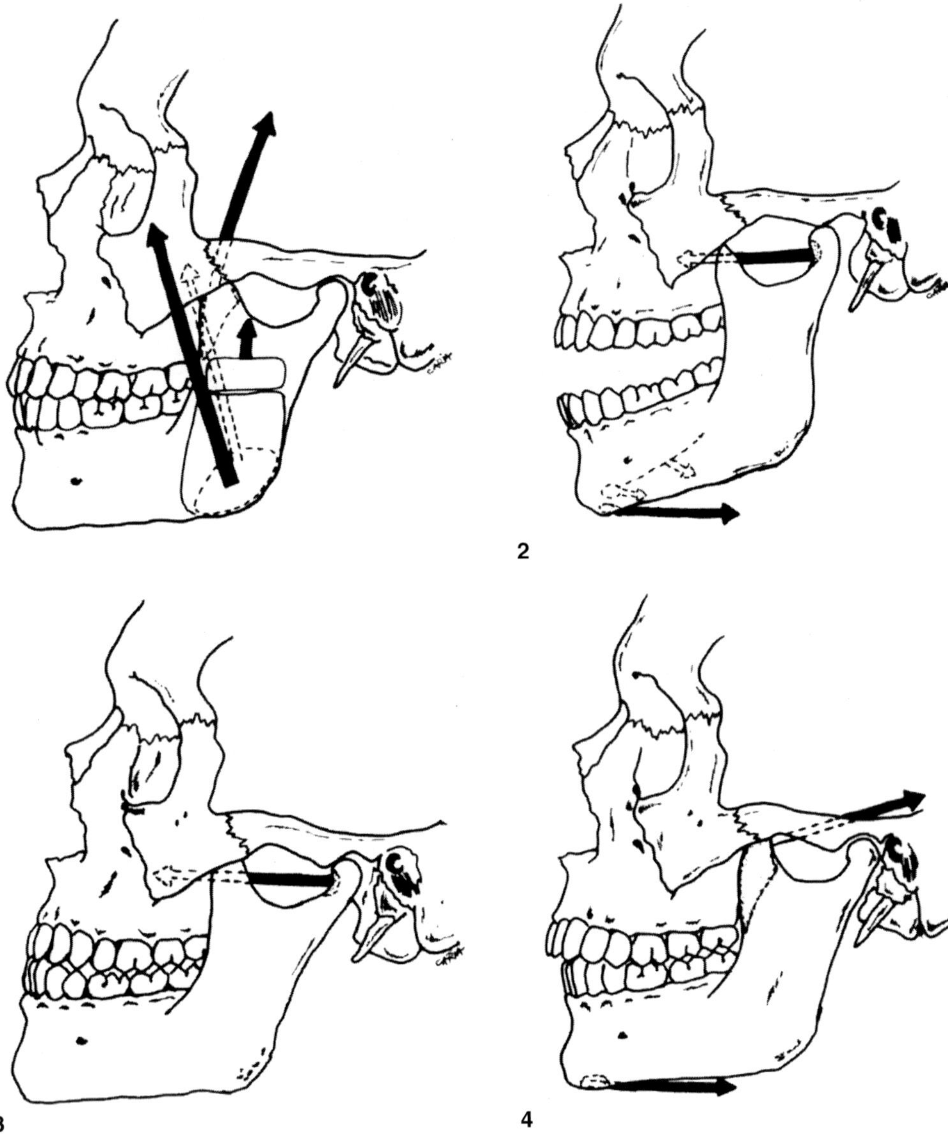

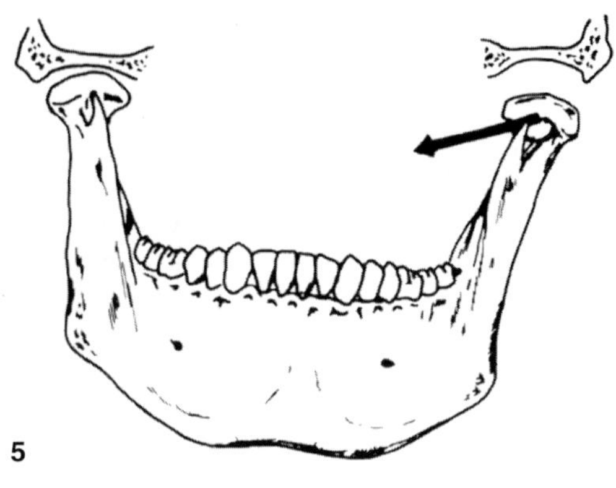

Figura 4-34 – Resumo das ações dos músculos da mastigação e supra-hióideos sobre a mandíbula: **1**. elevação; **2**. abaixamento; **3**. protrusão; **4**. retrusão; **5**. lateralidade. Os músculos estão representados por sua área de inserção demarcada na mandíbula e a ação de cada um deles, conforme o movimento realizado, pelo vetor que se inicia em cada área de inserção.

Sua motricidade depende de três nervos: trigêmeo (nervo milo-hióideo para os músculos milo-hióideo e ventre anterior do digástrico), facial (ramos para o estilo-hióideo e ventre posterior do digástrico) e hipoglosso (ramo proveniente do primeiro nervo cervical para o gênio-hióideo).

- **Músculo digástrico:** como o próprio nome indica, o digástrico possui dois ventres* cárneos unidos por um tendão comum.

  Suas fixações ósseas são as seguintes: origem na área mastóidea do temporal e inserção no corpo da mandíbula. Especificando, o **ventre posterior** nasce na incisura mastóidea e desce com obliquidade anterior, oculto pelo músculo esternocleidomastóideo na primeira parte do trajeto. Nas proximidades do osso hioide, ele se continua como um tendão roliço. A extremidade anterior do tendão se confunde com o **ventre anterior**, um corpo achatado encoberto pelo platisma que se aplica sobre o milo-hióideo e, por fim, insere-se na fossa digástrica. O tendão intermédio é vinculado ao osso hioide por meio de uma alça derivada da fáscia cervical e também pelo estilo-hióideo, que se abre em dois e abraça o digástrico antes de se inserir.

  O comprimento do ventre anterior equivale ao do tendão; somados, eles se equivalem ao comprimento do ventre posterior. Os dois ventres formam um ângulo obtuso; juntamente com a base da mandíbula, demarcam o chamado triângulo submandibular, cujo soalho é feito pelos músculos milo-hióideo e hioglosso, em que se encontra a glândula submandibular. Os dois ventres anteriores delimitam com o corpo do hioide o triângulo submentoniano, soalhado pelos músculos milo-hióideos.

  O digástrico desliza na alça que o prende ao hioide. Dessa forma, o músculo todo ao se contrair traciona a mandíbula para trás, contribuindo assim para o seu abaixamento em sinergismo* com o pterigóideo lateral.

  Nos pacientes com limitação de abertura bucal, o ventre anterior do digástrico apresenta-se sensível, podendo ser palpado com um dedo dentro da boca e outro por fora. Essa sensibilidade provavelmente é devida ao aumento de trabalho que o músculo deve realizar para abrir a boca.

- **Músculo estilo-hióideo:** desde sua origem no processo estiloide até a sua divisão em dois feixes e inserção no hioide, ele acompanha o ventre posterior do digástrico. Os dois feixes envolvem o tendão intermédio do digástrico em uma espécie de túnel, para manter sua posição ao lado do hioide.

  O estilo-hióideo puxa o hioide para trás e para cima ou pode fixá-lo quando atua em conjunto com os músculos infra-hióideos.

- **Músculo milo-hióideo:** surge de toda a extensão da linha milo-hióidea e dirige-se posteromedialmente para encontrar o homônimo do lado oposto na **rafe* milo-hióidea,** um tênue cordão tendíneo, mediano, que vai da mandíbula ao hioide. As fibras posteriores se inserem diretamente no hioide. Nesse ponto, ele cobre parte do hioglosso e delimita com este um interstício, por onde passam elementos anatômicos que vão da região submandibular para a cavidade da boca.

  Os dois milo-hióideos formam o soalho muscular da boca, separando as formações anatômicas bucais daquelas da parte anterior do pescoço. Ele é mais baixo anteriormente, na região incisiva, e mais alto na região molar, porque a linha milo-hióidea é inclinada para baixo, da área do terceiro molar às espinhas mentonianas (Fig. 4-26).

Nos indivíduos desdentados, o milo-hióideo aproxima-se do rebordo residual. Em casos de reabsorção óssea acentuada, a parte do músculo próximo ao último molar é a que mais precoce e intimamente entra em relação com a zona de suporte de uma prótese. A complicação aumenta quando a língua é projetada e, consequentemente, o hioide e o soalho da boca são elevados.*

*O soalho muscular da boca é interrompido abruptamente na sua borda posterior. O espaço que se segue continua com o pescoço em uma área preenchida por tecido conjuntivo muito frouxo entre a faringe e os músculos cervicais (**espaço parafaríngeo**).*

A principal função do milo-hióideo é elevar o soalho da boca e com ele a língua e o hioide. Também adianta o hioide ou, se este estiver fixado, auxilia o digástrico na retrusão* e abaixamento da mandíbula.

- **Músculo gênio-hióideo:** é um corpo alongado anteroposterior, disposto quase horizontalmente sobre o milo-hióideo. Sua superfície medial fica em contato com a mesma do lado oposto. Acima dele, e em contato, está o músculo genioglosso (Figs. 4-35, 4-36 e 4-37).

  Sua origem é na espinha mentoniana inferior e a inserção no corpo do hioide.

  Leva o hioide para diante e para cima, provocando assim uma redução e uma elevação do soalho da boca. Tal como o milo-hióideo, auxilia o digástrico na retrusão e abaixamento da mandíbula.

  A figura 4-34 mostra um resumo das ações dos músculos da mastigação e supra-hióideos.

- **Músculos infra-hióideos:** constituem um grupo de quatro músculos em forma de fita colocados entre o osso hioide e o tórax. São inervados pelos três primeiros nervos cervicais e revestidos pela lâmina pré-traqueal da fáscia cervical.

  Suas denominações são sempre compostas, com o primeiro nome correspondendo ao local de sua origem, e o segundo, à inserção: **esterno-hióideo, omo-hióideo, esternotireóideo** e **tíreo-hióideo**.

  Servem para abaixar a laringe, o hioide e o soalho da boca e fixar o hioide para facilitar o trabalho dos músculos supra-hióideos.

- ***Fáscia cervical:** a fáscia cervical pode ser dividida em três lâminas, a saber: superficial, pré-traqueal e pré-vertebral.*

  *A **lâmina superficial** envolve todo o pescoço desde a base da mandíbula, processo mastoide, protuberância occipital externa até a cintura escapular. É contínua com as fáscias massetérica e parotídea. Desdobra-se para englobar os músculos esternocleidomastóideo e trapézio e a glândula submandibular, e é recoberta pelo músculo platisma.*

  *A **lâmina pré-traqueal** situa-se abaixo do hioide. Envolve a glândula tireoide, faringe, esôfago, traqueia e músculos infra-hióideos. Logo abaixo da glândula tireoide, ela se funde com a lâmina superficial; daí para baixo está separada dela apenas por um escasso tecido conjuntivo frouxo.*

  *A **lâmina pré-vertebral** reveste os músculos pré-vertebrais, nucais e escalenos. Funde-se abaixo do esternocleidomastóideo com a lâmina superficial.*

  A fáscia cervical, com suas três lâminas, permite que os músculos e outras formações anatômicas deslizem uns sobre os outros durante os movimentos realizados no pescoço. Permite também que, nos "espaços" entre as lâminas, infecções sejam difundidas a distância.

Resumo dos músculos da mastigação e supra-hióideos				
Músculo	**Origem**	**Inserção**	**Inervação**	**Função**
Masseter	Margem inferior do osso zigomático (parte superficial) e margem inferior do arco zigomático (parte profunda)	Nos dois terços inferiores da face lateral do ramo da mandíbula	Nervo massetérico, ramo do mandibular (trigêmeo)	Levanta (com força) a mandíbula
Temporal	Soalho da fossa temporal e superfície medial da fáscia temporal	Bordas e face medial do processo coronoide (crista temporal) e borda anterior do ramo da mandíbula	Nervos temporais profundos, ramos do mandibular (trigêmeo)	Levanta a mandíbula (mais velocidade do que potência) Retrai a mandíbula com a porção posterior
Pterigóideo medial	Fossa pterigóidea	Face medial da região do ângulo da mandíbula	Nervo pterigóideo medial, ramo do mandibular (trigêmeo)	Eleva a mandíbula, age como sinergista do masseter
Pterigóideo lateral	Face lateral de lâmina lateral do processo pterigoide e superfície infratemporal da asa maior do esfenoide	Fóvea pterigóidea e margem anterior do disco da ATM	Nervo pterigóideo lateral, ramo do mandibular (trigêmeo)	Protrai (e junto com os digástricos abaixa) a mandíbula pela contração bilateral simultânea Movimenta para um dos lados pela contração unilateral Estabiliza o disco articular
Digástrico	Incisura mastóidea	Fossa digástrica O tendão intermediário prende-se pela alça digástrica (indiretamente) ao osso hioide	Ventre anterior: nervo milo-hióideo, ramo do alveolar inferior, que é ramo do mandibular (trigêmeo) Ventre posterior: ramo digástrico, do nervo facial	Retrai (e junto com os pterigóideos laterais abaixa) a mandíbula
Estilo-hióideo	Processo estiloide	Osso hioide	Ramo estilo-hióideo do nervo facial	Puxa o hioide para cima e para trás
Milo-hióideo	Linha milo-hióidea	Rafe milo-hióidea e corpo do hioide	Nervo milo-hióideo, ramo do alveolar inferior, que é ramo do mandibular (trigêmeo)	Eleva o soalho da boca, hioide e língua Protrai o hioide ou retrai (e abaixa) a mandíbula
Gênio-hióideo	Espinha mentoniana inferior	Corpo do hioide	Primeiro nervo cervical, através do nervo hipoglosso	Protrai o hioide ou retrai (e abaixa) a mandíbula

Músculos da língua

(Figs. 4-35, 4-36 e 4-37)

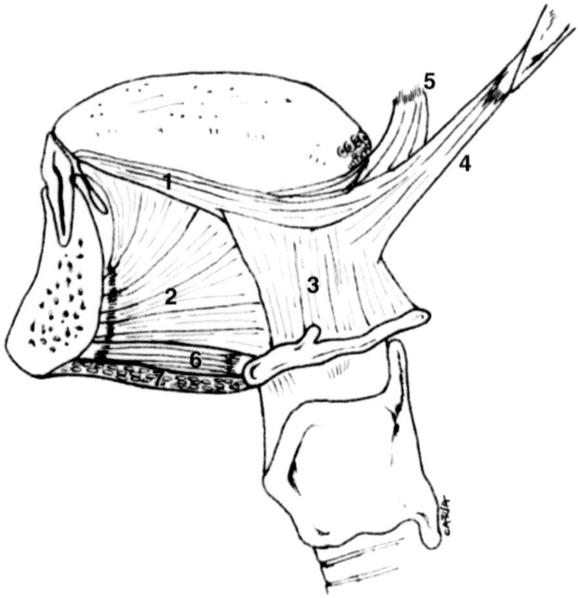

Figura 4-35 – Músculos da língua.
1 M. longitudinal superior
2 M. genioglosso
3 M. hioglosso
4 M. estiloglosso
5 M. palatoglosso
6 M. gênio-hióideo
7 M. milo-hióideo

A língua, descrita no capítulo correspondente, é dividida internamente em duas metades por um septo* fibroso delicado que se prende no osso hioide. Em cada metade, há uma série de músculos que podem ser divididos em intrínsecos e extrínsecos. Os primeiros estão confinados à própria língua, não se ligando a estruturas vizinhas, e servem para modificar a sua forma. Os extrínsecos têm origens em ossos próximos e estendem-se até a língua para não somente lhe dar formas variadas, como também para movimentá-la para todos os lados.

Durante a mastigação, a língua empurra o alimento lateralmente e o músculo bucinador o empurra medialmente, de tal forma que ele fica assim mantido entre os dentes, que os reduzem. O bolo resultante é novamente trabalhado pela língua, que o mistura com a saliva para ser deglutido.

Todos os músculos são inervados pelo nervo hipoglosso, com exceção do palatoglosso, que é inervado pelo vago.

- **Músculos intrínsecos:** são constituídos por feixes de fibras dispostos longitudinalmente (**músculos longitudinais superior e inferior**), transversalmente (**músculo transverso**) e verticalmente (**músculo vertical**).

É fácil imaginar o que acontece quando estes músculos entram em contração. Se os feixes longitudinais, cuja disposição é anteroposterior, contraem-se, a ponta da língua é levada para cima e para trás e toda ela se encurta e, consequentemente, torna-se mais es-

Figura 4-36 – Hemicabeça com os músculos genioglosso, gênio-hióideo e milo-hióideo seccionados sagitalmente. Músculos intrínsecos da língua podem ser notados próximos ao dorso.

1 M. genioglosso
2 M. gênio-hióideo
3 M. milo-hióideo

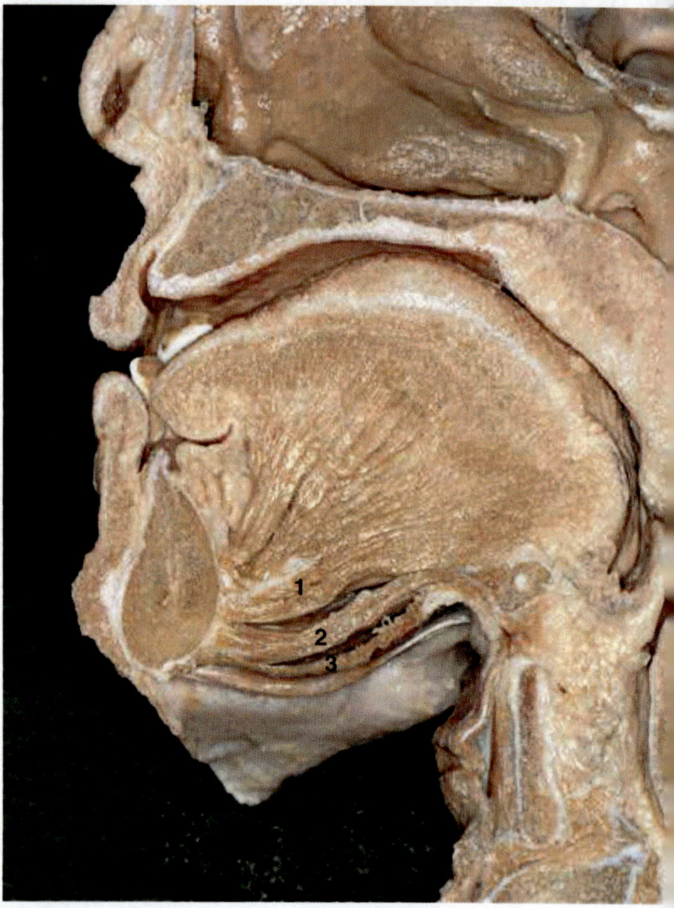

pessa e mais larga. Se o grupo de fibras transversais se contrai, a língua se estreita, se espessa e se alonga. Se é o grupo de fibras verticais que entra em ação, a língua fica mais larga e mais longa. As formas e as posições variadas são tomadas pelas ações combinadas dos músculos.

▪ Músculos extrínsecos

Músculo genioglosso: fundamentalmente protrusor da língua, é o maior de todos. Surge da espinha mentoniana logo acima do músculo gênio-hióideo, por meio de fibras tendíneas. A partir daí abre-se em leque para ocupar uma posição desde o ápice* até a raiz da língua.

O genioglosso age na protrusão (fibras médias e posteriores) e na depressão da língua (todas as fibras). As fibras anteriores retraem sua ponta.

Em casos de fratura da mandíbula, ou paralisia de ambos os genioglossos, a língua retrai-se e pode advir sufocação por obstrução da passagem aérea. A língua só não cai para trás e obstrui a respiração mais facilmente porque o genioglosso se fixa na mandíbula; é por isso que os anestesistas costumam puxar a mandíbula para frente, aproveitando-se dessa fixação.*

Figura 4-37 – Mesma peça da figura anterior, agora com o músculo genioglosso desinserido e rebatido para dar visão completa ao músculo gênio-hióideo. Vê-se ao fundo a glândula sublingual.

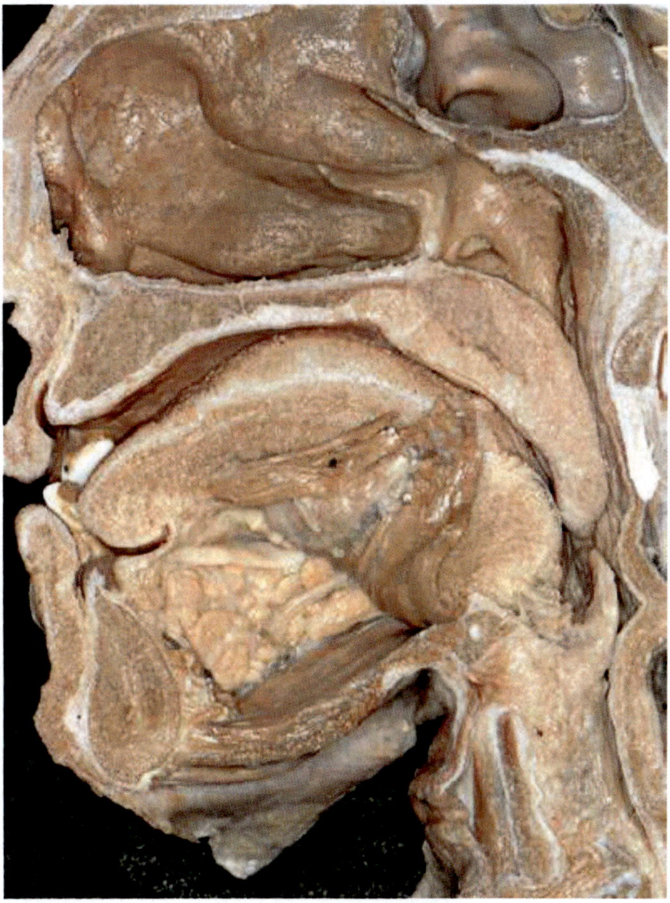

Músculo hioglosso: já mencionado anteriormente como parcialmente recoberto pelo músculo milo-hióideo, é um abaixador da língua. Tem a forma de uma lâmina quadrilátera que alcança a língua por baixo e pelo lado. Sua origem é no corno maior e no corpo do hioide. Algumas fibras que nascem no corno menor são individualizadas por alguns autores como **músculo condroglosso.**

Recobre boa parte da artéria lingual e do nervo glossofaríngeo.

O hioglosso age na depressão e também na retrusão da língua, principalmente se ela estiver fora da boca.

Músculo estiloglosso: é um músculo retrusor e levantador da língua. Com origem no processo estiloide, penetra nas porções posterior, lateral e inferior da língua. Entrelaça-se bastante com o hioglosso.

Músculo palatoglosso: pode agir como levantador da língua, mas, se esta estiver fixa, ele abaixa o palato mole. Origina-se na superfície inferior da aponeurose* palatina e insere-se na língua posterolateralmente. Forma o arco palatoglosso. Os autores consideram-no um músculo do palato, mais do que da língua. Sua inervação provém do nervo vago.

Músculos do palato

(Fig. 4-38)

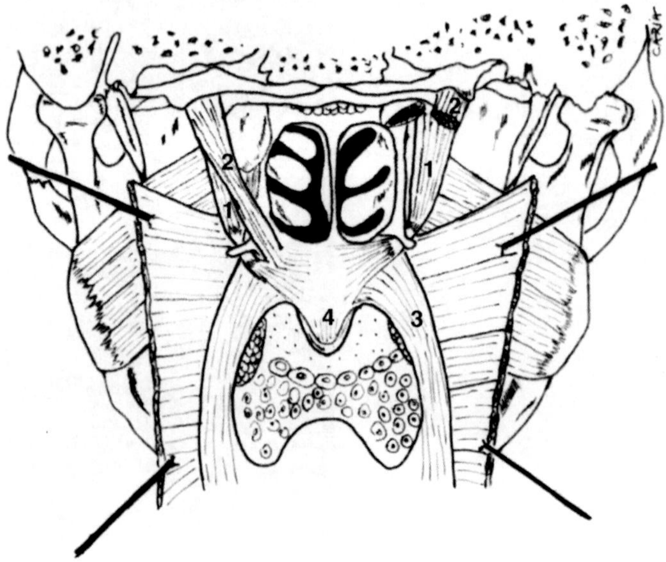

Figura 4-38 – Vista posterior dos músculos do palato.

1 M. tensor do véu palatino
2 M. levantador do véu palatino
3 M. palatofaríngeo
4 M. da úvula

Entra na constituição dos dois terços anteriores do palato mole, uma lâmina fibrosa que se prende na borda livre do palato ósseo. É a **aponeurose palatina**, uma expansão da inserção de um dos músculos do palato – o tensor do véu palatino. Todos os demais músculos (levantador do véu palatino, palatoglosso, palatofaríngeo e da úvula) inserem-se na aponeurose palatina.

São inervados pelo nervo vago, via plexo faríngeo, com exceção do tensor do véu palatino, cuja inervação vem do nervo mandibular, ramo do trigêmeo.

- **Músculo tensor do véu palatino:** origina-se da fossa escafoide, ao lado do músculo pterigóideo medial, e desce verticalmente até o hâmulo pterigóideo, o qual contorna para tomar a direção horizontal do palato. Para contornar o hâmulo, o músculo que no início é largo se estreita e, ao alcançar o palato, alarga-se novamente. No palato, ele é uma lâmina horizontal tendínea que se encontra com a do lado oposto para formar a aponeurose palatina.

Quando ambos os tensores se contraem, o palato mole torna-se tenso, enrijecido, principalmente a sua porção anterior.

Nas fraturas do hâmulo pterigóideo, o palato perde o poder de tensão e "cai" no lado fraturado.

- **Músculo levantador do véu palatino:** um músculo roliço que se estende da base do crânio diretamente ao palato mole. A área de origem situa-se na parte petrosa do temporal, logo à frente da abertura inferior do canal carótico. Insere-se na superfície superior da aponeurose palatina e aí se espraia para se juntar com o do lado oposto. É medial em relação ao tensor.

Sua função é elevar o palato mole como na deglutição e na sucção. Ao levantar o palato, está colaborando na elevação, ao mesmo tempo, da faringe. Neste ato, coloca o palato em contato com a parede posterior da faringe, separando assim a nasofaringe da bucofaringe para evitar, na deglutição, a entrada de partículas de alimento na cavidade do nariz. Em sua origem, o tensor e o levantador do véu palatino estão colocados a cada lado da tuba auditiva (que se abre na faringe) e possuem fibras ligadas à sua parede membranácea. Essa parede é aplicada sobre a parede cartilagínea, fechando a passagem de ar para a tuba auditiva. Na contração dos músculos, como na deglutição (uma a cada minuto), a parede membranácea é tracionada e a passagem se abre para a entrada de ar que equilibra a pressão atmosférica na orelha média (de cada lado da membrana do tímpano).

- **Músculo palatoglosso:** descrito com os músculos da língua.
- **Músculo palatofaríngeo:** tem origem na aponeurose palatina, desce atrás da tonsila palatina para formar o arco palatofaríngeo e finalmente se estende pela superfície posterolateral da faringe.

  Tem a função de aproximar o arco palatofaríngeo de ambos os lados e com isso estreitar o istmo da garganta. Age também como elevador da faringe.
- **Músculo da úvula:** diminuto músculo que sai da espinha nasal posterior para se inserir na mucosa da úvula e provocar sua movimentação.

Resumo dos músculos da língua e do palato

Músculo	Origem	Inserção	Inervação	Função
Intrínsecos da língua	Língua	Língua	Nervo hipoglosso	Provocam formas e posições variadas
Genioglosso	Espinha mentoniana superior	Ápice, dorso e raiz da língua	Nervo hipoglosso	Abaixa a língua. Fibras médias e posteriores protraem. Fibras anteriores retraem a ponta
Hioglosso	Corno maior e corpo do osso hioide	Aspecto lateral da língua	Nervo hipoglosso	Abaixa e ajuda a retrair a língua
Estiloglosso	Processo estiloide	Aspecto posterolateral da língua	Nervo hipoglosso	Retrai e levanta o lado da língua
Palatoglosso	Aponeurose palatina	Aspecto posterolateral da língua	Nervo vago	Eleva a língua ou abaixa o palato Ajuda a estreitar o istmo da garganta
Palatofaríngeo	Aponeurose palatina	Superfície posterolateral da faringe	Nervo vago	Eleva a faringe e estreita o istmo da garganta
Tensor do véu palatino	Fossa escafoide	Contorna o hâmulo pterigóideo e insere-se na aponeurose palatina	Ramo do nervo mandibular do trigêmeo	Torna tenso o palato mole
Levantador do véu palatino	Aspecto inferior da parte petrosa do temporal	Aponeurose palatina	Nervo vago	Eleva o palato mole
Da úvula	Espinha nasal posterior	Mucosa da úvula	Nervo vago	Movimenta a úvula

Responda ao Teste 6, a seguir (página 101).

Teste 5 (Avaliação Formativa sobre os Músculos da Expressão Facial)

Leia as oito asserções abaixo para concordar ou não com elas. As respostas, nas "Respostas dos testes", oferecem retroalimentação; referem-se não apenas ao acerto ou ao erro, mas também oportunizam complementação da aprendizagem, com os comentários feitos. Isto caracteriza a chamada avaliação formativa a que você está se submetendo.

5.a1. O músculo orbicular da boca, ímpar, é constritor dos lábios, agindo na sucção, no assopro, no beijo e na contração e compressão dos lábios como nas expressões de ira, raiva.

5.a2. O músculo levantador do lábio superior tem origem na fossa canina, portanto abaixo do forame infra-orbital.

5.a3. Na expressão do riso, há a ação predominante do músculo zigomático maior.

5.a4. O músculo bucinador não tem origem óssea: vai do ligamento pterigomandibular ao ângulo da boca.

5.b1. O forame mentoniano e seus vasos e nervo não são cobertos por músculos da expressão facial.

5.b2. Como só existem abaixadores e não levantadores do lábio inferior, não é possível movimentá-lo para cima.

5.b3. O músculo corrugador do supercílio, que traciona medialmente o supercílio ou a sobrancelha, é profundo, ficando recoberto pelos músculos orbicular do olho e frontal.

5.b4. Com exceção do platisma, que da base da mandíbula se estende pelo pescoço, todos os músculos da expressão facial são inervados pelo nervo facial.

Agora, estude os demais músculos deste capítulo, em seguida faça o Teste 6, e desenvolva o estudo dirigido "Músculos da cabeça" no *site* www.anatomiafacial.com. Acesse o *link* "Aprendendo Anatomia" e, em seguida, "Estudo dirigido".

Teste 6 (Avaliação Formativa sobre os Músculos da Mastigação, Supra-Hióideos, da Língua e do Palato)

Tal como no teste anterior, responda se concorda ou não com as 24 asserções abaixo. Confira as respostas (todas) depois, no final do livro, e aprenda um pouco mais com os comentários adicionais.

6.a1. Os músculos da mastigação são três elevadores e um protrusor da mandíbula.
6.a2. Três deles podem ser facilmente palpados extrabucalmente.
6.a3. Um deles é inervado pelo nervo facial.
6.a4. São todos envolvidos por densa fáscia.

6.b1. O músculo masseter tem uma parte superficial, de origem mais anterior, e outra profunda, de origem mais posterior.
6.b2. A inserção do músculo masseter é no ângulo da mandíbula.
6.b3. Fazendo ponto fixo no osso zigomático, o músculo masseter traz sua inserção mandibular para cima, durante a contração.
6.b4. As rugosidades da borda inferior do osso zigomático e a tuberosidade massetérica do ângulo da mandíbula são formadas já na infância para facilitar a fixação do músculo ao osso.

6.c1. O músculo temporal tem origem na linha temporal e na superfície medial da fáscia temporal.
6.c2. Das camadas ou estratos da região temporal, a fáscia temporal fica logo abaixo da pele e da tela subcutânea.
6.c3. O músculo temporal insere-se na face medial e nas bordas do processo coronoide.
6.c4. O grupo posterior de feixes de fibras do músculo temporal é o mais delgado dos três grupos e age nos movimentos de retrusão da mandíbula.

6.d1. O músculo pterigóideo medial assemelha-se ao masseter por ter características comuns: é retangular, desenvolve tuberosidade óssea no ângulo da mandíbula, tem a mesma direção dos feixes de fibras e tem a mesma função.
6.d2. O músculo pterigóideo medial tem origem na fóvea pterigóidea.
6.d3. O músculo pterigóideo lateral tem origem no processo pterigoide do osso esfenoide.
6.d4. Dos músculos da mastigação, o pterigóideo lateral é aquele que mais frequentemente apresenta hipertonicidade ou contração espasmódica.

6.e1. Os músculos supra-hióideos fazem uma ponte entre a mandíbula e o hioide, fixando-se em ambos os ossos.
6.e2. Por sua origem na incisura mastoide e inserção na fossa digástrica, o músculo digástrico é um retrusor da mandíbula que ajuda também em seu abaixamento.
6.e3. O músculo milo-hióideo insere-se na rafe milo-hióidea e forma a parte muscular do soalho da boca.
6.e4. Os músculos gênio-hióideo e milo-hióideo podem movimentar tanto a mandíbula quanto o osso hioide.

6.f1. A elevação da língua dá-se somente pela ação dos músculos palatoglosso e estiloglosso (extrínsecos) e longitudinais (intrínsecos).
6.f2. Os músculos longitudinais superior e inferior encurtam, alargam e engrossam a língua; o músculo transverso alonga, estreita e engrossa a língua.
6.f3. Como o músculo genioglosso tem origem na espinha mentoniana superior, ele traciona a língua de encontro a ela e esta é a sua função.
6.f4. O músculo tensor do véu palatino vai do hâmulo pterigóideo (origem) ao palato mole (inserção) e sua função é torná-lo tenso, distendido.

CAPÍTULO

5

Articulação Temporomandibular

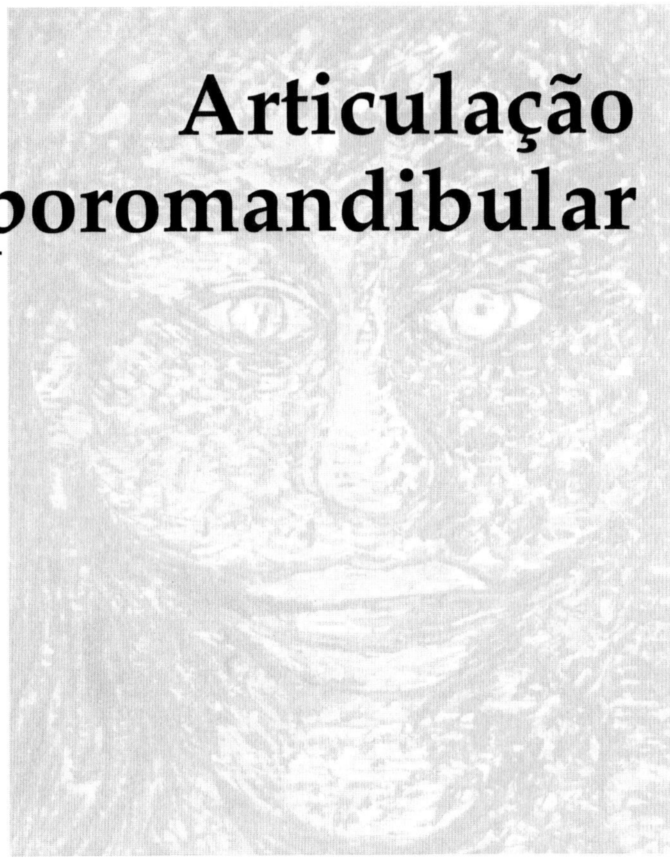

OBJETIVOS ❙ Especificar detalhes anatômicos da ATM ❙ Integrar conhecimentos sobre músculos mandibulares e ATM, a fim de explicar os movimentos de abaixamento, elevação, protrusão, retrusão e lateralidade da mandíbula ❙ Aplicar as noções adquiridas sobre dinâmica da ATM (relação das ações musculares com a movimentação mandibular a partir da ATM) para a percepção das posições da mandíbula e seus movimentos nos planos sagital, frontal e horizontal ❙ Discutir sobre as noções básicas das desordens temporomandibulares ❙ Responder corretamente aos Testes 7 e 8 ❙ Desenvolver o estudo dirigido "ATM" ❙

A articulação temporomandibular (ATM)

(Figs. 5-1 e 5-2)

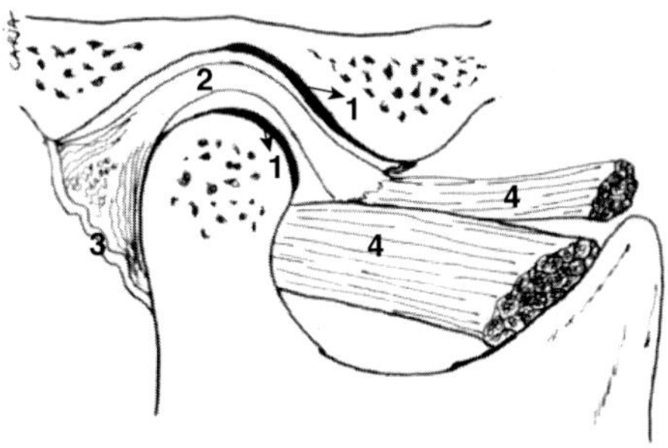

Figura 5-1 – ATM. Secção sagital.
1 Cartilagem articular 3 Cápsula articular
2 Disco articular 4 M. pterigóideo lateral

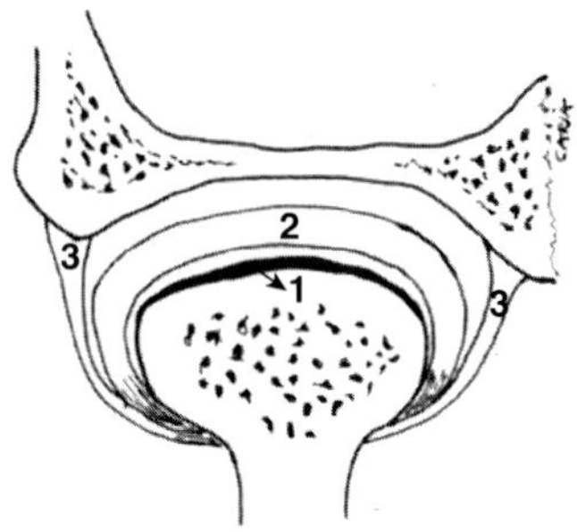

Figura 5-2 – ATM. Secção frontal.
1 Cartilagem articular 3 Cápsula articular
2 Disco articular

A ATM é uma articulação sinovial e, portanto, permite amplos movimentos da mandíbula em torno de um osso fixo, que é o temporal.

É uma articulação bilateral, interligada pela mandíbula e interdependente, com movimentos próprios para cada lado, porém simultâneos, podendo ser considerada uma única articulação. É como se unîssemos as mãos direita e esquerda e, sem dobrar punhos e cotovelos, realizássemos movimentos com os membros superiores; a articulação do ombro direito não se movimentaria isoladamente, isto é, sem a movimentação da articulação do ombro esquerdo.

Há também uma relação de interdependência da ATM com a oclusão dos dentes de ambos os arcos, o que a torna peculiar e funcionalmente complexa. Outras peculiaridades da ATM, que a distinguem das demais articulações do corpo, são: o revestimento de fibrocartilagem e não de cartilagem* hialina; a cabeça da mandíbula cresce na superfície, sem cartilagem epifisial; as faces articulares são bastante discordantes; um disco articular coloca-se entre as faces articulares; tem movimentos de rotação e de translação associados; impulsos proprioceptivos são gerados também ao nível dos dentes e estruturas bucais.

Faces articulares ósseas

(Figs. 2-8, 2-9, 2-13 e 2-18)

As partes ósseas da ATM são a cabeça da mandíbula (conhecida pelos clínicos como côndilo) e a eminência articular e a fossa mandibular do temporal. Estas superfícies ósseas, já descritas no capítulo 2 "Crânio", devem ser reestudadas.

A remodelação óssea (deposição e reabsorção) é um fenômeno adaptativo às demandas funcionais, determinadas por forças mecânicas aplicadas sobre o osso. Na ATM, a remodelação pode ocorrer em qualquer idade e compromete preferentemente as vertentes anterior e posterior da cabeça da mandíbula.

Cartilagem articular

(Figs. 5-3 e 5-4)

As superfícies articulares temporal e condilar da ATM são cobertas por três camadas de tecidos. A mais externa é um tecido conjuntivo denso avascular, a intermediária, é uma camada onde predominam células indiferencidas e a mais interna é uma cartilagem fibrosa (fibrocartilagem). Essa constituição diferencia a ATM das outras articulações sinoviais, que são revestidas exclusivamente por cartilagem hialina (exceção feita à esternoclavicular). Tais camadas têm espessuras variáveis, dependendo do local que elas cobrem. São particularmente espessas na vertente anterior da cabeça da mandíbula e na vertente posterior da eminência articular. Funcionalmente, essas áreas são as mais importantes, pois são estes os locais de impacto dessa articulação e a maior espessura das camadas melhora a resistência a esse impacto. Nas demais áreas, a pressão exercida fica muito aquém em magnitude. No fundo da fossa mandibular, por exemplo, a cartilagem fibrosa é muito delgada (bem como o próprio osso). Este fato indica que a transferência de forças da mandíbula para o temporal nesse local é diminuta. Portanto, o côndilo não exerce força diretamente na fossa mandibular.

A cartilagem hialina da maioria das articulações sinoviais tem pouca capacidade regenerativa quando lesada. Nesse sentido, a camada mais superficial, de tecido conjuntivo, leva vantagem devido à sua grande potencialidade de regeneração. Outro aspecto que merece destaque é que a resistência à compressão das superfícies articulares da ATM é assegurada, em parte pelo tecido conjuntivo denso avascular, situado externamente, e pela fibrocartilagem, localizada mais internamente. A fibrocartilagem está presente somente após os 20 anos de idade (aproximadamente), antes desse período existe neste local uma cartilagem hialina. Esta cartilagem hialina, antes de sua substituição por fibrocartilagem, se mostrava em franco processo de ossificação endocondral, para possibilitar o crescimento radial da cabeça da mandíbula e da fossa mandibular.

Entre o tecido conjuntivo e a fibrocartilagem há um aglomerado de células indiferenciadas que permite a renovação celular dessas duas camadas. A quantidade de células indiferenciadas dessa região diminui significativamente com o avanço da idade, o que restringe progressivamente a capacidade regenerativa das superfícies articulares.

Disco articular

(Figs. 5-3 e 5-4)

As articulações sinoviais podem ter disco, menisco ou nenhum dos dois. A ATM tem um disco extenso, componente ativo, com verdadeiras faces articulares. Transforma uma articulação simples em composta. Sem ele, ou com má função dele, ela não trabalha bem.

É uma placa fibrocartilagínea que se situa sobre a cabeça da mandíbula, como se fosse um boné colocado na cabeça de uma pessoa. A extensão anterior do boné (o quebra-sol) corresponde à parte anterior do disco que excede os limites da cabeça da mandíbula e se coloca em contato com a eminência articular. Acima, não se prende em nenhuma área do temporal, mas, na cabeça da mandíbula, insere-se fortemente através de um tecido ligamentoso em

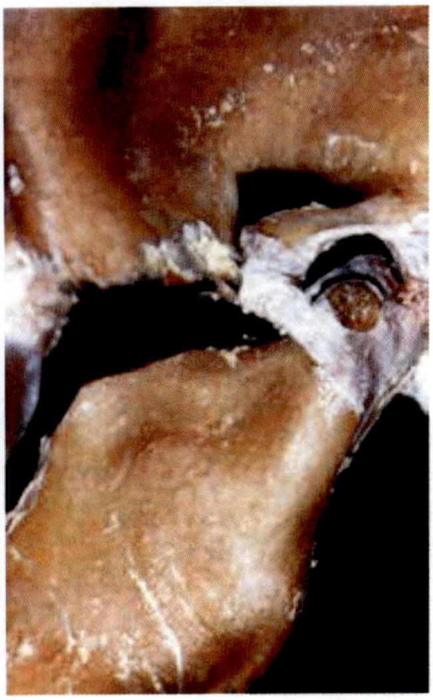

Figura 5-3 – ATM. Secção sagital na porção lateral, com o ligamento temporomandibular preservado.

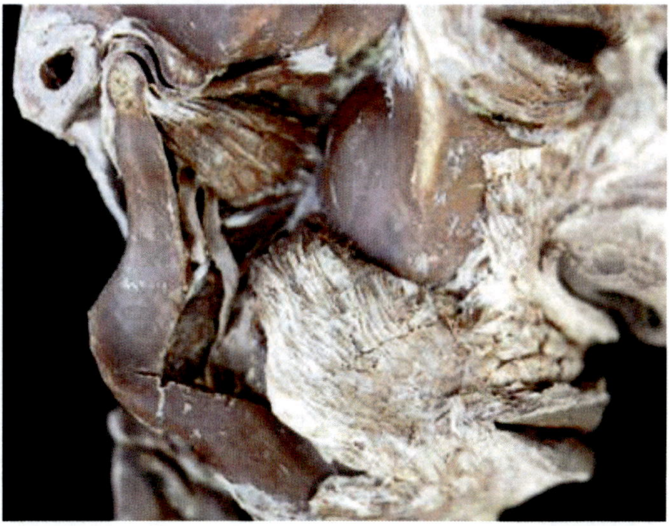

Figura 5-4 – ATM. Secção sagital, com o músculo pterigóideo lateral inserindo-se na fóvea pterigóidea e no disco articular.

dois pontos: nos polos medial e lateral. Isso significa que a mandíbula pode girar abaixo do disco articular sem que este se movimente, mas, nos movimentos de translação, o disco obrigatoriamente acompanha o deslocamento da mandíbula. Um descompasso entre disco e mandíbula (se estiver com suas conexões distendidas ou desinserido), nesses movimentos, pode provocar ruídos articulares (estalidos ou crepitação).

Adaptando-se bem às faces articulares, o disco articular regulariza a discrepância anatômica existente entre elas, absorve choques e promove uma movimentação suave da ATM. A parte central do disco é bem delgada em comparação com suas bordas anterior e posterior. Quanto maior for a altura da eminência articular, maior é a espessura da borda posterior. A periferia do disco é ligada à cápsula articular, que fecha a articulação sem prejudicar seus movimentos. Com essa conexão periférica e por se colocar entre as superfícies articulares, o disco divide a cavidade articular em dois compartimentos, o supradiscal e o infradiscal.

Apesar de ser fibroso e não hialino, o disco articular não se regenera ou se remodela após sofrer danos.

A borda anterior do disco, além de se fusionar com a cápsula articular, quase inexistente nesse ponto, mantém contato com alguns feixes de fibras da cabeça superior do músculo pterigóideo lateral na maioria das pessoas. Estas fibras estiram o disco, mas não o movimentam para frente. Sua função é a de prevenir a retenção ou o deslocamento do complexo disco-cápsula durante os movimentos. Posteriormente, a fusão do disco com a cápsula é intermediada pelo coxim retrodiscal – uma camada bem vascularizada e inervada, de tecido conjuntivo frouxo rico em fibras elásticas.

O coxim retrodiscal, por sua flexibilidade, permite o movimento de translação anterior da cabeça da mandíbula. Fibras elásticas ligam a borda posterior do disco ao processo retroarticular. Apesar de se oporem à ação do músculo pterigóideo lateral, não chegam a competir em tração com o tono desse músculo, que é dominante e que mantém o disco na posição mais anterior permitida. O resto do coxim prende-se à cápsula, mas as fibras mais fortes (colágenas) que o compõem prendem-se na porção posterior da cabeça da mandíbula.

Estas duas pequenas lâminas de fibras elásticas e colágenas, que ligam o disco ao temporal e à mandíbula, constituem um freio discal posterior. Sua lesão por distensão, traumatismo ou pressão pode levar a luxações do disco e desordens temporomandibulares com ou sem alterações degenerativas.

As fibras periféricas do disco articular dispõem-se de maneira concêntrica, circular, e as centrais são de disposição anteroposterior. Enquanto as primeiras previnem o achatamento e o alargamento de suas dimensões, as segundas facilitam o deslizamento anteroposterior. Por conveniência funcional, as fibras superficiais do tecido conjuntivo denso das superfícies articulares também se dispõem em direção anteroposterior (as profundas são perpendiculares à superfície óssea).

Cápsula articular

(Fig. 5-5)

A ATM é circundada por uma cápsula fibrosa bastante frouxa, fundamentalmente na porção superior, que permite os amplos movimentos da articulação. Prende-se acima, nos limites da face articular do temporal, e abaixo, no colo da mandíbula, portanto, abaixo das inserções discais nos polos medial e lateral da cabeça da mandíbula. À frente, ela se prolonga até os limites superiores da fóvea pterigóidea, e atrás, em um nível bem mais baixo.

A cápsula articular é bem inervada. Sua abundante inervação sensitiva, que inclui principalmente a proprioceptiva*, relaciona-se com os nervos auriculotemporal, massetérico e temporal profundo posterior. Sua vascularização*, também abundante (ramos da artéria temporal superficial e também a artéria timpânica anterior que supre os tecidos retrodiscais), estende-se até a periferia do disco articular, principalmente na membrana sinovial, mas nunca na sua porção central.

A abordagem cirúrgica da ATM deve levar em conta o feixe vasculonervoso pré-auricular (nervo auriculotemporal, artéria e veia temporais superficiais), os ramos temporais do nervo facial (à frente da ATM), a artéria facial transversa (abaixo) e a artéria e veia maxilares, que cruzam medialmente o colo da mandíbula. A lesão de ramos do nervo auriculotemporal provoca relaxamento da ATM com sua consequente instabilidade. O mesmo acontece se forem lesados ramos do nervo massetérico e do temporal profundo posterior.

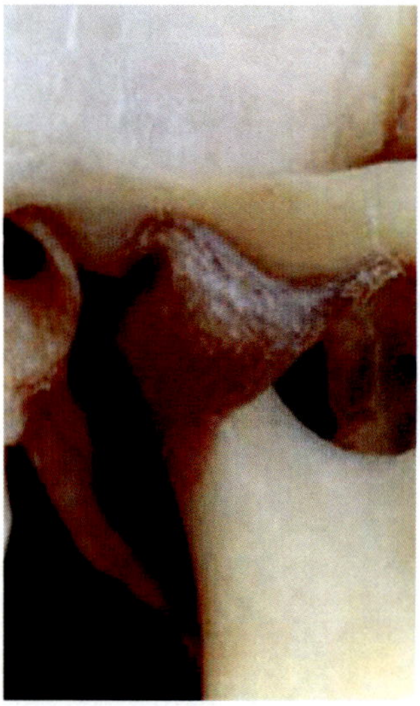

Figura 5-5 – ATM. Cápsula articular.

Membrana sinovial

Reveste internamente a cápsula articular nos compartimentos supradiscal e infradiscal e estende-se em cima e embaixo do coxim retrodiscal. Não recobre o disco ou cartilagem articular, exceto na artrite reumatoide, quando então recebe a denominação de *pannus*.

A membrana sinovial elabora a sinóvia*, um líquido viscoso nutritivo e lubrificante. Trata-se de uma solução aquosa de sais retirados do sangue, glicose e pequenas quantidades de proteína que, com esses elementos, penetra e nutre as fibrocartilagens. Possui em sua composição o ácido hialurônico (um mucopolissacáride) que dá viscosidade ao líquido, e com isso a fricção fica reduzida e facilita os movimentos de uma superfície sobre a outra.

Ligamento* temporomandibular

(Fig. 5-3)

É o único verdadeiro ligamento da ATM. Cobre quase toda a superfície lateral da cápsula articular e é contínuo a ela. Acima, ele se insere em uma longa linha no processo zigomático do temporal, além da eminência articular até as imediações do processo retroarticular. As fibras convergem em direção inferior para se inserir no colo da mandíbula, em uma pequena área logo abaixo da inserção do disco articular. Essa convergência das fibras dá ao ligamento um aspecto triangular e deixa descoberta uma pequena porção posterior da cápsula. No todo, ele age como ligamento suspensório da mandíbula, mas, como suas fibras profundas são muito inclinadas, quase horizontais, servem também para limitar os movimentos retrusivos da mandíbula e assim evitar a compressão das estruturas situadas atrás da cabeça da mandíbula.

Atua, portanto, estabelecendo o movimento-limite posterior da cabeça da mandíbula e disco, principalmente nos desdentados posteriores, nos quais falta intercuspidação de dentes para ancoragem da posição condilar.

Como todo ligamento, ele é formado por tecido conjuntivo colagenoso, não lástico, não contrátil. Portanto, sua ação frenadora, limitante, é passiva; não movimenta a ATM como uma ação muscular movimentaria.

Ligamentos acessórios

Os textos de anatomia referem-se a duas formações anatômicas que dariam um suporte ligamentoso adicional à ATM, apesar de estarem distantes dela e não terem influência sobre os seus movimentos.

São eles o ligamento esfenomandibular (Fig. 5-6), que vai da espinha do esfenoide à língula da mandíbula, e o ligamento estilomandibular, que vai do processo estiloide ao ângulo da mandíbula.

Algumas fibras do ligamento esfenomandibular podem estar em contato com o osso martelo, através da fissura petrotimpânica. Isto explicaria a sintomatologia auditiva que acompanha a síndrome de disfunção temporomandibular.

Responda ao Teste 7, ao final deste capítulo.

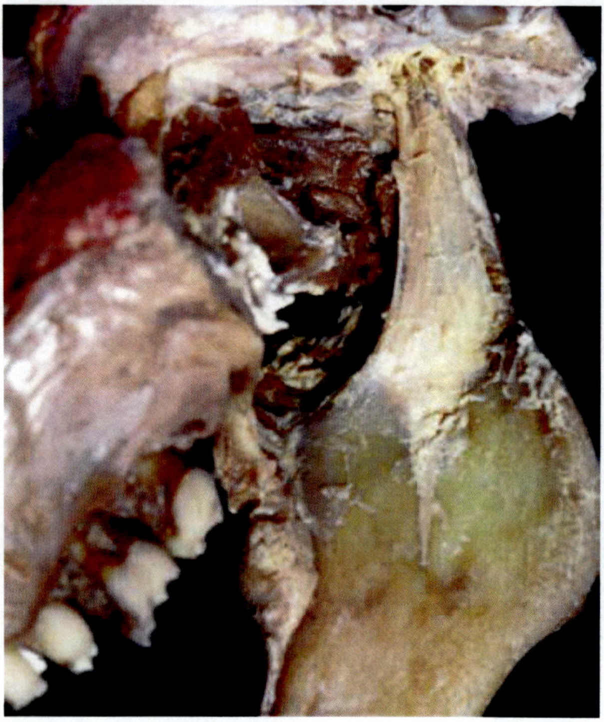

Figura 5-6 – Amplo ligamento esfenomandibular.

Dinâmica* da ATM

Rotação e translação são os dois movimentos básicos da ATM. Na rotação, a mandíbula movimenta-se sobre um eixo transversal que passa pelos côndilos. A cada abertura e fechamento da boca, o movimento de rotação é realizado. A mandíbula não se desloca horizontalmente e o disco articular não se move de onde está encaixado.

Na translação, o côndilo excursiona até a frente e retorna à sua posição de origem, levando consigo o disco articular que a seus polos se prende. Assim, côndilo e disco deslizam sobre a face articular temporal da articulação na abertura e fechamento da boca.

Abaixamento e elevação da mandíbula

Para se abrir a boca, ambos os movimentos básicos são realizados. O movimento inicia-se com rotação pura do côndilo até o ponto em que um dedo pode ser colocado entre os dentes superior e inferior (aproximadamente 20 mm). Depois disso, para continuar a abertura, a rotação ocorre concomitantemente com a translação; tal como a roda de um automóvel, que roda em torno de um eixo laterolateral e se move para diante ao mesmo tempo.

Não há nenhum músculo vertical abaixo da mandíbula para puxá-la para baixo a fim de que o movimento seja realizado. Na realidade, a depressão da mandíbula é feita pelos pterigóideos laterais, que são músculos protrusores, ajudados pelos digástricos, que são retrusores. Se esses dois pares de músculos antagônicos agem simultaneamente, a mandíbula é deprimida, porque eles não se encontram em nível. Ao contrário, os pterigóideos inserem-se no alto do ramo, e os digástricos, na base do corpo da mandíbula, níveis bem diferentes portanto. Nesse caso, eles deixam de ser antagonistas para ser cooperadores na rotação da mandíbula (dupla força ou força conjugada).

Como na abertura da boca o osso hioide se movimenta muito pouco, é certo que os músculos gênio-hióideo e milo-hióideo fazem ponto fixo nele para colaborar com o digástrico no abaixamento da mandíbula. Para se perceber melhor a movimentação da mandíbula durante a abertura, deve-se colocar um dedo em contato com o côndilo, realizar o movimento e notar o deslocamento condilar. Esse procedimento é útil no diagnóstico clínico de fraturas subcondilares e para verificar o tipo de ruído articular.

Durante um bocejo ou uma mordida grande, as cabeças da mandíbula, por ação dos músculos pterigóideos laterais, podem passar para frente das eminências articulares e assim se luxarem. Nessa posição, a boca permanece amplamente aberta e a pessoa é incapaz de fechá-la. A luxação da ATM também pode ocorrer durante exodontias, se a mandíbula for abaixada excessivamente, e por golpes no mento enquanto a pessoa está gargalhando ou bocejando. O deslocamento geralmente é bilateral e observa-se mais nas mulheres do que nos homens.

O movimento inverso é o de elevação da mandíbula. Ocorre tudo ao contrário, e os músculos que agora agem são o masseter, o pterigóideo medial e o temporal. Cada um tem seu momento de força com um vetor representativo da resultante. Mas a resultante final do somatório dos três músculos é dirigida para cima e ligeiramente para frente. Isso faz com que o côndilo se encontre com a vertente posterior da eminência articular no final do fechamento da boca. Nesses locais de pressão, a camada de cartilagem articular é mais espessa. O eixo dos molares inferiores alinha-se também com a resultante final.

Tem-se admitido que a mandíbula trabalha tal qual uma alavanca de terceiro gênero (interpotente, como uma pinça, por exemplo). O fulcro é a própria ATM, que juntamente com os dentes recebe uma carga de força durante a mastigação (rever "trajetória da mandíbula" no subcapítulo "Biomecânica do esqueleto facial"). A força desenvolvida pode ser mais ou menos absorvida pelo fulcro, de acordo não apenas com a quantidade gerada, mas também com o tamanho da distância entre a resistência (dentes) e o fulcro (ATM). Neste caso, a mastigação com os incisivos faz aumentar o braço de resistência e a carga no fulcro é aumentada.

Os ossos maxilares e a ATM são adaptados para a mastigação molar. Forças mecânicas desenvolvidas ao nível dos molares são mais bem absorvidas e escoadas. Na mastigação incisiva, a carga transferida para a ATM é quase duas vezes maior. Seguindo esse raciocínio, os indivíduos desdentados posteriores sobrecarregam suas articulações. Essa sobrecarga provoca uma alteração morfológica durante a vida do indivíduo.

Nos casos de contato prematuro na área molar, a oclusão pode transferir a carga de força para os próprios dentes contatantes e aliviar a ATM. É como se a alavanca de terceiro gênero se transformasse em uma alavanca de primeiro gênero (interfixa, como na tesoura, por exemplo). Assim, o côndilo trabalha em uma nova posição, desviado da relação central, os músculos (potência) se sobrecarregam e logo se instalam sintomas indesejáveis como a dor na cabeça, na orelha e na própria articulação.

Como existe interdependência entre as articulações dos dentes e dos ossos, para se ter boa ATM é condição ter boa oclusão.

Problemas oclusais provocam lesão na ATM, a qual pode ou não desenvolver sintomas de dor. As modificações nas superfícies articulares nem sempre são lesões; são frequentes as remodelações ósseas (progressivas e regressivas) e a alteração na cartilagem das superfícies articulares, como adaptação às pressões biomecânicas*, que modificam a forma do côndilo e da eminência articular.*

Ainda com respeito à abertura e fechamento da boca, a inervação traz particular interesse. A sucessão dos movimentos mastigatórios automáticos feitos de maneira precisa é coordenada por uma série de nervos que incluem os motores e os sensitivos. Os receptores sensitivos estão presentes nos músculos, cápsula e ligamento articular. São receptores da dor e da propriocepção, estes relacionados com as posições e movimentos da mandíbula. Entretanto, impulsos proprioceptivos também ocorrem a partir do periodonto. Assim, a "memória proprioceptiva", para a realização automática dos movimentos de maneira exata, depende em grande parte da presença dos dentes com seu ligamento periodontal (essa memória é reforçada pelas contínuas oclusões dentais). Deles partem sinais que informam ao cérebro qual a posição ideal da mandíbula em sua dinâmica. Para se ter uma ideia da precisão desses sinais, um elemento com espessura de centésimo de milímetro colocado entre os dentes pode ser detectado.*

Mas não são somente os receptores neurossensoriais do periodonto que são estimulados. Os da ATM também o são. No caso do exemplo anterior, se os proprioceptores do periodonto forem anestesiados, a detecção da espessura interdental fica diminuída na metade. Os receptores da ATM são também bastante precisos, a ponto de detectar modificação na posição angular da mandíbula com uma precisão cem ou duzentas vezes maior do que na posição de flexão da articulação do joelho.

Pode-se depreender então que a força, a posição e os movimentos da mandíbula dependem dos sinais proprioceptivos do periodonto e da própria articulação e seus músculos movedores. Quando os dentes são extraídos, a exatidão dos movimentos de fechamento da boca é perdida em parte. O recém-desdentado, pela extração múltipla dos dentes, sofre a falta dos receptores periodontais para guiar os movimentos. Então, ele logo aprende, por meio de tentativas, a encontrar uma nova posição para a mandíbula e esta fica um pouco mais retruída. Com uma posição condilar ligeiramente deslocada para trás, a cápsula e o ligamento temporomandibular ficam mais tensos, o que estimula um novo padrão de sinais de seus proprioceptores, e ficam assim estabelecidos novos circuitos de memória.

A construção de próteses totais com os côndilos em posição ligeiramente retruída tem, portanto, embasamento científico. O mesmo não é verdade quando próteses parciais e restaurações são colocadas em pessoas dentadas ou parcialmente dentadas e, consequentemente, com seus periodontos íntegros.

Protrusão e retrusão da mandíbula

Para a realização do movimento de protrusão, a mandíbula abaixa-se ligeiramente tirando os dentes de oclusão e, então, projeta-se para frente com côndilo e disco saindo do seu receptáculo (fossa mandibular) e deslizando-se na vertente posterior da eminência articular.

Na projeção extrema, o côndilo fica posicionado abaixo da parte mais proeminente da eminência articular. Essa posição do côndilo é também adquirida no final da abertura máxima da boca e confere a ele certa instabilidade.

A partir daí, um indesejável movimento anterior ainda pode ocorrer. Devido à enorme lassidão da cápsula articular, associada à contração exagerada dos músculos protrusores, como no bocejo, o côndilo é deslocado para frente e pode "cair" na fossa infratemporal. A este fenômeno se dá o nome de luxação mandibular, a qual frequentemente requer a intervenção do dentista para sua redução, porque a boca permanece aberta e a pessoa não consegue fechá-la.

A protrusão simétrica da mandíbula é efetivada pelos músculos pterigóideos laterais. A participação dos músculos elevadores, principalmente do temporal, como coadjuvantes desse movimento, é para manter a mandíbula elevada enquanto ela se desloca para frente.

No movimento inverso, o de retrusão, ainda sob a assistência dos elevadores, funcionam efetivamente o músculo digástrico e a porção posterior do temporal, ambos retrusores da mandíbula. É claro que gênio-hióideo e milo-hióideo podem participar desse movimento com menor força.

Há quem aceite que na protrusão o músculo pterigóideo lateral traciona não apenas o côndilo (inserção na fóvea pterigóidea), mas também o disco articular, em cuja borda anterior também se insere.

Mas, se o disco realmente necessitasse de um músculo para movê-lo, seria de se perguntar por que a natureza não previu um músculo que se colocasse posteriormente para retraí-lo no movimento de retrusão. O que se aceita mesmo é a função de estabilização que o feixe que se insere no disco realiza, principalmente durante o movimento de retrusão.

Nos movimentos do côndilo, o disco, assim estabilizado, ganha equilíbrio necessário para se mover em uníssono com ele. É bom lembrar que sua inserção no côndilo é feita apenas através de dois pontos, um em cada polo.

Inserido na borda posterior do disco ligando este à cápsula articular, há o coxim retrodiscal. Sua frouxidão permite que o disco se mova anteriormente com certa liberdade. Não é liberdade total; ele segura o disco até certo ponto. Serve também para preencher o espaço deixado pelo disco. Na retrusão, ele é ineficiente para suportar a carga e limitar o movimento.

Lateralidade da mandíbula

É uma variante da protrusão. Poderia ser chamada de movimento de protrusão assimétrica.

Nesse caso, um dos côndilos realiza os mesmos movimentos descritos no item anterior, sob a ação do músculo pterigóideo lateral que nele se insere. Em outras palavras, se o mento se traslada para a esquerda é o músculo pterigóideo lateral do lado direito que traciona o côndilo direito para diante. O côndilo esquerdo move-se com muito menor percurso para fora (movimento de Bennett).

No movimento de retorno, o côndilo que se adiantou percorre a mesma via, sob a ação do digástrico e das fibras posteriores do temporal.

Responda ao Teste 8, página 124. Observe a instrução. Depois desenvolva o estudo dirigido "ATM", no *site* www.anatomiafacial.com. Acesse o *link* "Aprendendo Anatomia" e, em seguida, "Estudo dirigido".

Posições e movimentos da mandíbula

O objetivo deste subcapítulo é ilustrar, de maneira simples, as posições e os movimentos normais da mandíbula, para complementar as aulas de dinâmica da articulação temporomandibular e oclusão dental e melhor preparar o aluno ingressante na Odontologia para a sequência de seu curso. A movimentação explicada a seguir deve ser reproduzida pelo próprio estudante, para melhor entendimento do que se quer ensinar.

- **Posição de repouso** (Fig. 5-7): para considerar a primeira posição postural neste estudo, imagina-se uma pessoa em pé ou sentada olhando para frente e para longe, com os lábios em leve contato e a mandíbula relaxada, sem tensão. É esta a posição de repouso da mandíbula, na qual os músculos mandibulares estão em contração mínima, contraídos apenas o suficiente para manter a postura. Os dentes superiores e inferiores não estão em contato e o espaço entre eles é chamado **espaço livre** ou **interoclusal.**

  É claro que certos fatores podem interferir com a constância dessa posição; por exemplo, a dor, o estresse físico e emocional e a postura. Se a cabeça for inclinada para trás, a relação maxila-mandíbula se modificará, aumentando o espaço livre. Por outro lado, se a cabeça for inclinada para frente, poderá mesmo eliminar completamente o espaço livre. A posição de repouso é importante para o descanso muscular e alívio das estruturas de suporte dental.

- **Oclusão central** (Fig. 5-8): a partir da posição de repouso, a mandíbula pode ser elevada até o contato máximo dos dentes inferiores com os superiores. Ela fica, assim, na chamada posição de oclusão central, que é a posição de maior número de contatos entre os dentes. A pessoa despende esforço para manter seus maxilares fechados nesta posição por algum tempo, pois os músculos elevadores da mandíbula devem permanecer contraídos.

- **Relação central** (Fig. 5-9): a partir da oclusão central, os dentes podem ser mantidos apenas em ligeiro contato e então a mandíbula pode ser movida para trás, em movimento de retrusão da ordem de 1 a 2 mm (1,25 em média). Mas há um ponto além do qual a mandíbula não pode ir. Nesse ponto, ela alcança sua posição mais retrusiva, que é a posição de relação central na dimensão vertical de oclusão.

  Apesar de a mandíbula estar na posição mais posterior ou retrusiva que ela possa adotar, há um espaço entre o côndilo e o processo retroarticular. Obviamente, então, o movimento posterior não é

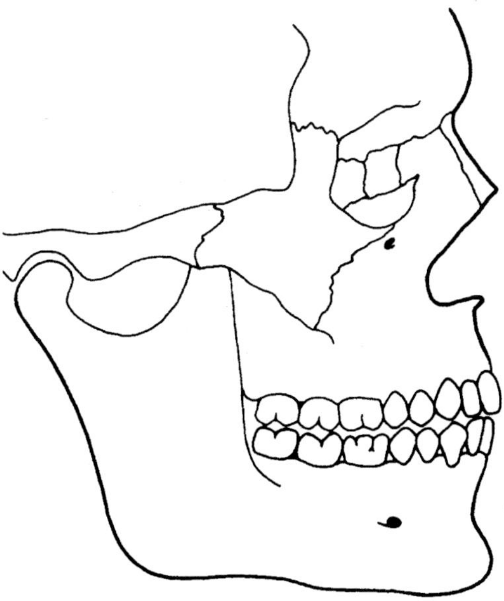

Figura 5-7 – Posição de repouso.

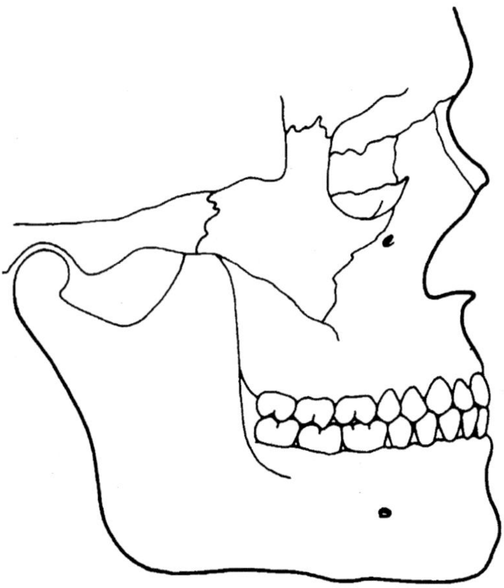

Figura 5-8 – Oclusão central.

limitado pelo contato direto de superfícies ósseas, mas por músculos e ligamentos. O mesmo acontece nas limitações dos movimentos de abertura, protrusão e lateralidade. Deve-se lembrar que o coxim retrodiscal é ricamente inervado, o que produz estímulos sensitivos gerais e proprioceptivos, impedindo de maneira normal sua compressão. Esta ocorre somente quando existe desvio nessa engrenagem, levando a mandíbula (e o côndilo) a se deslocar para um dos lados.

- **Movimentos no plano sagital**: na abertura da boca a partir da posição de relação central e conservando-se a mandíbula na posição mais retrusiva, durante os primeiros 5 a 20 mm deste movimento a mandíbula roda em um **movimento de charneira** puro, ou rotação, em torno de um eixo de charneira (transversal) no côndilo. Este não se desloca para frente, mas simplesmente roda em torno de um eixo (Fig. 5-10).

Se a boca continuar a ser aberta, chega-se a um ponto onde o movimento condilar muda de rotação em charneira pura, para **movimento de deslizamento anterior** conhecido como **translação**. Separando-se os maxilares o máximo possível, chega-se à **abertura máxima,** posição esta que não pode ser ultrapassada (Fig. 5-11).

Da posição de abertura máxima, a mandíbula pode ser deslocada para frente e para cima, isto é, **movimentos de protrusão** e **elevação** concomitantes, o máximo possível. Alcança, assim, a mandíbula sua **posição mais protrusiva**. Nessa posição, a borda incisal do incisivo inferior fica em um nível mais alto do que a borda incisal do incisivo superior (Fig. 5-12).

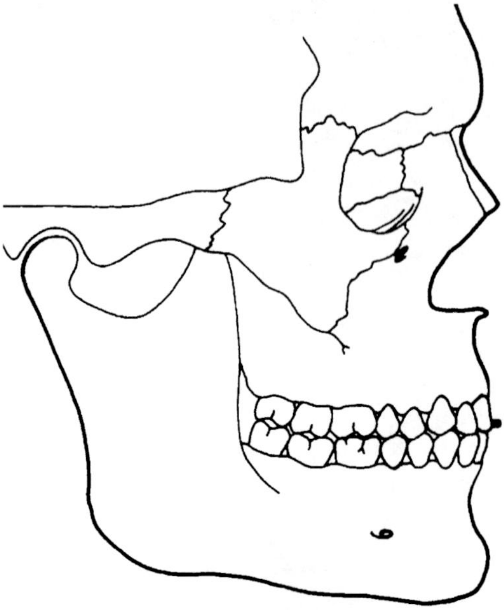

Figura 5-9 – Relação central.

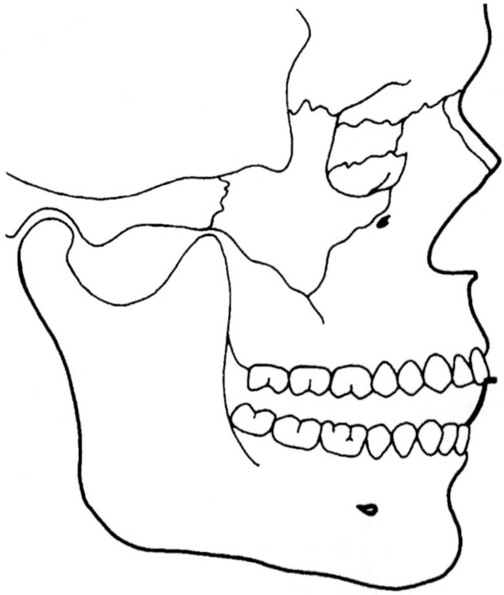

Figura 5-10 – Abertura em charneira.

O movimento seguinte é a translação da mandíbula para trás, enquanto se mantêm os dentes em leve contato. Quando os incisivos inferiores encontram os superiores, a mandíbula deve abaixar um pouco para permitir que os dentes se cruzem. Daí a mandíbula se desloca até chegar à oclusão central (Fig. 5-13).

O gráfico traçado é um esquema dos limites extremos dos movimentos mandibulares normais, os **movimentos bordejantes** da mandíbula (Fig. 5-14). Esse gráfico sagital foi descrito pela primeira vez por Posselt. É claro que a mandíbula não se movimenta normalmente nas bordas extremas do gráfico. Ela se move livre e fácil dentro do gráfico, em **movimentos intrabordejantes**, nas funções de falar, mastigar etc. Destes, o movimento mais reprodutível é o que ocorre quando se abre bem a boca, inconscientemente, e a fecha diretamente em oclusão central. Esse movimento é conhecido por **fechamento habitual.**

- **Movimentos no plano frontal**: os movimentos mandibulares podem ser vistos de frente, isto é, tendo-se como referência o plano frontal.

No **movimento lateral direito**, a partir da oclusão central (Fig. 5-15), o côndilo esquerdo desloca-se para baixo e para frente (e ligeiramente para medial), enquanto o direito permanece em posição na fossa mandibular (Fig. 5-16).

Se dessa translação unilateral direita a mandíbula for movida a uma **posição de abertura máxima**, o côndilo direito desliza para frente. Enquanto ele vai para frente, ambos os côndilos também entram em rotação até seus limites máximos (translação e rotação condilar bilateral) (Fig. 5-17).

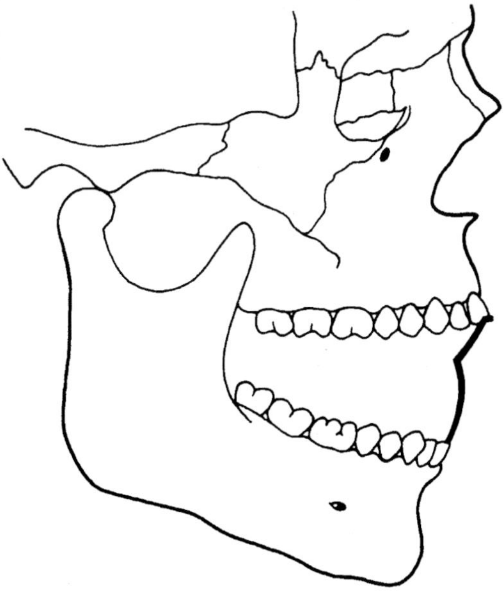

Figura 5-11 – Abertura máxima.

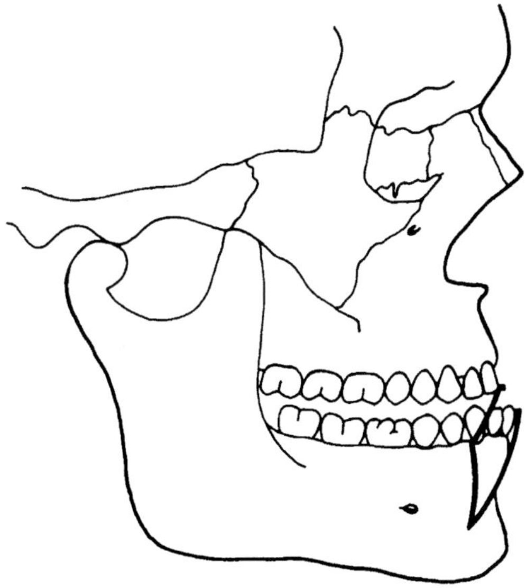

Figura 5-12 – Protrusão total.

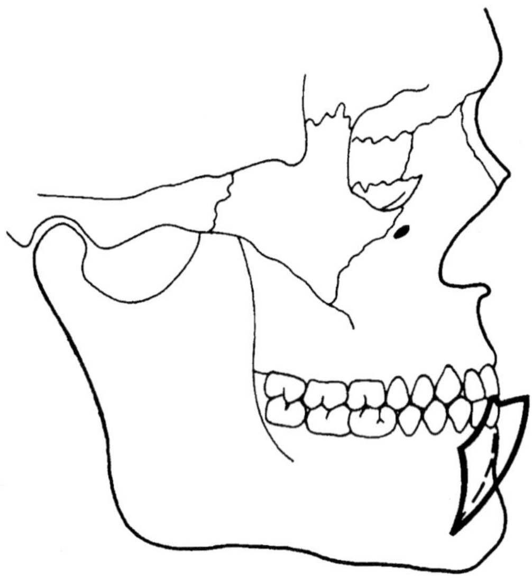

Figura 5-13 – Oclusão central.

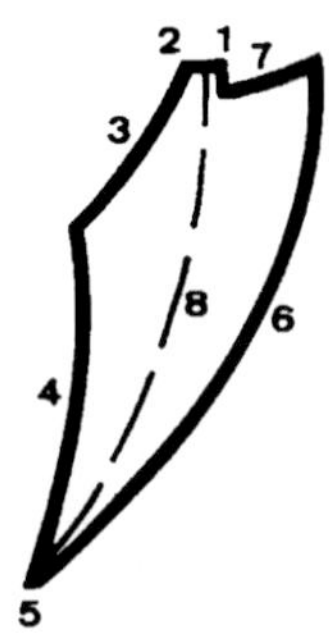

Figura 5-14 – Gráfico do movimento plano sagital.

1 Oclusão central
2 Relação central
3 Abertura em charneira (rotação)
4 Rotação e translação
5 Abertura máxima
6 Protrusão total com elevação
7 Retrusão
8 Fechamento habitual

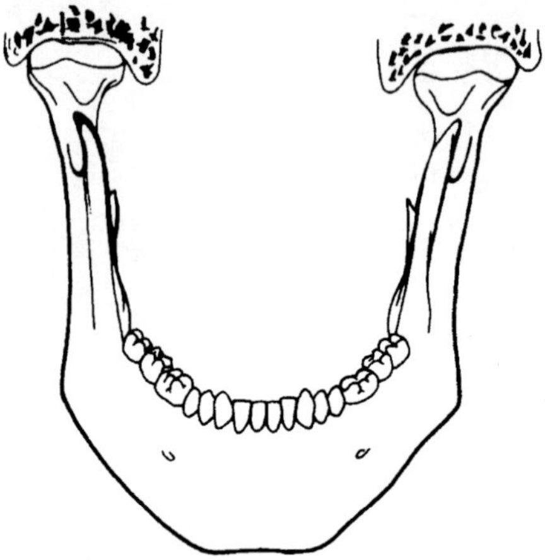

Figura 5-15 – Oclusão central.

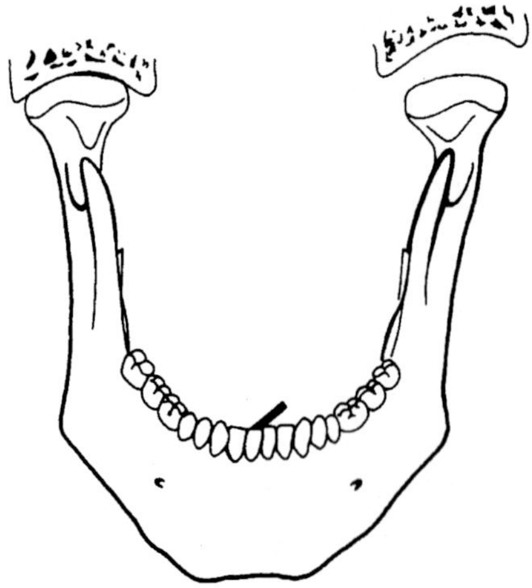

Figura 5-16 – Movimento lateral direito.

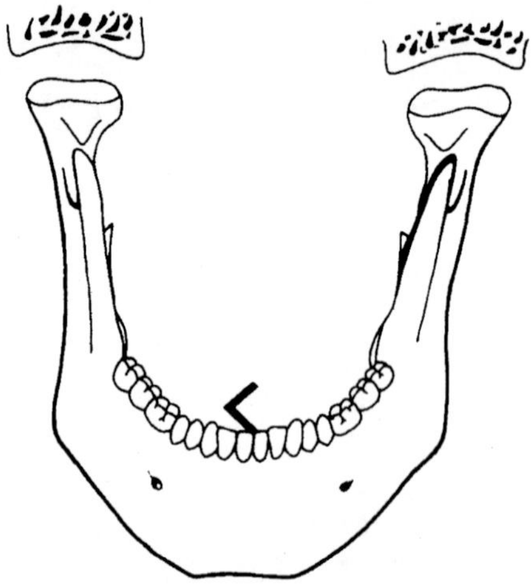

Figura 5-17 – Abertura máxima.

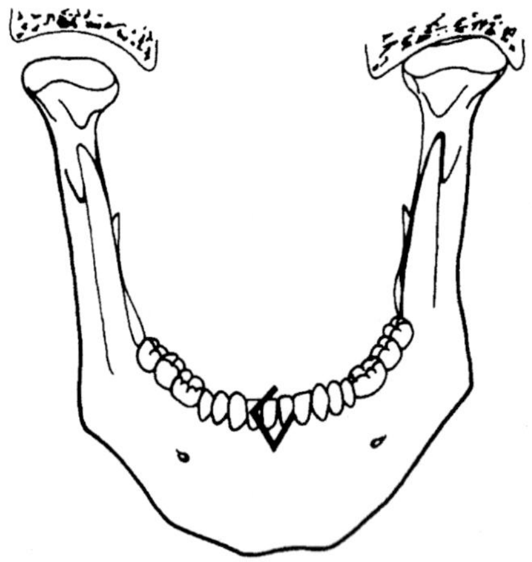

Figura 5-18 – Movimento lateral esquerdo.

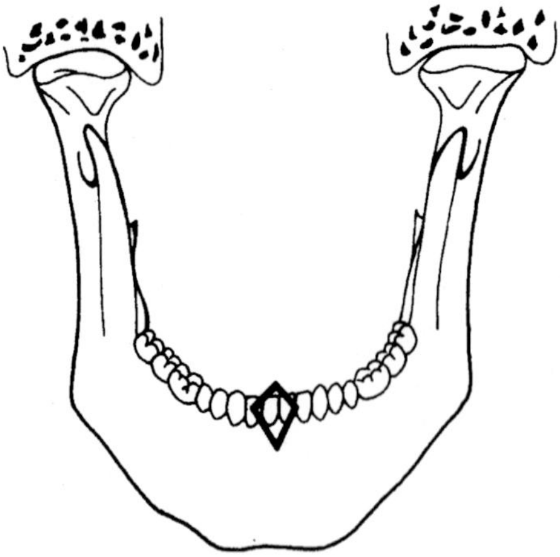

Figura 5-19 – Gráfico do movimento no plano frontal.

O fechamento da boca iniciado na posição de abertura máxima e terminado na **posição lateral esquerda** é conseguido pela translação posterior do côndilo esquerdo, enquanto o côndilo direito permanece na posição avançada. Alguma rotação ocorre em ambos os côndilos (Fig. 5-18).

Da posição lateral esquerda, um movimento para trás até a oclusão central envolve a translação posterior do côndilo direito e rotação de ambos os côndilos, até que os dentes entrem em oclusão central (Fig. 5-19).

O gráfico de movimento traçado pelo incisivo inferior representa as bordas dos movimentos mandibulares máximos no plano frontal, ou movimentos bordejantes. Movimentos normais dos atos de mastigar e de falar são intrabordejantes.

- **Movimentos no plano horizontal**: para se examinar os movimentos mandibulares no plano horizontal, prende-se uma ponta nos dentes inferiores que gravará traços em uma placa ligada aos dentes superiores. O gráfico assim traçado corresponderá aos seguintes movimentos, a partir da posição de relação central.

  Primeiro um movimento lateral para a direita. Dessa posição, a mandíbula é projetada ao máximo para frente, enquanto os dentes são mantidos em contato; para tal, o côndilo direito simplesmente desliza para frente. Em seguida, o côndilo esquerdo é retruído de tal modo que a mandíbula se mova para a posição lateral esquerda. Daí, o outro côndilo é retruído para a mandíbula mover-se para trás até a posição de relação central.

  A área losângica assim formada é o gráfico de movimento no plano horizontal. As linhas representam os movimentos bordejantes e a mandíbula não pode mover-se por fora dessas bordas. Dentro dessas linhas, a mandíbula movimenta-se livremente em qualquer direção com movimentos intrabordejantes. Cada ângulo do losango representa uma particular posição mandibular reprodutível. O ângulo posterior é a relação central, isto é, a mais retruída relação da mandíbula com o maxilar. Os outros ângulos são as posições lateral esquerda, de protrusão máxima e lateral direita.

  Esse método de traçar os movimentos mandibulares no plano horizontal é frequentemente usado na clínica para registrar a relação central, ao se fazer dentaduras completas ou outros procedimentos restauradores. Normalmente, o maior interesse está em localizar o ângulo que representa a posição mais retruída; então, não se perde tempo traçando todo o gráfico. Em vez disso, concentra-se nos movimentos mais retrusivos e, como resultado, os traçados obtidos assemelham-se a uma ponta de seta ou à arquitetura de um arco gótico. Por essa razão, o procedimento é chamado **traçado do arco gótico**.

- **Movimento de Bennett**: há um aspecto do movimento mandibular, de considerável importância, que é o movimento de Bennett. Até aqui tem sido descrito o movimento lateral como sendo a simples rotação de um côndilo, enquanto o outro desliza para frente. Mais frequentemente, entretanto, durante o movimento lateral, há um deslocamento lateral de toda a mandíbula enquanto se realiza o processo de rotação e translação. Portanto, o côndilo do lado do movimento (côndilo direito para o movimento lateral direito) não permanece sem deslocamento, mas desloca-se cerca de 1,5 mm para o lado do movimento (direito, no caso). Essa mudança de posição da mandíbula para lateral é chamada **movimento de Bennett**.

O grau de movimento de Bennett que ocorre varia de pessoa para pessoa, e os articuladores podem ser ajustados para possibilitar isso. É importante esse ajustamento porque os caminhos, através dos quais as cúspides opostas superiores e inferiores deslizam em movimentos laterais, são afetados pela presença ou ausência do movimento de Bennett.

Desordens temporomandibulares

Alicio R. Garcia

A ATM pode ser afetada isoladamente por doenças infecciosas e inflamatórias, por deficiências vitamínicas ou hormonais e alterações de forma (remodelação*). Além da ATM, dentes e músculos da mastigação também podem estar envolvidos por manifestações patológicas comuns que, em conjunto, constituem os sintomas das desordens temporomandibulares (DTM).

A DTM apresenta uma prevalência de sintomas, podendo ser considerada grave, com necessidade de tratamento, na faixa de 2 a 10% da população. Aproximadamente 51% das DTMs têm algum sinal ou sintoma que merece atenção do dentista, mas não tratamento imediato. As DTMs podem estar presentes em todas as pessoas, porém são mais comuns na mulher branca, geralmente na terceira década de vida. Sua ocorrência está relacionada com o estresse emocional e com a oclusão dental.

Tanto o estresse quanto a oclusão têm participação distinta, sendo mais significativos em alguns e menos evidentes em outros. O indivíduo submetido a altos níveis de tensão emocional desenvolve "apertamento" dental, e os músculos da mastigação, principalmente os elevadores, ficam em estado de hiperatividade, enrijecidos, podendo ou não afetar a ATM. O grau de tolerância de cada indivíduo determinará a capacidade adaptativa de sua ATM, dificultando a compreensão das etiologias e dos métodos terapêuticos das DTMs.

Toda sobrecarga muscular é transmitida aos dentes, estruturas* de suporte dental, mandíbula de um modo geral e, especificamente, é concentrada no côndilo mandibular. Nesse caso, se o complexo côndilo/disco estiver anatomicamente bem posicionado, podem ocorrer remodelações ou reabsorções* das superfícies articulares. Se estiver incorretamente posicionado, forças compressivas em áreas inaptas do disco produzem estiramentos dos ligamentos intracapsulares e, lentamente, podem ser alongados. Além disso, o disco pode sofrer deformações na borda posterior, tornando-se fino devido às compressões, e deslocamento sobre o côndilo mandibular. Poderão ocorrer inflamações* nos tecidos retroarticulares e capsulares, se persistir a hiperatividade muscular.

Os fatores oclusais, como as interferências, são responsáveis pela instabilidade ortopédica da mandíbula com alterações da posição condilar. Esta situação pode advir de má oclusão, perdas de elementos dentais sem reposição e interferências oclusais.

Os métodos simples de diagnóstico por meio de anamnese, exame clínico com palpação dos músculos e da ATM, auscultação e avaliação dos movimentos mandibulares nem sempre são suficientes. Muitas vezes, é preciso usar radiografias e outros métodos para se obter diagnósticos definitivos.

A radiografia transcraniana é importante para diagnóstico, tratamento e controle de patologias que produzem modificações ósseas e alterações da posição condilar. Durante o exame radiográfico de pacientes com DTM, é comum verificar o côndilo fora da sua posição topográfica normal. Quando o côndilo se encontra posicionado atrás do centro da fossa mandibular, ele é classificado como **deslocado para posterior** (Fig. 5-20). Quando o côndilo se encontra posicionado próximo ao pico da eminência articular, é classificado como **deslocado para anterior** (Fig. 5-21). Após a perda dos dentes posteriores até os segundos pré-molares, e com a realização de "apertamento" dental – característica de indivíduos submetidos a tensões emocionais –, os tecidos intra-articulares sofrem remodelações acentuadas e o côndilo é intruído na fossa mandibular. Nesse caso, o espaço ocupado pelo disco articular é mínimo e o côndilo está posicionado "**superiormente**", fato este que pode ser evidenciado clinicamente (Fig. 5-22). Essas posições condilares atípicas são responsáveis por alterações nos tecidos circunvizinhos que causam sintomas locais ou referidos para estruturas adjacentes.

As patologias da articulação podem apresentar, além das características clínicas e radiográficas mencionadas, ruídos específicos.

O ruído articular ocorre devido a vibrações do disco, dos contatos entre as superfícies articulares durante o movimento ou pela turbulência do líquido sinovial durante os movimentos mandibu-

Figura 5-20 – Radiografia transcraniana da ATM com a mandíbula em posição de repouso evidenciando deslocamento posterior do côndilo.

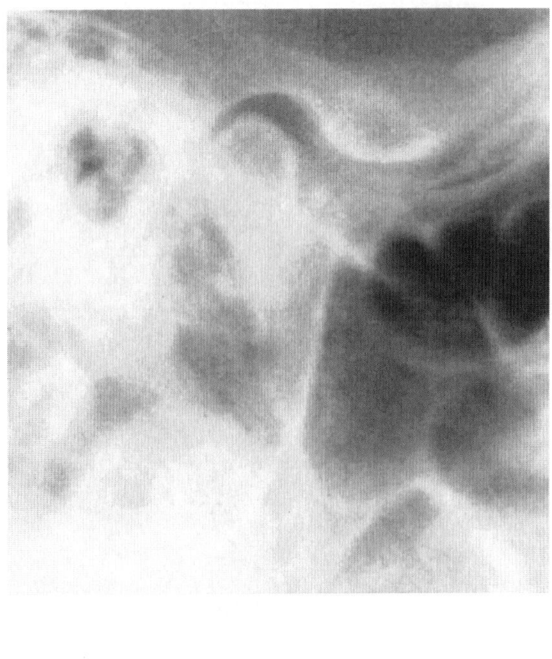

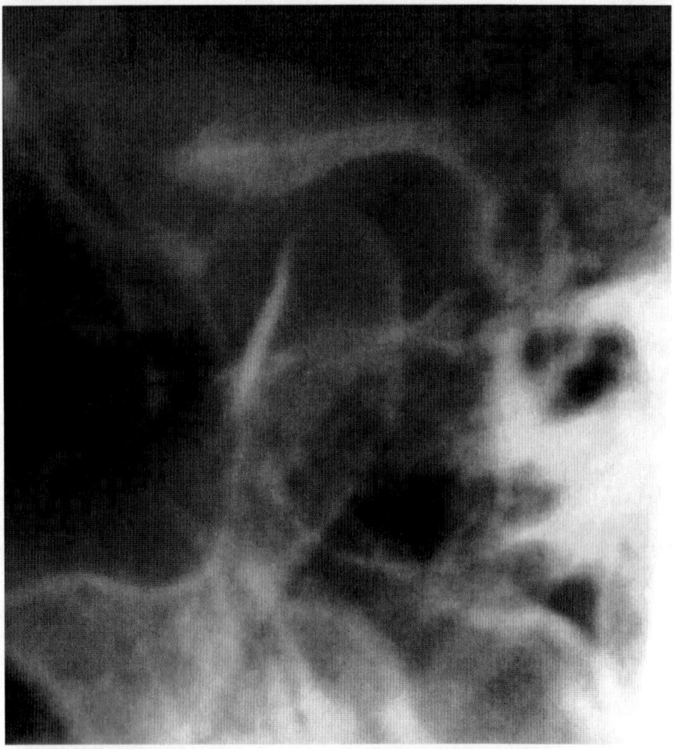

Figura 5-21 – Radiografia transcraniana da ATM com a mandíbula em posição de repouso evidenciando deslocamento anterior do côndilo.

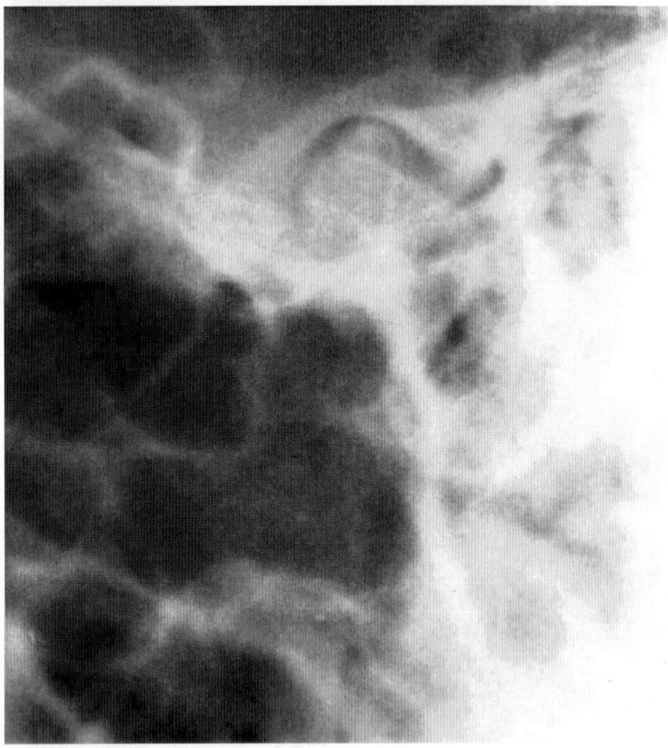

Figura 5-22 – Radiografia transcraniana da ATM com a mandíbula em posição de repouso evidenciando deslocamento superior do côndilo.

lares. Portanto, ruídos articulares apresentam intensidade diferente de vibrações, podendo assim ser classificados em estalido, estalo e crepitação.

A análise dos ruídos tem evoluído, passando por métodos simples como o da palpação e auscultação até os mais sofisticados, como a eletrovibratografia. O registro eletrovibratográfico pode ser realizado por meio de instrumento eletrônico que permite, por meio de quantidades médias das vibrações (medidas em Hertz), probabilidades de diagnóstico de várias patologias. Esse meio de exame é importante no diagnóstico de lesões articulares precoces e no tratamento das DTMs.

Em razão das várias etiologias, sinais e sintomas, sucede-se a dificuldade do diagnóstico e do tratamento dos pacientes acometidos pela DTM. A complexidade do tratamento depende, sobretudo, do tipo de patologia, idade do paciente, tempo transcorrido após a lesão, horário de maior hiperatividade muscular, extensão do traumatismo, presença ou não de inflamação e presença ou não de má oclusão.

O tratamento dos pacientes com DTM deve ser global e multidisciplinar para buscar a melhora do estado emocional e da dor.

Teste 7 (Avaliação Formativa sobre Articulação Temporomandibular)

Responda ao Teste 7 da mesma maneira como respondeu aos testes anteriores sobre músculos. Nas "Respostas dos testes" você encontrará muito mais que *sim* ou *não*. Encontrará respostas explicativas que o ajudarão a compreender melhor o assunto. Por isso, este é um teste formativo.

7.a1. O processo retroarticular serve: a) para limitar posteriormente a ATM e evitar deslocamento posterior durante movimentos exagerados e traumatismos; b) para proteger o osso timpânico e, consequentemente, a orelha média de traumatismos articulares; c) para a inserção de parte da cápsula articular.

7.a2. As superfícies articulares da ATM são revestidas por cartilagem hialina.

7.a3. A cartilagem articular é mais espessa no fundo da fossa mandibular, onde a cabeça da mandíbula se encaixa.

7.a4. O osso do fundo da fossa mandibular é muito espesso.

7.b1. O disco articular da ATM é constituído por cartilagem hialina.

7.b2. O disco articular não tem inserção óssea; prende-se apenas na cápsula para ficar solto, com liberdade de movimento.

7.b3. O disco articular acompanha a mandíbula em seus movimentos de translação.

7.b4. Todas as articulações do corpo humano possuem discos articulares, com exceção da articulação do joelho que possui meniscos.

7.c1. O feixe superior do músculo pterigóideo lateral é o responsável pela tração anterior do disco articular.

7.c2. O coxim retrodiscal liga a borda posterior do disco à cápsula articular e é formado por tecido conjuntivo frouxo, bastante vascularizado e inervado, e com fibras elásticas.

7.c3. As fibras do disco articular dispõem-se anteroposteriomente, com exceção das periféricas, que são circulares.

7.c4. O disco articular é vascularizado, inervado e revestido por uma membrana sinovial que se volta para as cavidades supradiscal e infradiscal.

7.d1. A cápsula articular é fibrocartilagínea, bastante frouxa, que permite os amplos movimentos da ATM.

7.d2. A cápsula articular é bem vascularizada e inervada.

7.d3. A membrana sinovial reveste internamente a cápsula articular e reveste também o coxim retrodiscal.

7.d4. A sinóvia tem como função lubrificar a articulação.

7.e1. O ligamento temporomandibular tem poder de contração e, ao se contrair, movimenta a mandíbula.

7.e2. O ligamento temporomandibular cobre grande parte da superfície lateral da cápsula articular.

7.e3. O ligamento temporomandibular é inclinado de cima para baixo e de trás para a frente, e na mandíbula fixa-se abaixo do polo lateral da cabeça, que é o local de fixação do disco articular.

7.e4. O ligamento esfenomandibular é tão importante quanto o ligamento temporomandibular na biomecânica da ATM.

Teste 8 (Avaliação Formativa sobre Dinâmica da ATM ou Movimentos Mandibulares)

Considerando que você já estudou a ATM e os músculos mandibulares (da mastigação e supra-hióideos) e que é capaz de raciocinar sobre a participação desses músculos na movimentação da mandíbula, passe à sua autoavaliação no Teste 8, mas observe primeiro a instrução pertinente.

Cada um dos cinco blocos de alternativas corresponde a um tipo de movimento da mandíbula. Desta vez não são apenas quatro alternativas, estas variam de seis a nove. Procure identificar a única alternativa correta de cada bloco. Como sempre, as respostas são dadas no final do livro. Mesmo que você acerte todas logo de início, é interessante verificar as demais, tidas por incorretas, porque elas contêm explicações que lhe podem ser úteis.

Pronto. Você conseguiu abrir e fechar a boca e também movimentar a mandíbula de maneira simétrica para diante, a partir de sua posição de repouso. Resta agora retrair a mandíbula e movimentá-la lateralmente para completar este estudo avaliativo. Retome a tarefa tentando acertar a alternativa correta de cada um dos últimos dois blocos.

Para a abertura da boca ou abaixamento da mandíbula

8.a1. todos os músculos mandibulares contraem-se ao mesmo tempo

8.a2. todos os músculos mandibulares contraem-se, com exceção dos levantadores da mandíbula

8.a3. a força da gravidade e o relaxamento dos músculos elevadores explicam esse mecanismo de abertura da boca

8.a4. a ação (contração) dos músculos supra-hióideos responde inteiramente pela abertura da boca

8.a5. um dos músculos pterigóideos laterais contrai-se e os digástricos também se contraem

8.a6. os músculos pterigóideos laterais contraem-se e os digástricos também

8.a7. os músculos pterigóideos laterais provocam a queda da mandíbula por ação direta, sem a cooperação de outros músculos agonistas

8.a8. além dos músculos abaixadores da mandíbula, também o músculo temporal participa como importante cooperador

8.a9. os músculos digástricos puxam a mandíbula para trás e para baixo e a boca se abre

Para o fechamento da boca ou a elevação da mandíbula

8.b1. o músculo pterigóideo lateral faz a cabeça da mandíbula retornar à fossa mandibular, enquanto os músculos elevadores puxam a mandíbula para cima

8.b2. são ativos os músculos levantadores da mandíbula, sem a participação de outros músculos agonistas

8.b3. somente a parte posterior do músculo temporal auxilia os demais músculos elevadores no movimento de fechamento da boca

8.b4. além dos músculos elevadores, o digástrico participa ativamente nesse movimento

8.b5. não somente um, mas os dois músculos pterigóideos laterais trabalham em conjunto com os masseteres e temporais para fechar a boca

8.b6. o músculo masseter é o verdadeiro levantador da mandíbula; os demais são meros coadjuvantes

8.b7. o feixe profundo do masseter é a única porção dos músculos elevadores que não age no movimento de ascensão da mandíbula

Para a protrusão da mandíbula

8.c1. há um movimento de translação ocasionado pela ação das duas porções anteriores do músculo temporal

8.c2. apenas uma das porções posteriores do músculo temporal trabalha neste movimento

8.c3. os côndilos são deslocados para frente pela contração dos músculos pterigóideos laterais e os discos mandibulares acompanham esse movimento

8.c4. os côndilos e os discos articulares são deslocados para frente pela contração dos músculos pterigóideos mediais

8.c5. os músculos digástricos agem fortemente e os músculos gênio-hióideos cooperam com menor intensidade de força

8.c6. um músculo pterigóideo lateral age e o outro descansa; ao mesmo tempo, ambos os músculos masseteres são solicitados

Para retrusão da mandíbula

8.d1. o digástrico, o gênio-hióideo e a porção posterior do temporal são os músculos movimentadores

8.d2. o músculo pterigóideo lateral, que age na maioria dos movimentos da mandíbula, é o principal responsável por este movimento de retrusão

8.d3. a parte profunda do músculo masseter é a responsável por esse movimento

8.d4. os músculos gênio-hióideo e digástrico são os retrusores

8.d5. os músculos temporal e masseter agem predominantemente

8.d6. há um deslizamento do côndilo mandibular na superfície articular do temporal, em direção posterior, provocado pelo músculo digástrico

Para lateralidade da mandíbula

8.e1. o músculo responsável pelo movimento é o pterigóideo medial

8.e2. um côndilo e seu disco deslizam para baixo, medialmente e para diante ao longo da eminência articular, movidos pela ação do músculo temporal

8.e3. o músculo masseter de um lado e o músculo digástrico contralateral formam um braço de alavanca, cujo resultado é o deslocamento lateral da mandíbula

8.e4. a contração dos músculos supra-hióideos de um dos lados responde por esta função

8.e5. um dos músculos pterigóideos se contrai e o outro não

8.e6. ambos os pterigóideos laterais se contraem

CAPÍTULO

6

Boca

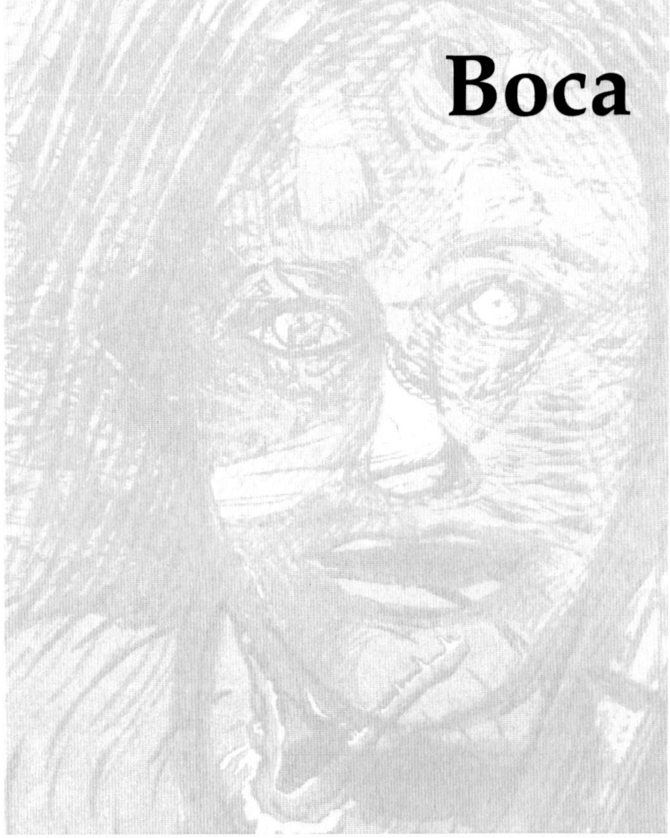

OBJETIVOS ❙ Expor detalhadamente aspectos anatômicos da boca e suas estruturas limitantes ❙ Expor detalhadamente aspectos anatômicos da língua e das glândulas salivares ❙ Indicar as possíveis vias superficiais e profundas de disseminação de infecções odontogênicas na face e no pescoço ❙ Responder corretamente aos Testes 9 e 10 ❙ Desenvolver o estudo dirigido "Boca e formações anatômicas anexas" ❙

A boca

(Figs. 6-1 a 6-8)

O estudo prático da boca feito em cadáver é insuficiente. Um estudo complementar, mais real, da própria boca, vista no espelho ou diretamente em um colega, deve ser levado em conta pelo estudante.

A boca é o primeiro segmento do sistema digestório, composto de formações anatômicas que circunscrevem uma cavidade*. **A cavidade da boca** comunica-se com o exterior e com a faringe. É dividida pelos processos alveolares (recobertos por mucosa) e arcos dentais em **vestíbulo da boca** e **cavidade própria da boca.**

As formações limitantes da cavidade da boca são os **lábios, bochechas, palato, soalho** e **istmo da garganta**.

- **Lábios:** os **lábios superior** e **inferior** têm cinco camadas* de fora para dentro: 1. cutânea*, com glândulas sebáceas e sudoríferas; 2. tela subcutânea*; 3. muscular; 4. submucosa, com glândulas salivares e vasos sanguíneos; 5. mucosa.

Os lábios encontram-se no **ângulo da boca (comissura* dos lábios)**. Quando a boca está fechada, aparece uma linha de união dos lábios, denominada **rima da boca**, que fica em um nível ligeiramente acima das bordas incisais dos incisivos superiores. Externamente, o lábio superior é limitado acima pelo nariz e ao lado pelo **sulco* nasolabial**, que se inicia na asa do nariz. O **filtro** é um sulco raso, largo, vertical, que marca sua parte mediana e termina no **tubérculo do lábio superior**. Os limites externos do lábio inferior são: inferiormente, o **sulco labiomentoniano**, que o separa do mento, e lateralmente, o **sulco labiomarginal**, uma ruga característica dos adultos que vai do ângulo da boca à base da mandíbula.

A comissura dos lábios pode apresentar alterações, relacionadas com hipovitaminoses e com diminuição da dimensão vertical de oclusão, conhecidas como queilite angular.

O limite interno de cada lábio é o **fórnice do vestíbulo***, onde se evidencia uma prega* mucosa sagital mediana, o **freio* (frênulo) do lábio**. Lateralmente, não há limites precisos.

Nas bordas livres dos lábios há uma zona vermelha, de revestimento mucoso, que se divide em uma área externa vilosa e uma área interna lisa. Nesta, as elevações das glândulas salivares podem ser sentidas com a ponta da língua. Traumatismos podem provocar aumento volumétrico dessas glândulas.

Há glândulas sebáceas na mucosa em 30% dos adultos, mas não são associadas a folículos pilosos; são visíveis como pequenos corpos amarelados na margem livre dos lábios e na bochecha.

A mobilidade dos lábios é maior na mulher do que no homem, e é por isso que ela mostra mais os dentes quando fala ou sorri. O lábio superior tem menos mobilidade do que o inferior. O músculo orbicular da boca está fortemente ligado à pele e à mucosa, que as leva consigo em seus movimentos. Sua disposição circular causará a separação das bordas de uma incisão vertical que for feita no lábio.

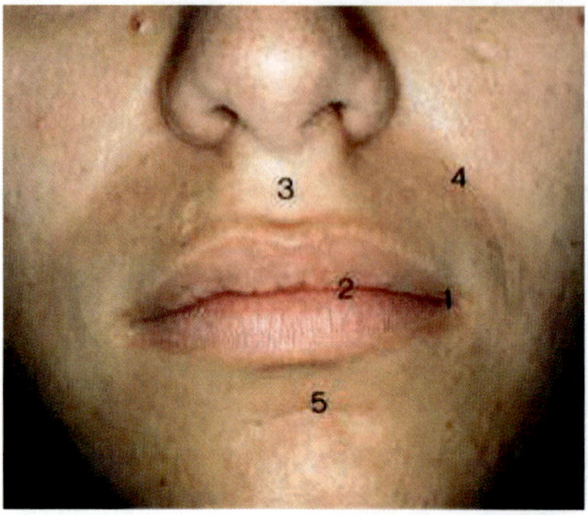

Figura 6-1 – Aspecto externo da boca.

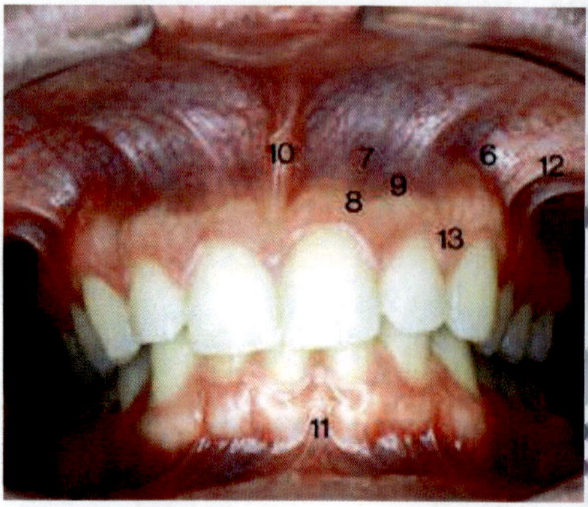

Figura 6-2 – Vestíbulo da boca.

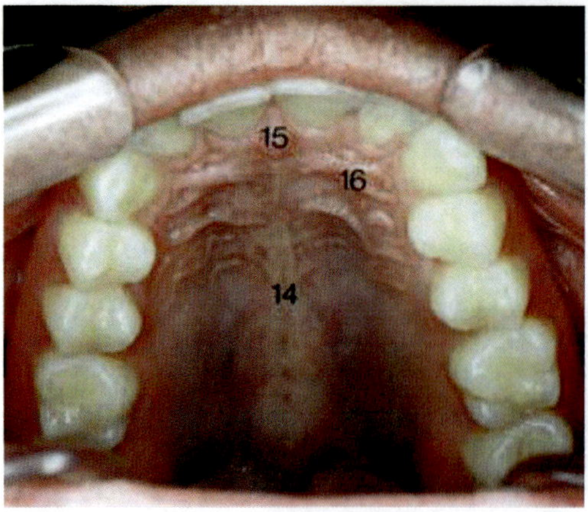

Figura 6-3 – Palato duro.

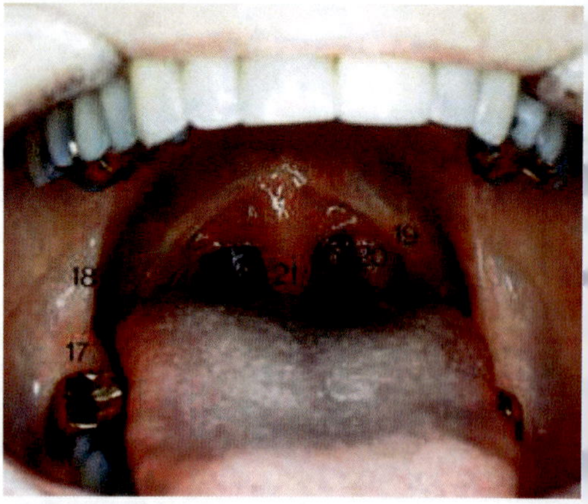

Figura 6-4 – Palato mole e istmo da garganta.

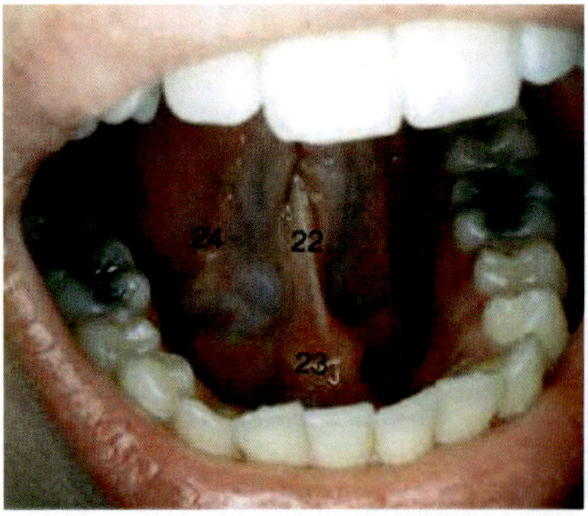

Figura 6-5 – Soalho da boca, com a língua erguida.

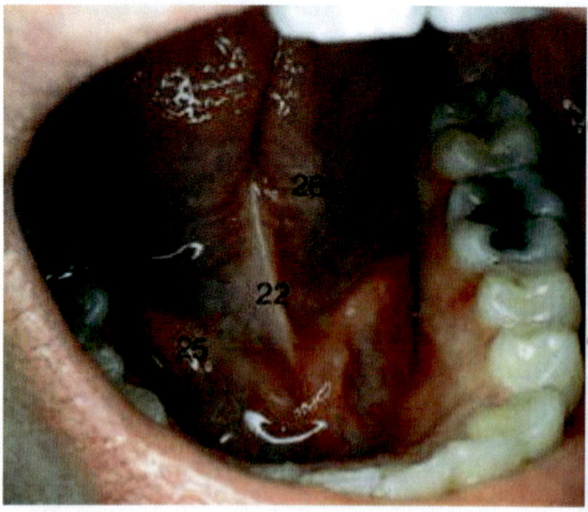

Figura 6-6 – Soalho da boca, com a língua retraída.

◄ 1 Ângulo da boca
2 Rima da boca
3 Filtro
4 Sulco nasolabial
5 Sulco labiomentoniano
6 Fórnice do vestíbulo
7 Mucosa alveolar
8 Gengiva
9 Junção mucogengival
10 Freio do lábio superior
11 Freio do lábio inferior
12 Freio lateral
13 Papila interdental
14 Rafe palatina
15 Papila incisiva
16 Pregas palatinas transversas
17 Papila retromolar
18 Prega pterigomandibular
19 Arco palatoglosso
20 Arco palatofaríngeo
21 Úvula
22 Freio da língua
23 Carúncula sublingual
24 Prega franjada
25 Prega sublingual
26 Face inferior da língua

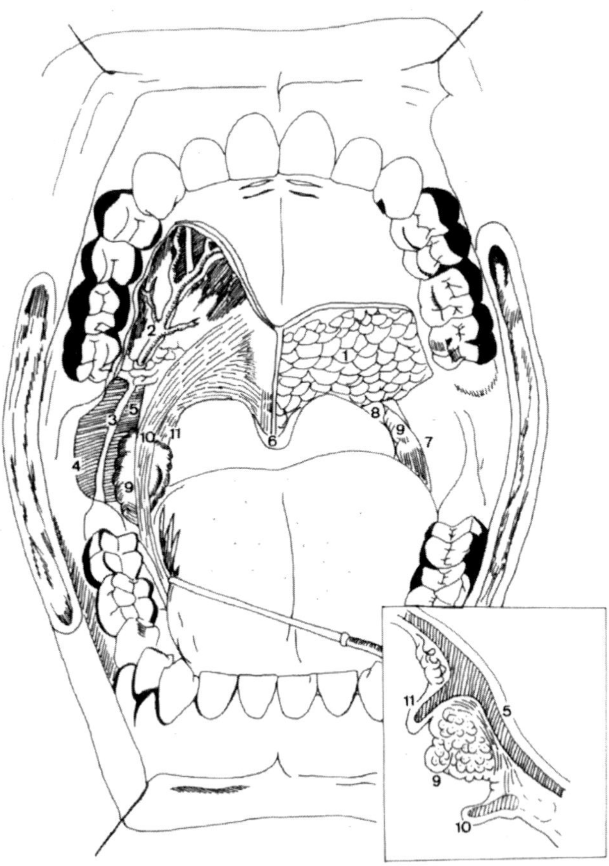

Figura 6-7 – Desenho da boca parcialmente dissecada. No destaque, corte da tonsila palatina e músculos que a envolvem.

1 Glândulas palatinas
2 Artéria e nervo palatino maior
3 Prega pterigomandibular
4 M. bucinador
5 M. constritor superior da faringe
6 Úvula
7 Arco palatoglosso
8 Arco palatofaríngeo
9 Tonsila palatina
10 M. palatoglosso
11 M. palatofaríngeo

As artérias labiais percorrem os lábios entre o músculo e a mucosa, próximo às bordas livres (as veias circulam por baixo da pele). Uma incisão profunda na mucosa pode seccionar a artéria. Sua pulsação pode ser sentida quando se espreme os lábios entre dois dedos.

Em uma face bem proporcionada (em combinação harmônica das diferentes partes entre si), a altura do nariz é igual ao comprimento da rima bucal e esta está para a fenda palpebral assim como três está para dois. A dimensão vertical de oclusão, da base do nariz à base da mandíbula, divide-se em três partes iguais: da base do nariz até a rima bucal; da rima bucal até o sulco labiomentoniano; e deste sulco à base da mandíbula. A dimensão vertical pode ser drasticamente diminuída devido ao desgaste ou perda dos dentes. Este fenômeno é acompanhado pelo aprofundamento dos sulcos limitantes dos lábios, pela projeção do mento para frente, introversão dos lábios, projeção da ponta do nariz para baixo e queilite angular, com secreção aquosa.

A fenda labial, uni ou bilateral, é uma malformação congênita que atinge o lábio superior na proporção de 1:1.000 pessoas. Pode ser uma pequena fissura da margem livre do lábio ou envolvê-lo completamente até o nariz. Algumas vezes, estende-se profundamente e continua-se com fendas do palato (fissuras labiopalatinas em comunicação entre as cavidades bucal e nasal), que ocorrem nas pessoas na proporção de 1:2.500.*

Uma doença grave que não muito raramente envolve o lábio (principalmente o inferior e de indivíduos do sexo masculino) é o carcinoma, geralmente causado por exposição excessiva ao sol.

- **Bochecha:** a bochecha, limite lateral da cavidade da boca, tem as mesmas camadas dos lábios com os quais é contínua. Entretanto, a tela subcutânea é mais abundante e o músculo bucinador não é tão ligado à pele como o músculo orbicular da boca. O corpo adiposo da bochecha, o ducto parotídeo e os músculos zigomático maior e risório podem ser vistos nessa camada.

  Também possui uma camada glandular, se bem que muito mais escassa do que a dos lábios. A mucosa acompanha os movimentos do bucinador, pois está bem fixada a ele. Não apresenta vasos sanguíneos grandes na submucosa como acontece com os lábios.

  Examinada por dentro da boca, a bochecha parece ser muito menor. Superior e inferiormente, termina no fórnice do vestíbulo. Posteriormente, limita-se com a **prega pterigomandibular**, importante ponto de referência para a anestesia do nervo alveolar inferior (Fig. 8-19). Essa prega é formada pelo ligamento pterigomandibular recoberto por mucosa, que fica tenso e bem saliente quando a boca está aberta. Pode deslocar uma dentadura que se estenda além dos limites da sua inserção no trígono retromolar.

  Na altura do segundo molar superior há uma saliência, a **papila parotídea**, que protege a desembocadura do ducto parotídeo. Ela pode ser sentida com a ponta da língua. Quando ferida inadvertidamente pela oclusão dos molares, inflama-se e incha.

- **Vestíbulo:** o vestíbulo da boca é limitado, externamente, pelos lábios e bochechas e, internamente, pelos dentes e processos alveolares recobertos por mucosa. Esses limites se continuam acima e abaixo num sulco (em forma de fundo de saco) que os une, o **fórnice do vestíbulo**. A mucosa que recobre lábios e bochechas dobra-se no fórnice e passa a recobrir o osso alveolar (**mucosa alveolar**).

  Na região dos molares, o fórnice do vestíbulo acima e abaixo corresponde às linhas de origem do músculo bucinador. Na mandíbula, ele se prende muito alto ao osso alveolar da região do terceiro molar, de modo que o fórnice do vestíbulo fica consideravelmente mais raso do que na região do primeiro molar. A ligação desse músculo com a maxila pode ser ultrapassada por um instrumento quando uma cirurgia está sendo realizada no fórnice superior do vestíbulo. Isso cria uma comunicação com o espaço que contém o corpo adiposo da bochecha, o qual pode fazer um prolapso no vestíbulo da boca.

  Com os dentes em oclusão, o vestíbulo comunica-se com a cavidade própria da boca por uma abertura situada entre o ramo da mandíbula e os últimos dentes molares. Em casos de imobilização da mandíbula para tratamento de fraturas, essa abertura pode tornar-se uma via para a alimentação líquida do paciente.

  O vestíbulo é parcialmente septado, acima e abaixo, por pregas mucosas de forma semilunar que unem a mucosa do vestíbulo próxima à gengiva ao lábio (ou à bochecha). Dessas formações, a mais importante é o **freio do lábio superior**, pelo seu tamanho e pela sua significação clínica.

Há casos de inserção baixa, em que ele se estende até a gengiva entre os incisivos centrais e mesmo até a papila incisiva, no palato. Essa inserção é o fator causal do diastema (espaço exagerado) entre os incisivos. Mesmo após sua remoção cirúrgica (frenectomia) em crianças, o espaço não se fecha antes da erupção dos incisivos laterais e caninos permanentes, que empurram o incisivo central em direção mesial. No adulto, somente se fecha à custa de um aparelho ortodôntico. O cirurgião deve estar alerta para o sangramento abundante nas frenectomias, devido à penetração do freio por um ramo da artéria labial superior.*

As outras pregas são: **freio do lábio inferior**, mediano, e **freios laterais**, de desenvolvimentos variáveis, que se destacam da mucosa alveolar ao nível do canino ou dos pré-molares e vão unir-se à mucosa do lábio ou da bochecha.

A inserção do freio labial entre coroas dentais dificulta a limpeza, com a escova, do colo dos dentes vizinhos.

Nos desdentados, a movimentação dos lábios pode fazer com que os freios interfiram com a borda de uma prótese. Quanto mais espessos forem, tanto mais inconveniente será sua presença. Alívios adequados devem ser providenciados nas partes correspondentes da prótese para evitar seu deslocamento e irritação dos freios. Em casos extremos, é indicada a ressecção cirúrgica.

A **mucosa alveolar**, não queratinizada, delgada e vermelha, é ligada ao osso subjacente por uma submucosa frouxa que permite grande mobilidade à mucosa e, consequentemente, aos lábios e bochechas.

A mucosa alveolar comunica-se com uma mucosa especializada, espessa e mais clara, a **gengiva**. O limite entre ambas é percebido como uma linha sinuosa, a **junção mucogengival**.

A gengiva faz parte do **periodonto**, termo que se refere aos tecidos de suporte do dente. Os outros tecidos são o alvéolo dental, o ligamento periodontal (alveolodental) e o cemento. Enquanto estes são considerados o **periodonto de inserção**, a gengiva é o **periodonto de proteção.** Sua maior parte é firme, queratinizada, bem aderida. Essa aderência dá-lhe um aspecto pontilhado pela tração de fascículos colágenos que a ligam fortemente ao osso. Essa gengiva é denominada **inserida**. Em continuação a ela, há a **gengiva livre**, que é móvel, mais lisa e brilhante, menos consistente. Corresponde à porção que circunda o colo do dente, semelhante a um colarinho de camisa. Uma projeção da gengiva livre se insinua em cada espaço interdental, a **papila* interdental** mais afilada entre os dentes anteriores e mais rombuda entre os posteriores. Atrás de cada último molar se eleva a **papila retromolar**. É através da papila interdental que a gengiva vestibular continua com a gengiva lingual. Como a gengiva livre não se insere no dente, entre ambos se forma o **sulco gengival**, de profundidade variável, mas que em condições normais chega a 1 mm ou pouco mais. O fundo do sulco gengival fica no mesmo nível da junção cemento-esmalte à qual se adere. Seu interior é rico em uma substância proteica chamada fluido gengival, que tem função de defesa.

A gengiva inserida, além de sua fixação óssea por meio de fibras colágenas (fibras alveologengivais), fixa-se também no cemento, junto ao fundo do sulco gengival (fibras dentogengivais). Grupos de fibras também dispõem-se de um lado ao outro da papila interdental (fibras transgengivais) e do colo de um dente ao outro (transeptais ou interdentais).

A cicatrização de incisões na gengiva é mais rápida do que na mucosa alveolar, porque ela se adapta firmemente ao osso e às raízes dos dentes; a cicatrização pós-cirúrgica da mucosa alveolar é mais demorada devido a sua frouxidão e fácil deslocamento da inserção óssea.

- **Palato**: ao mesmo tempo teto da cavidade da boca e soalho da cavidade nasal, o palato consiste de duas porções: o **palato duro**, cujo esqueleto é o palato ósseo, e o **palato mole** ou **véu palatino**, composto de tecido fibroso e músculos.

  A mucosa que reveste o palato duro tem a particularidade de ser espessa e unida ao periósteo que cobre o palato ósseo, formando uma lâmina única (mucoperiósteo*). Na dissecção dessa mucosa, o osso fica exposto, uma vez que ela não pode ser separada do periósteo*.

  Devido à sua firmeza, o mucoperiósteo é fácil de ser manipulado na formação de retalhos em cirurgias periodontais, de fendas palatinas e de extração de dentes inclusos. Por outro lado, essa firmeza e aderência dificultam a injeção de soluções anestésicas no palato duro. A pressão que irá exercer sob o mucoperiósteo, agravada pela presença de vasoconstritores, reduz a irrigação sanguínea, provocando isquemia com possíveis ulcerações e até necrose* (Fig. 8-16).*

  A condição de aderência da mucosa ao osso é bem evidente na metade anterior, na parte mediana e no processo alveolar. Mas, entre a parte mediana e o processo alveolar dos molares, a mucosa está afastada do osso. Isso é fácil de ser percebido porque esta área cede à pressão digital ou da ponta da língua. Nesse local, o palato ósseo é horizontal e forma um ângulo reto com o processo alveolar. A mucosa, por sua vez, não tem a mesma dobra aguda para acompanhar o osso. Pelo contrário, distancia-se dele, mantendo sua forma curva, arqueada. Isso cria um espaço de secção triangular, que é preenchido por tecido conjuntivo frouxo e pelos principais nervos e vasos do palato.

  A injeção de líquido anestésico nesse local fica assim facilitada. Muito diferente das áreas em que a mucosa está firmemente aderida, em que o líquido injetado entre ela e o osso exerce uma pressão prejudicial (Fig. 8-15).

  O mucoperiósteo do palato apresenta uma **rafe*** mediana, vestígio da união embriológica das maxilas, que termina adiante em uma saliência lisa, oval, a **papila incisiva**. Leva este nome por estar logo atrás dos incisivos centrais e por cobrir o forame incisivo. A papila incisiva deve ser aliviada na construção de uma prótese. Como ela recobre a emergência do nervo nasopalatino e de uma artéria no forame incisivo, sua compressão pode causar dor, ou hipoestesia, e transtornos circulatórios.

  O terço anterior do palato duro é áspero pela presença das **pregas palatinas transversas** (ou rugas palatinas), de número variável. Elas se irradiam da papila incisiva e da parte anterior da rafe palatina em direção lateral. Ajudam a prender o alimento contra a língua durante a mastigação.

  Nos desdentados que não usam dentadura, o uso continuado do palato e das gengivas em substituição aos dentes determina a formação de calos hipertróficos, que devem ser removidos quando da colocação de prótese.

  No terço ou no quarto posterior do palato duro, entre a mucosa e o osso, tem início uma camada de glândulas salivares menores

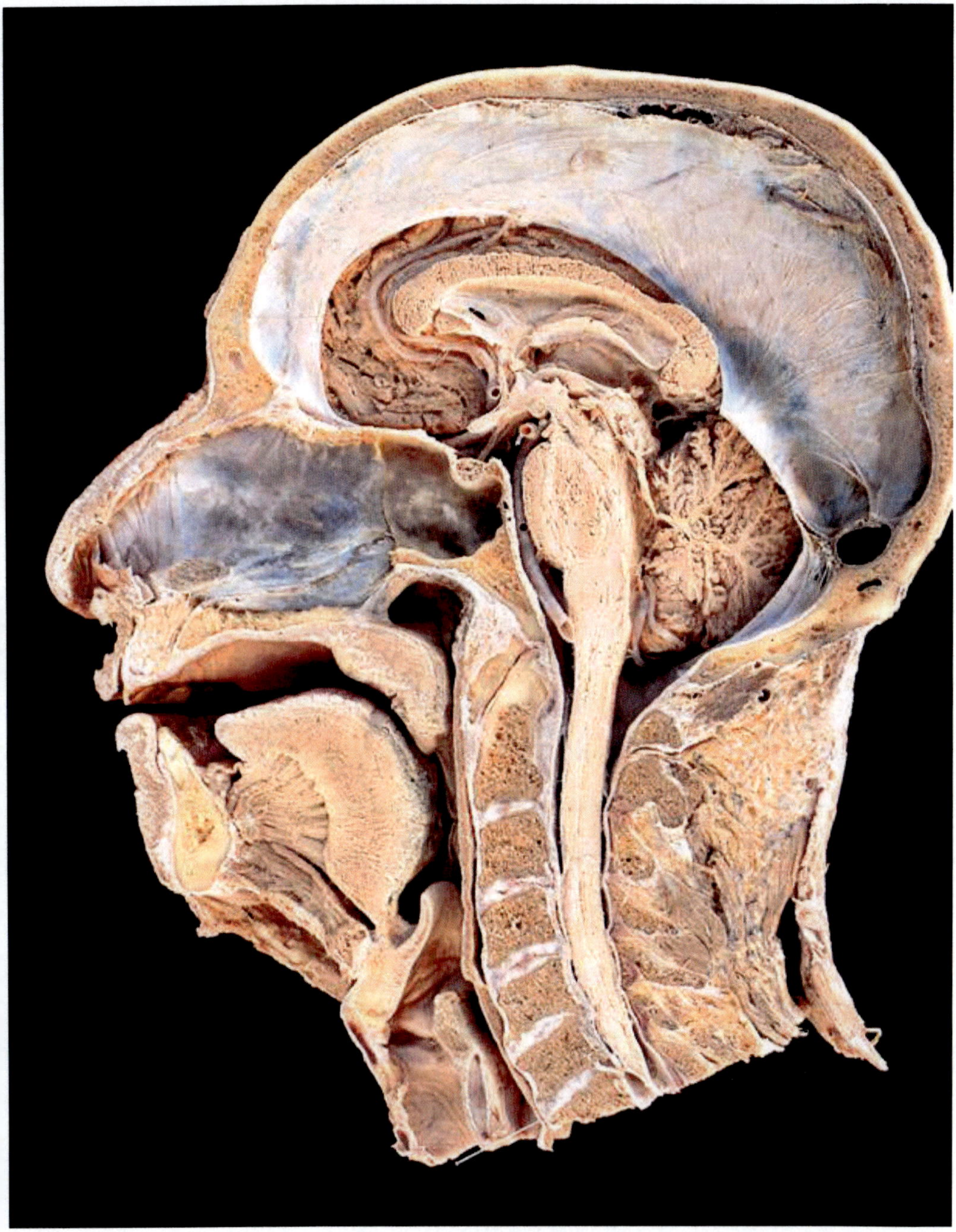

Figura 6-8 – Face medial de uma hemicabeça mostrando a cavidade própria da boca. Seu limite posterior é o istmo da garganta, entre as extremidades do palato mole e da epiglote. Neste local, a raiz da língua corresponde ao limite anterior da bucofaringe.

(**glândulas palatinas**), que se estende ao palato mole. Um par de fóveas palatinas localiza-se logo atrás do palato duro. Elas são formadas pela reunião dos ductos de várias glândulas palatinas.

A linha-limite com o palato mole é distinguível pela troca de cor da mucosa que, de cor de rosa, passa a vermelho-translúcido no indivíduo vivo e também pela mobilidade do palato mole em contraste com o palato duro, que não se movimenta (Fig. 8-16).

O protesista chama este limite de "linha vibratória", a qual não pode ser ultrapassada na confecção de uma prótese total. Ao se pedir para o paciente dizer "AAAH", pode-se observar o palato mole vibrar.

O palato mole é conhecido também como véu palatino devido à sua posição caída, vertical, como um véu ou cortina. Separa a boca da faringe durante a respiração nasal. Na respiração bucal, na fonação e na deglutição ele se levanta em uma posição horizontal para separar a porção bucal da faringe (bucofaringe) da nasofaringe. Desse modo, previne a entrada de alimento na nasofaringe. Se houver paralisia palatina, a nasofaringe fica desprotegida e líquidos e sólidos estão sujeitos a ser regurgitados através do nariz.

As glândulas palatinas agrupam-se densamente por todo o palato mole, formando uma camada alta entre a mucosa e os músculos. Calículos gustatórios* são dispersos pelo palato mole.

A propósito, os músculos do véu palatino foram descritos no capítulo "Músculos da face" e sua releitura é recomendada.

Na borda livre do palato mole projeta-se uma extensão cônica, mediana, de comprimento variável chamada úvula. Lateralmente, a borda livre continua com os arcos palatinos, um dos limites do istmo* da garganta.

- **Istmo da garganta** (Figs. 6-7 e 6-8): é uma abertura que põe em comunicação a cavidade da boca com a bucofaringe, isto é, a porção da faringe que está ao nível da boca. É formada acima pelo palato mole; abaixo, pela raiz da língua; e aos lados, pelos **arcos palatoglosso** e **palatofaríngeo**.

Esses dois arcos, a partir do palato, dirigem-se lateroinferiormente em direção à língua (arco palatoglosso) e à faringe (arco palatofaríngeo). Eles contêm em sua espessura os músculos homônimos, mencionados no capítulo "Músculos da face". Com a boca aberta, observa-se que o arco mais posterior (palatofaríngeo) é o que mais se aproxima do plano mediano. O arco palatoglosso possui calículos gustatórios.

Entre os dois arcos encontra-se a fossa tonsilar, que aloja a **tonsila (amígdala) palatina**, uma massa de tecido linfoide que lembra um ovário em forma e tamanho. É considerada pertencente à faringe; situa-se, no entanto, em uma área intermediária à cavidade da boca e à faringe.

Na região do istmo da garganta e em suas proximidades há, além da tonsila palatina, outros órgãos linfáticos mais ou menos bem definidos. São a tonsila faríngea (adenoide, quando aumentada de volume), tonsila tubária, tonsila lingual e numerosos folículos linfáticos solitários que formam, no conjunto, o chamado anel linfático. Mais desenvolvido na criança do que no adulto, protege a entrada do sistema digestório de possíveis infecções.

- **Soalho da boca:** o soalho da boca é todo coberto por mucosa, que se inicia como gengiva lingual e continua como mucosa alveolar, havendo entre elas nítida linha de junção mucogengival, tal como acontece no vestíbulo. A partir do processo alveolar, a mucosa deixa de revestir o osso e se expande por todo o soalho da boca, onde ela é delgada, vermelha, translúcida e frouxamente fixada aos planos profundos. Continua com a mucosa da língua.

Quando a ponta da língua é erguida até o palato, aparece distendida no soalho da boca uma prega mucosa mediana, o **freio da língua**. A cada lado dele, e próximo à sua extremidade anterior, existe uma elevação, que é a **carúncula* sublingual**, na qual se abre o ducto da glândula submandibular. A partir daí e em direção lateroposterior, há uma elevação chamada **prega sublingual**, formada pela proeminência da glândula sublingual e do ducto da glândula submandibular.

Abaixo da mucosa do soalho da boca estão os músculos milo-hióideos, considerados um diafragma bucal incompleto. Entre músculo e mucosa existe, de cada lado, um espaço preenchido pela glândula sublingual, pelo ducto da glândula submandibular, músculo gênio-hióideo, nervo lingual, nervo hipoglosso, pela artéria e veia sublinguais.

A veia sublingual é visível, às vezes, como um cordão azul ao lado do freio da língua. Em alguns casos, o nervo lingual pode ser visto ao lado do último molar. Esses elementos, juntamente com o ducto submandibular, são bastante superficiais e podem ser facilmente lesados em intervenções no soalho da boca, ou mesmo por manobras desastradas com extratores ou sindesmótomos durante extração dental.

Processos infecciosos, coleções líquidas na região sublingual, disseminam-se com facilidade por vários motivos: 1. a mucosa do soalho da boca permite ampla distensão; 2. pode passar de um lado para o outro porque não há um septo suficientemente grande para barrar essa comunicação; 3. pode-se propagar atrás do músculo milo-hióideo em direção cervical.

Um cisto que comumente se desenvolve na região sublingual é a rânula, uma massa flutuante com desenvolvimento lento, indolor.

Quando rápida absorção de uma droga é desejada, um comprimido é colocado no soalho da boca, onde é dissolvido; penetra na veia profunda da língua e na veia sublingual em menos de 1 minuto.

Entubação transcutânea submandibular, com dissecção a partir do soalho da boca (junto à mandíbula entre o primeiro pré-molar e o primeiro molar) e sua transfixação, tem sido usada nas cirurgias craniomaxilofaciais como uma alternativa às entubações endotraqueais (pela boca ou nariz) ou à traqueostomia.

Responda ao Teste 9, página 157.

A língua

(Fig. 6-9)

A língua está fixada no soalho da boca e é ligada por músculos extrínsecos à mandíbula (músculo genioglosso), ao osso hioide (músculo hioglosso), ao processo estiloide (músculo estiloglosso) e ao palato (músculo palatoglosso). Completam a massa muscular da língua os seus músculos intrínsecos. Estão todos descritos no capítulo "Músculos da face" (Figs. 4-35, 4-36 e 4-37).

Toda essa musculatura se adere a uma mucosa que tem consistência, inervação, coloração e função diferentes, conforme a parte da língua que reveste.

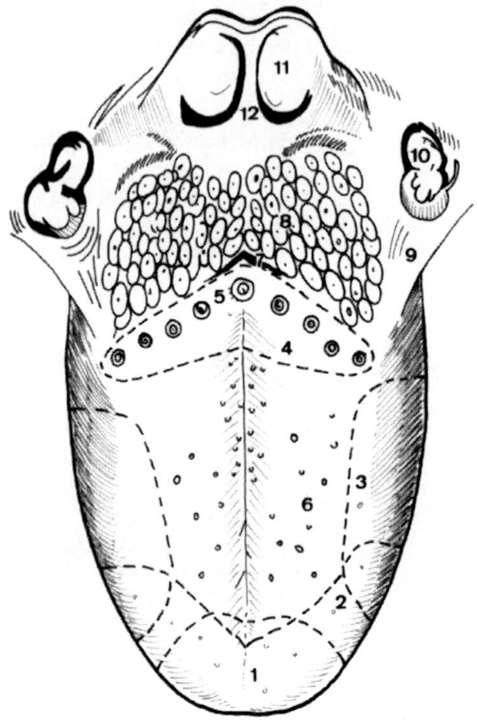

Figura 6-9 – Língua, com demarcação das zonas do gosto por linhas interrompidas.

1 Doce
2 Salgado
3 Ácido
4 Amargo
5 Papilas circunvaladas
6 Papilas fungiformes
7 Sulco terminal
8 Tonsila lingual
9 Arco palatoglosso
10 Tonsila palatina
11 Valécula epiglótica
12 Prega glossoepiglótica mediana

Seus dois terços anteriores compreendem o **dorso**, as **margens**, a **face inferior** e o **ápice**. O terço posterior tem sido referido como base ou raiz.

A face inferior da língua está voltada para o soalho da boca; as suas mucosas são contínuas e semelhantes. Na língua, a mucosa forma uma dobra ondulada denominada **prega franjada** e recobre a veia profunda da língua (visível como uma mancha azul) e a **glândula lingual anterior**, perto do ápice. Reconhece-se também nesta face o **freio lingual**, já mencionado anteriormente.

Freios linguais hipertróficos podem causar problemas de fonação e dificuldades para a colocação de próteses sobre a mandíbula. Ocasionalmente, o freio lingual de lactentes estende-se até o ápice da língua, interferindo com a protrusão; esta condição é conhecida como anciloglossia ou "língua presa".*

O dorso da língua tem seus dois terços anteriores separados do terço posterior pelo **sulco terminal**, que tem forma de V, de abertura anterior e vértice mediano (que coincide com o forame cego).

O terço posterior, que é a raiz, é vertical e volta-se para a faringe. Sua mucosa cobre massas de tecido linfoide que formam saliências superficiais. Ao seu conjunto se dá o nome de **tonsila lingual**. Cobre também as pequenas glândulas mucosas (salivares) linguais. A base da língua liga-se à epiglote por três pregas mucosas, uma mediana e duas laterais. Cada **prega glossoepiglótica lateral** limita, com a **prega glossoepiglótica mediana**, uma depressão denominada **valécula epiglótica**. A mucosa do terço posterior é inervada pelo nervo glossofaríngeo.

Os dois terços anteriores do dorso da língua apresentam mucosa rugosa devido à presença das **papilas* linguais**. Continuam com a face inferior pelas margens e ápice da língua. Um **sulco mediano** raso estende-se do forame cego ao ápice da língua, marcando suas duas metades.

Das papilas linguais, as maiores são as **papilas circunvaladas**. Elas se enfileiram logo à frente do sulco terminal, paralelas a ele. Cada uma consiste de uma saliência central circundada por uma parede circular. Entre ambas, dispõe-se uma vala com 2 a 3 mm de profundidade, na qual se abrem canais de glândulas salivares serosas e são encontrados calículos gustatórios.

As segundas em tamanho são as **papilas fungiformes**, que também possuem calículos gustatórios. São lisas, avermelhadas, em forma de cogumelo e distribuem-se de maneira bem espaçada. Concentram-se mais nas proximidades do ápice e das margens. Nos indivíduos vivos, podem ser distinguidas como pontos vermelhos luminosos.

As **papilas filiformes** distribuem-se abundantemente por todo o dorso da língua. São longas e estreitas (em forma de fio) e por isso conferem um aspecto piloso à língua. Não são dotadas de calículos gustatórios. Possuem corpúsculos do tato.

Calículos gustatórios são também encontrados nas **papilas folhadas**, na porção posterior da margem da língua, e alguns poucos esparsos no palato mole, epiglote e parede posterior da faringe.

A mucosa dos dois terços anteriores é inervada pelo nervo lingual (sensação geral). A sensação gustatória é de responsabilidade do nervo facial-intermédio.

Os músculos da língua são inervados pelo nervo hipoglosso. Sua lesão pode provocar paralisia do lado afetado.

A língua, internamente, e os lábios e as bochechas, externamente, constituem complexos musculares que influenciam a posição vestibulolingual dos dentes. Como se equivalem em força, os dentes, entre esses dois complexos, ficam em uma posição equilibrada. Entretanto, esse equilíbrio pode ser perturbado se a língua for muito volumosa e fizer muita pressão nos dentes; provocarão expansão dos arcos dentais. Felizmente, a macroglossia regride espontaneamente na puberdade e raramente persiste no adulto. Não é o caso da hipertrofia congênita da musculatura da língua associada ao cretinismo e ao mongolismo. A expansão dos arcos pode também ocorrer pelo desequilíbrio muscular diante de uma hipotonia dos músculos dos lábios.

Língua muito longa e estreita pode insinuar-se entre os incisivos, provocando a mordida aberta. Língua saburrosa (com saburra ou sarro) pode ocorrer devido ao fumo, às infecções respiratórias e bucais e à febre. A higienização da língua é muito importante e previne, entre outros fatores, a halitose.

As glândulas salivares

(Figs. 4-36, 6-9 a 6-15)

Quando se fala em funções da saliva, a primeira que nos vem à mente é a do umedecimento, dissolução e lubrificação do alimento para sua deglutição. Mas há outras. A saliva serosa é fluida, aquosa, e promove a autóclise ou limpeza das superfícies. A saliva mucosa é viscosa, espessa, ajuda a formar o bolo alimentar, ligando ou grudando as partículas de alimento para facilitar a deglutição.

Na sua constituição química, está a enzima que desdobra polissacárides e inicia assim a primeira fase da digestão. Ao agir como

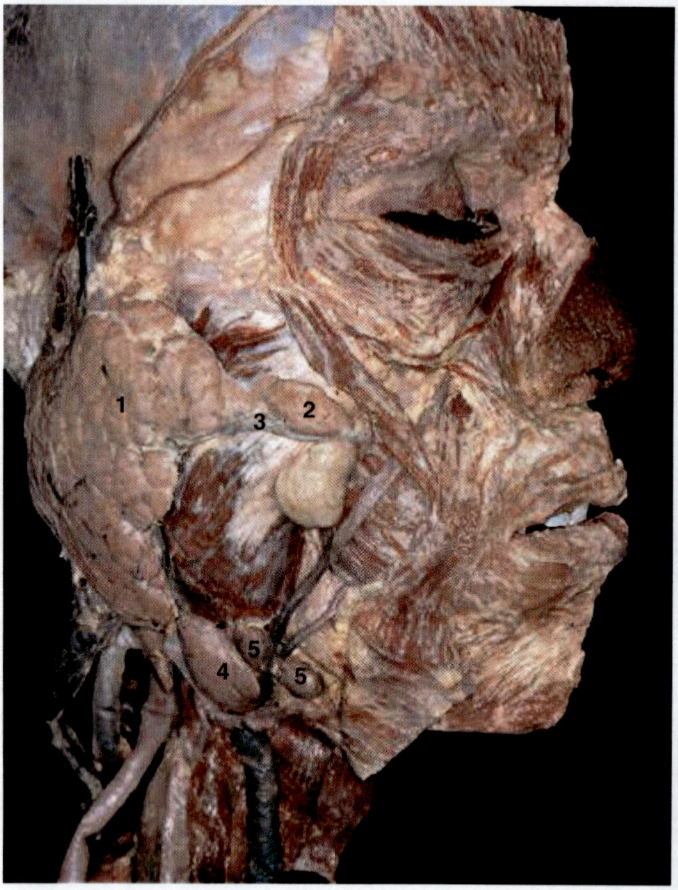

Figura 6-10 – Glândula parótida (com parótida acessória e ducto parotídeo, ambos acima do corpo adiposo da bochecha) e glândula submandibular (tendo à frente dois linfonodos submandibulares).

1 Glândula parótida
2 Glândula parótida acessória
3 Ducto parotídeo
4 Glândula submandibular
5 Linfonodo submandibular

um solvente, ela auxilia na sensação do tato. A boca é mantida limpa (autóclise) devido ao meio úmido que a saliva proporciona. Isso facilita os movimentos dos lábios, bochechas e língua e ajuda na fala. Ela é importante na prevenção da formação de cárie dental.

A saliva contém também algumas substâncias que inibem o crescimento e a atividade bacteriana e outras que reduzem o tempo de coagulação do sangue. Isso está associado ao instinto dos animais de lamberem as suas feridas.

O pH da saliva é levemente ácido. Se o pH aumenta, seus componentes inorgânicos carbonato de cálcio e sulfato de cálcio são depositados sobre os dentes como tártaro e podem também formar cálculos salivares nas glândulas ou nos seus ductos. Se o pH cai muito, as superfícies dentais começam a se descalcificar.*

Quando o dentista coloca um rolo de algodão em algum local da boca do paciente, ele está tentando absorver a saliva que por ali escorre e deixar mais seco seu campo de trabalho. Ele sabe quais são os locais onde se abrem os ductos grandes e resistentes das glândulas salivares maiores (parótida, submandibular e sublingual), e os muitos e pequenos ductos das glândulas menores (palatinas, labiais, bucais e linguais).

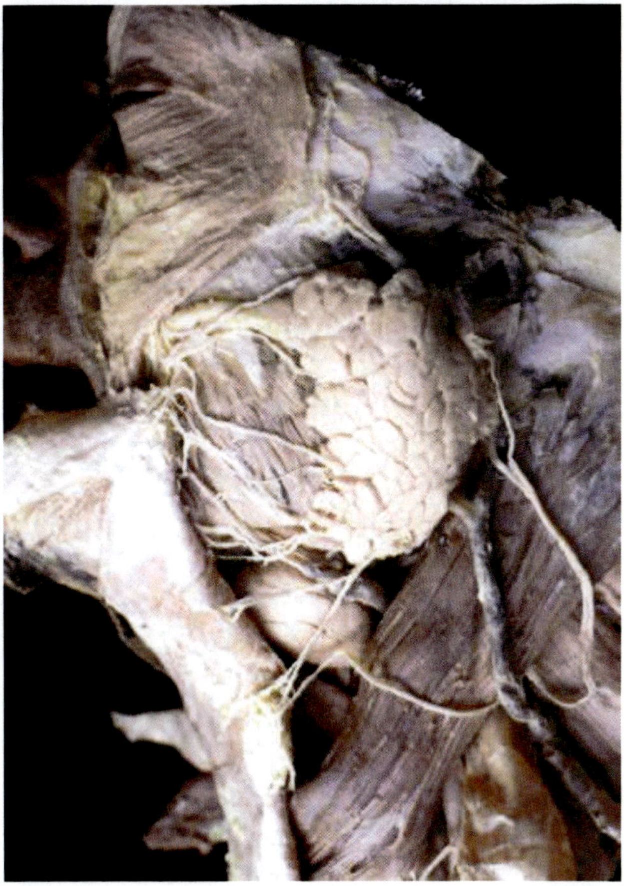

Figura 6-11 – Glândulas parótida e submandibular. Notar ramos do nervo facial saindo de dentro da parótida.

Glândulas que se abrem no vestíbulo

- **Glândula parótida:** situa-se entre o músculo esternocleidomastóideo e a borda posterior do ramo da mandíbula. Acima, limita-se com a ATM e o meato acústico cartilagíneo, e abaixo, estende-se até o nível do ângulo da mandíbula. Tem uma parte superficial conectada por um istmo a uma parte profunda. Ambas as partes abraçam a mandíbula e os músculos masseter e pterigóideo medial nela inseridos. A parte superficial, maior, recobre grande porção do músculo masseter e, frequentemente, apresenta uma extensão anterior, que acompanha por baixo o arco zigomático. Por ser uma porção às vezes destacada da glândula, é conhecida como **glândula parótida acessória**.

A parte profunda, menor, fica entre o músculo pterigóideo medial e os músculos do processo estiloide. O istmo é perfurado horizontalmente pelo nervo facial e, verticalmente, pela veia retromandibular. Já no lobo* profundo, a artéria carótida externa também atravessa verticalmente a glândula, e a artéria maxilar emerge daí.

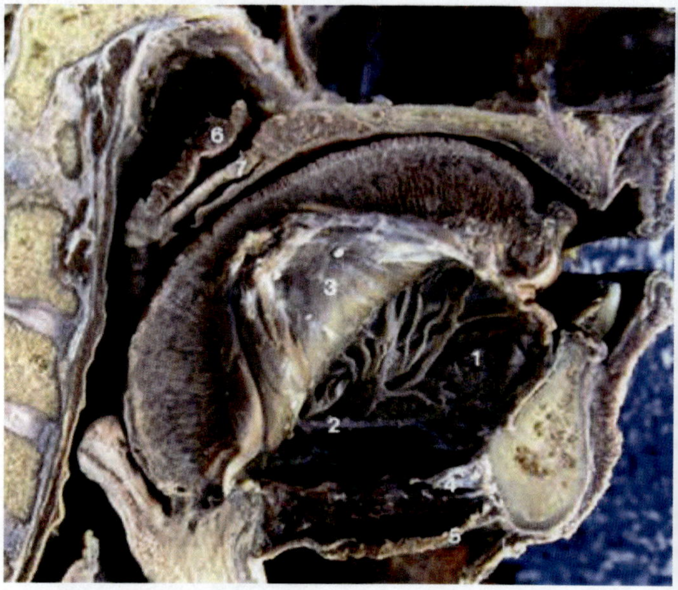

Figura 6-12 – Glândula sublingual e ducto submandibular. Notar ramos dos nervos lingual e hipoglosso penetrando na língua. Notar também as camadas muscular, glandular (glândulas palatinas) e mucosa que foram separadas no palato mole.

Ver também Fig. 4-36.

1 Glândula sublingual
2 Ducto submandibular
3 M. genioglosso (rebatido)
4 M. gênio-hióideo
5 M. milo-hióideo
6 Músculos do palato
7 Glândulas palatinas

A parótida é completamente envolvida pela fáscia cervical, que nesse local passa a se chamar **fáscia* parotídea**. Ela se prende no arco zigomático, no processo estiloide e fusiona-se com a fáscia massetérica e a fáscia do músculo esternocleidomastóideo. Forma um compartimento fechado, que é o responsável pela intensa dor causada pelo edema* inflamatório da glândula. A fáscia parotídea envia septos para o interior da glândula, dividindo-a em lóbulos* e tornando difícil sua remoção cirúrgica, quando necessária. Nesse aspecto, é bem diferente da glândula submandibular, que é frouxamente envolvida por fáscia e facilmente removível.

O **ducto parotídeo** começa com numerosos ramos na substância da glândula, cruza o músculo masseter paralelo e 1½ cm abaixo do arco zigomático. Contorna a borda anterior do masseter, perfura o corpo adiposo da bochecha e em seguida o músculo bucinador para se abrir no vestíbulo da boca, próximo ao segundo molar superior, no qual existe uma saliência, a papila parotídea.

Com os dentes em oclusão forçada, o ducto parotídeo pode ser palpado de encontro à borda anterior do masseter. Se for preciso explorá-lo com uma sonda, é necessário saber que sua curva em torno do masseter pode ser tão aguda quanto a de um ângulo reto.

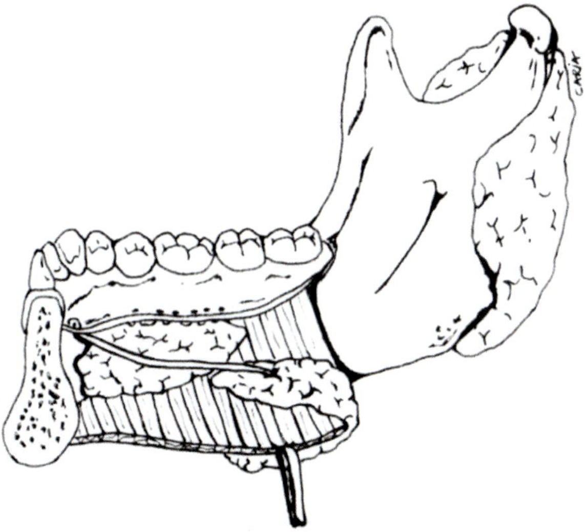

Figura 6-13 – Glândulas salivares maiores em suas posições junto à mandíbula e ao músculo milo-hióideo. Notar o ducto submandibular emergindo do prolongamento profundo da glândula submandibular.

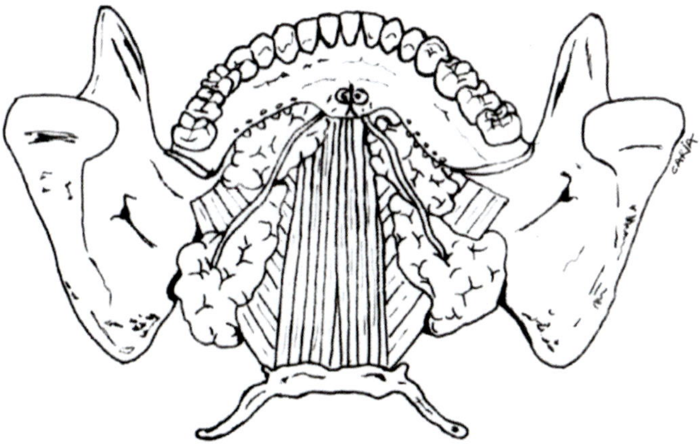

Figura 6-14 – Glândulas sublinguais e parte das glândulas submandibulares, com seus ductos, no soalho da boca, tendo como referência a mandíbula, o hioide e os músculos milo-hióideo e gênio-hióideo.

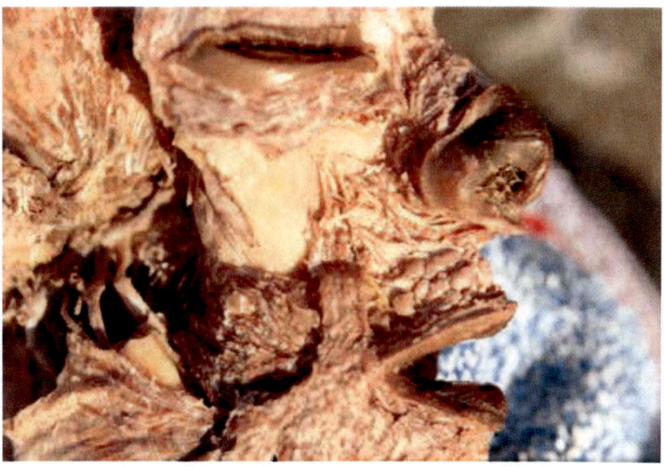

Figura 6-15 – Glândulas labiais superiores. O músculo orbicular da boca foi removido no lábio superior.

Quando a glândula parótida se acha inflamada ou seu ducto está obstruído por um cálculo, uma dor intensa logo se instala porque a fáscia parotídea, que a envolve completamente, limita a tumefação. A fáscia da glândula distende-se e dói. A dor agrava-se quando a boca é aberta porque a glândula fica comprimida entre o ramo da mandíbula e o processo mastoide e seus músculos.

Infecções bacterianas graves podem propagar-se da boca para a glândula parótida via ducto parotídeo. Uma higiene bucal muito precária também pode levar a parótida a uma infecção pela mesma via de disseminação.

- **Glândulas labiais** (Fig. 6-15): numerosas pequenas glândulas situadas na submucosa dos lábios superior e inferior. Chegam a formar uma camada quase contínua entre a mucosa e o músculo orbicular da boca. Seus ductos abrem-se diretamente na mucosa dos lábios.

Se eles ficarem ocluídos por algum distúrbio, um cisto mucoso azulado (mucocele) se desenvolverá devido ao intumescimento da glândula.

- **Glândulas da bochecha:** pequenas e escassas glândulas arredondadas, dispersas irregularmente na submucosa da bochecha, entre os feixes do músculo bucinador e mesmo na face externa desse músculo. Alguns autores denominam de glândulas molares aquelas situadas próximas aos últimos dentes molares.

Glândulas que se abrem na cavidade própria da boca

- **Glândula submandibular:** com metade do tamanho da parótida, é um corpo alongado que pode ser dividido em duas porções: uma superficial, maior, arredondada, contínua com outra menor, que constitui seu prolongamento profundo. Sua superfície não é lisa, mas composta por um número variável de lóbulos unidos entre si por tecido conjuntivo. Parte da porção superficial contata com a fóvea submandibular e, portanto, fica oculta acima da mandíbula. A parte visível é coberta apenas pela pele e platisma; ocupa o triângulo submandibular e fica em contato com o tendão intermédio do músculo digástrico. Medialmente, a glândula está em contato com os músculos milo-hióideo e hioglosso. Entre esses músculos há um interstício que dá acesso à região sublingual, e é justamente por ele que passa o prolongamento profundo da glândula submandibular e, em contato com este, o ducto submandibular.

No cadáver, o ducto submandibular assemelha-se a uma veia; ele cruza o nervo lingual superiormente, corre ao longo da superfície medial da glândula sublingual e abre-se na carúncula sublingual ao lado do freio da língua.

Sialolitíase (cálculo salivar) não é incomum nesse ducto; é a patologia mais comum das glândulas salivares maiores. A glândula apresenta-se aumentada e hipersensível, principalmente durante as refeições, devido à maior secreção salivar. A glândula submandibular é a mais frequentemente envolvida (80 a 90%), seguida da parótida (5 a 20%). Sialoendoscopia é uma técnica usada com sucesso na remoção da sialolitíase. Sialolitos localizados anteriormente ao primeiro molar inferior são facilmente removidos por meio de cirurgia; o acesso não é difícil apesar da mobilidade da região. As sialografias ou radiografias com meio de contraste injetado no ducto são úteis para diagnosticar a litíase. Cintilografia e ultrassonografia são outros exames empregados.

A fáscia cervical providencia um compartimento para a glândula submandibular, mas não a envolve completamente porque seu prolongamento profundo passa por uma abertura e fica fora desse compartimento. A fáscia está frouxamente aderida à glândula.

No indivíduo vivo, a submandibular pode ser palpada entre o dedo indicador, colocado no soalho da boca, e o polegar, colocado por fora à frente do ângulo da mandíbula.

- **Glândula sublingual** (Fig. 4-37): situada no soalho da boca, descansa sobre o músculo milo-hióideo e faz saliência na mucosa (prega sublingual). É um corpo alongado e achatado, em contato com a fóvea sublingual da mandíbula, de um lado, e com o ducto submandibular, o nervo lingual e o músculo genioglosso, de outro. No plano mediano, as duas glândulas sublinguais estão em contato pelas suas extremidades anteriores.

  Diferentemente das outras glândulas salivares maiores, a glândula sublingual não tem um ducto único, mas uma dúzia de **ductos sublinguais menores**, ou até mais, que se abrem separadamente na prega sublingual. É descrito um ducto maior – **o ducto sublingual maior** – que se junta ao ducto submandibular ou se abre próximo a este, na carúncula sublingual.

  Do ponto de vista cirúrgico, a prega sublingual marca não apenas a posição da glândula sublingual, mas também a linha do ducto submandibular e do nervo lingual.

- **Glândulas palatinas** (Figs. 6-7 e 6-11): por estarem densamente agrupadas, formam uma camada na submucosa do palato mole. Ocupam também parte do arco palatoglosso, posteriormente, e a porção posterior do palato duro, anteriormente. Apesar de estarem compactadas como se fossem um corpo único, cada pequena glândula tem seu próprio ducto que perfura a mucosa do palato. Nos pacientes que ficam com a boca aberta durante longo tempo, podem-se visualizar gotículas de saliva nos locais de abertura dos ductos.

- **Glândulas linguais:** consistem em dois conglomerados. Umas são encontradas na raiz da língua, próximas ao dorso. São do tipo seroso, que desembocam na vala das papilas circunvaladas, e do tipo mucoso, que se abrem por seus diminutos ductos nas criptas linguais dos nódulos linfáticos da tonsila lingual.

  O outro conglomerado constitui a glândula lingual anterior, que fica incrustada na massa muscular da língua, próximo ao ápice. Seus pequenos ductos terminam na mucosa da face inferior da língua.

  Como foi observado, ductos excretores de glândulas salivares estão espalhados por toda a boca. Em todas as suas paredes (lábios, bochechas, soalho, palato, istmo da garganta) há glândulas salivares serosa (parótida), mucosas (a maioria das glândulas menores) e mistas (submandibular e sublingual).

  A secreção serosa (fluida, aquosa) ajuda a remover partículas de alimento da superfície da gengiva, bochecha e dorso da língua, enquanto a secreção mucosa (viscosa, espessa) ajuda a ligar (grudar) a comida mastigada para formar o bolo a ser deglutido e protege o epitélio bucal da ação das partículas de alimento.

As glândulas salivares possuem inervações simpática e parassimpática. As fibras simpáticas pós-ganglionares originam-se do gânglio cervical superior e seguem a artéria carótida externa e seus ramos. As fibras parassimpáticas originam-se nos núcleos salivatórios superior e inferior. Do primeiro, elas saem pelo nervo intermédio do facial e alcançam todas as glândulas maiores, menos a parótida. Do núcleo salivatório inferior, elas saem pelo nervo glossofaríngeo e daí vão à parótida. É interessante notar que apesar de o nervo facial atravessar a parótida, é a única glândula salivar maior que ele não inerva.

A inervação simpática promove vasoconstrição e secreção viscosa pouco abundante. A inervação parassimpática promove vasodilatação e secreção fluida e abundante. Sobre ela, consultar as páginas 195 a 198.

Durante a extração de dentes inferiores, é comum o dentista remover com gaze saliva espessa, viscosa. É que a anestesia bloqueia também o nervo lingual, ao qual está anexado o nervo corda do tímpano, ramo do facial, responsável pela inervação parassimpática, principalmente da glândula submandibular, que é predominantemente serosa. Com isso, a saliva serosa fluida não é produzida, mas a saliva viscosa da inervação simpática continua a ser produzida e excretada, modificando, assim, o teor da viscosidade da saliva de toda a boca.

Responda ao Teste 10, ao final do capítulo. Desenvolva o estudo dirigido "Boca e formações anatômicas anexas" no *site* www.anatomiafacial.com. Acesse o *link* "Aprendendo Anatomia" e, em seguida, "Estudo dirigido".

Anatomia funcional da boca

- **Mecanismo da mastigação:** quando o alimento chega à boca ele é logo cortado pelos dentes anteriores, caso isto seja necessário. O trabalho mais longo é o de ciclos mastigatórios combinados e contínuos realizado pelos dentes posteriores em um dos lados da boca (e constantemente trocado), para a trituração e insalivação do alimento. Essa ação mastigatória é realizada tendo por base uma atividade neuromuscular cooperativa, que enseja movimentos sucessivos em permanente sincronismo. Os movimentos de lábios e bochechas são comandados pelo nervo facial e os da língua pelo nervo hipoglosso, em concomitância com os deslocamentos da mandíbula cujos músculos são controlados pelo nervo trigêmeo e com a produção de saliva por estímulos simpáticos e parassimpáticos (glossofaríngeo e facial). Para completar a movimentação da boca durante a mastigação, músculos do palato mole (inervados pelo trigêmeo, glossofaríngeo e vago) e do soalho da boca (trigêmeo, facial e hipoglosso) também agem em sintonia com os demais. Tudo dentro de uma coordenação perfeita.

Trabalham todos, portanto, dentro de um largo espectro de informações, de tal modo que quando o músculo bucinador da bochecha e os músculos labiais (nervo facial), de um lado, e a língua (nervo hipoglosso), de outro, estão deslocando o bolo alimentar em direção aos dentes não são feridos por eles porque as ações são articuladas. É como no reflexo corneal, em que a córnea é estimulada por uma ação física direta (sensibilidade conduzida por um ramo do nervo trigêmeo) e a resposta de proteção é do nervo facial, motor, que cerra as pálpebras imediatamente.

Para completar o trabalho harmônico e cooperativo dos nervos, a consistência do bolo alimentar, umedecido pela saliva, adequada para a deglutição, é captada por proprioceptores ligados ao trigêmeo e localizados no periodonto, ATM e músculos.

- **Mecanismo da deglutição:** para a deglutição, são requeridas duas condições básicas: dentes em oclusão e respiração suspensa. A primeira condição significa que os músculos elevadores da mandíbula agem como fixadores para imobilizar a mandíbula, tornando-a uma base a partir da qual o soalho da boca, a língua e o complexo osso hioide-laringe são deslocados para cima pela musculatura do véu palatino, da língua e supra-hióidea, respectivamente. A faringe também é erguida neste conjunto pela ação dos músculos palatofaríngeo e estilofaríngeo.

  A elevação da língua exerce forte pressão no palato, comprimindo o bolo alimentar primeiramente contra o palato duro e depois, ao ser movido para trás, contra o palato mole. A partir daí, receptores sensitivos do nervo glossofaríngeo desencadeiam uma série de movimentos reflexos nos músculos da língua, palato mole e faringe, levando o bolo alimentar a passar rapidamente pelo istmo da garganta e em seguida alcançar a faringe, ao mesmo tempo que a parte nasal da faringe é fechada por músculos palatinos. O bolo desce acompanhando o dorso da epiglote e logo alcança o esôfago, cujo esfíncter esofágico superior se abre pela ação do nervo vago.

  Toda essa movimentação, até o início do esôfago, é feita de maneira voluntária, tanto é que o processo mastigação/ingestão pode ser suspenso se, por exemplo, receptores gustatórios ligados aos nervos facial e glossofaríngeo detectam algum sabor desagradável ou estranho do alimento. A movimentação passa a ser involuntária a partir do esôfago.

- **Mecanismo da sucção:** na sucção são realizados movimentos musculares, em ciclos sucessivos, semelhantes àqueles da mastigação e deglutição. Por conseguinte, os mesmos nervos motores (trigêmeo, facial, glossofaríngeo, vago e hipoglosso) participam dessa dinâmica neuromuscular. Os músculos da mastigação e supra-hióideos têm um desempenho importante no acionamento da mandíbula e do soalho da boca. Mais importantes ainda são os músculos orbicular da boca, bucinador e mentoniano e os músculos linguais, responsáveis pela sucção do mamilo.

  Ao sugar, como na amamentação, eles produzem uma pressão atmosférica negativa no interior da boca; o vácuo resultante dessa pressão, em sinergia com a compressão das gengivas sobre o mamilo, atrai o leite que escoa por um sulco formado ao longo da língua. A deglutição ocorre em seguida, após a língua ser comprimida contra o palato. À medida que o leite escorre pela faringe, a respiração é interrompida pelo fechamento da parte nasal da faringe pelos músculos tensor e levantador do véu palatino. Quando a criança deglute, ela solta o mamilo que estava apertando com suas gengivas, respira e começa tudo de novo.

  Quando os ciclos de sucção são muito rápidos ou quando os lábios se abrem e perdem o contato com a mama, o ar entra na boca e isto provoca regurgitação e eructação.

Considerações anatômicas sobre propagações de infecções odontogênicas

Infecções de origem dental podem ficar circunscritas na área de origem, como uma resposta inflamatória local, e também se irradiar através de vasos linfáticos e venosos, mas a principal via de difusão são os espaços conjuntivos (tecido celuloadiposo que ocupa espaços entre estruturas mais resistentes) da face e do pescoço. Essa propagação depende da virulência dos microrganismos envolvidos: pacientes com diabetes não controlada podem sofrer rápida multiplicação bacteriana, mesmo com organismos de virulência baixa. Assim que a infecção aumenta e o pus insinua-se por entre os tecidos, forma um abscesso*, cuja localização depende das barreiras anatômicas que encontrará. Essas barreiras são formações anatômicas, como osso, músculo, tendão e fáscia, as quais devem ser bem conhecidas. O estudo de regiões específicas envolvidas nos processos inflamatórios traz particular interesse, bem como os movimentos das suas estruturas durante a função. Isso é importante no diagnóstico clínico e respectivo tratamento das infecções da face e do pescoço e alerta para os perigos em potencial a que o paciente está sujeito.

Relações alveolodentais

A propagação de uma infecção periapical faz-se em direção aos locais de menor resistência. O osso alveolar é a primeira barreira que a infecção encontra, formando um abscesso dentoalveolar. Se o canal do dente doente é tratado ou se o dente é extraído, o abscesso geralmente desaparece. Se não são tomadas essas providências, o abscesso permanece em um estado "silencioso", crônico, ou torna-se agudo e propaga-se de maneira concêntrica dentro do osso até alcançar e perfurar uma das lâminas corticais externas, geralmente a mais próxima. Fora do osso, ou eleva o periósteo, permanecendo subperiostal, ou mais comumente perfura-o. Portanto, o primeiro conhecimento que se deve ter é o de relação dos ápices dentais com o processo alveolar, bem como entre aquele e as cavidades ósseas da face. Esse assunto se encontra bem desenvolvido no subcapítulo correspondente ("Topografia dentoalveolar").

Na maxila, a lâmina cortical vestibular é fina, o que facilita a penetração dos abscessos vestibularmente (Fig. 2-19). Quando se abrem lingualmente, é exceção; o mesmo ocorre quando se abrem na cavidade nasal ou no seio maxilar. Além de ser mais fina, a lâmina vestibular está mais próxima dos ápices dos dentes superiores; com exceções da raiz lingual de pré-molares (quando a apresentam) e de molares; o incisivo lateral, às vezes, coloca seu ápice equidistante de ambas as lâminas ósseas.

Outra relação importante é aquela entre o comprimento das raízes dos dentes e a profundidade do vestíbulo. O sulco vestibular superior é mais profundo que o inferior. Está geralmente ao nível ou pouco acima dos ápices dos dentes.

Na mandíbula, a relação dos ápices radiculares com a superfície óssea varia. Os ápices dos incisivos, caninos, pré-molares e primeiro molar estão usualmente situados próximos à lâmina vestibular, enquanto os ápices do segundo e terceiro molares estão mais próximos da lâmina lingual (Fig. 2-22). Ainda que essas diferenças na localização dos ápices indiquem onde se pode esperar a perfuração de abscesso de uma infecção periapical, tem sido mostrado que a perfuração lingual dos dois últimos molares acontece somente em pouquíssimos casos. A explicação para essa discrepância pode ser encontrada na estrutura densa da mandíbula nessa área, o que leva o abscesso a forçar caminho ao longo do espaço periodontal, que é a via de menor resistência. Isto frequentemente resulta em destruição do osso inter-radicular. A descarga de pus* terá lugar então através da fenda gengival vestibular por causa da inclinação lingual das coroas dos molares inferiores.

Vias de disseminação de processos* sépticos dos dentes superiores

(Figs. 6-16 a 6-20)

Na região dos incisivos, a propagação da infecção odontogênica tende a ficar circunscrita intrabucalmente devido à influência do músculo orbicular da boca e o denso tecido subcutâneo na base do nariz, que limita a infecção abaixo da mucosa alveolar. Entretanto, processos sépticos do incisivo lateral podem alcançar o sulco nasolabial; em outros casos, dirige-se para o palato, o qual limita a disseminação devido à sua inserção densa (Fig. 6-18). Em casos extremos, abrem-se na cavidade nasal (Fig. 6-19).

A submucosa do palato é firmemente aderida ao periósteo e os abscessos palatinos são encontrados abaixo do periósteo e, portanto, profundamente em relação aos vasos e nervos palatinos. Esses elementos podem ser lesados se a incisão do abscesso não for feita paralelamente a eles e próxima ao arco dental.

Em relação ao canino, deve-se considerar a origem dos músculos que elevam o lábio superior. Se o local da perfuração for abaixo da origem do músculo levantador do ângulo da boca, ocorrerá abscesso intrabucal, semelhante àquele dos incisivos, com edema no lábio. Se o ápice do canino está situado acima da origem do músculo levantador do ângulo da boca, o abscesso emerge extrabucalmente e insinua-se pelo espaço canino, que é a área anatômica compreendida entre a superfície anterior da maxila e os músculos levantadores do lábio superior. Esses músculos impedem que o abscesso se exteriorize na região infraorbital, mas uma fenda existente entre o levantador do lábio superior e o levantador do lábio superior e da asa do nariz permite que ele se torne mais superficial, podendo ser notado ao lado do nariz, modificando o sulco nasolabial (Fig. 6-20) e podendo alcançar o ângulo medial do olho e do tecido conjuntivo da pálpebra inferior. Não deve ser confundido com dacriociste.

O mesmo pode acontecer com o primeiro pré-molar, devido a sua posição semelhante à do canino. Mas como sua raiz é mais curta, os abscessos provenientes dele (e do segundo pré-molar também) ficam intrabucais. A raiz lingual do primeiro pré-molar pode provocar abscessos palatinos, que geralmente ficam confinados pela mucosa do palato. Se os processos inflamatórios dos pré-molares evoluem acima do músculo bucinador, dão origem a fleimões* genianos* e, quando se localizam abaixo, formam o abscesso vestibular.

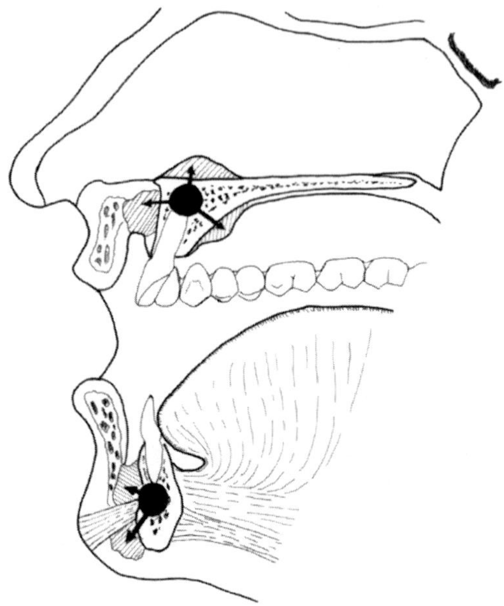

Figura 6-16 – Secção sagital mediana da face para mostrar possíveis vias de disseminação de processos sépticos de incisivos.

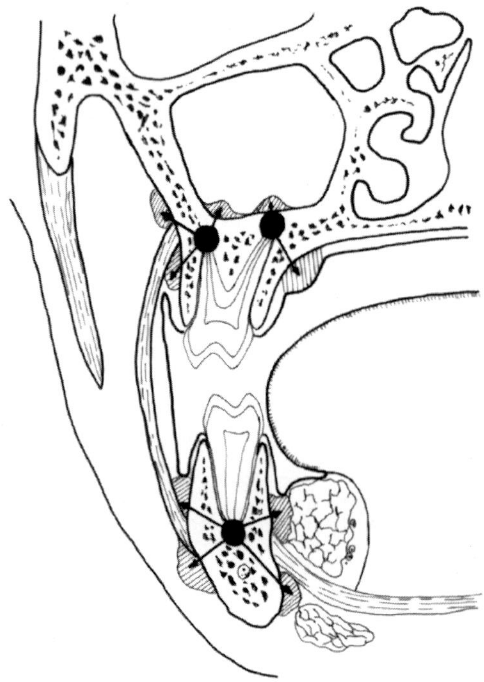

Figura 6-17 – Secção frontal da face para mostrar possíveis vias de disseminação de processos sépticos de molares.

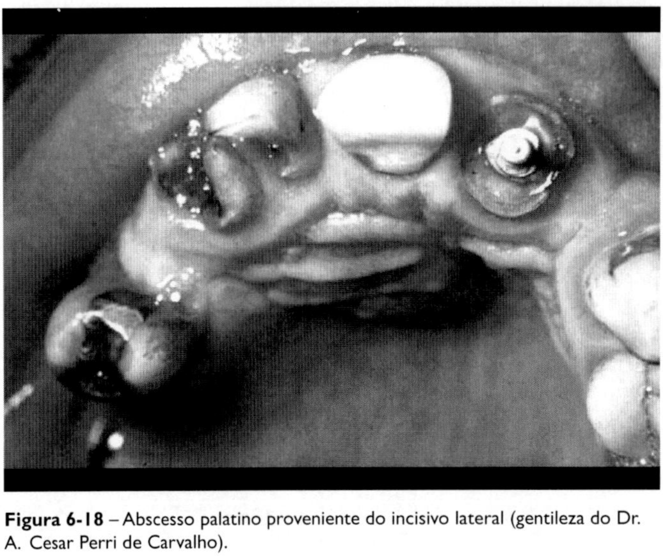

Figura 6-18 – Abscesso palatino proveniente do incisivo lateral (gentileza do Dr. A. Cesar Perri de Carvalho).

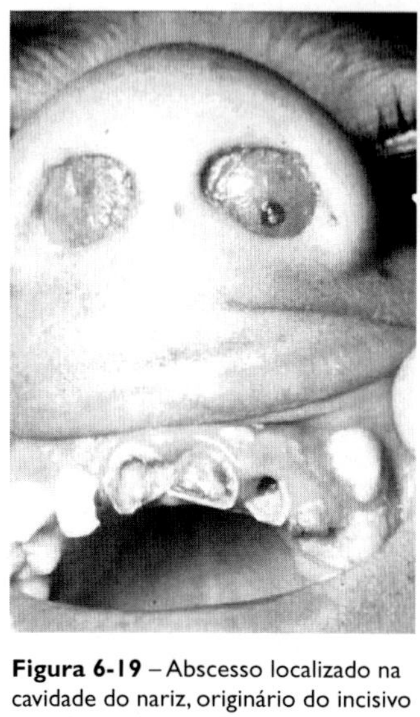

Figura 6-19 – Abscesso localizado na cavidade do nariz, originário do incisivo lateral (gentileza do Dr. Acyr Lima de Castro).

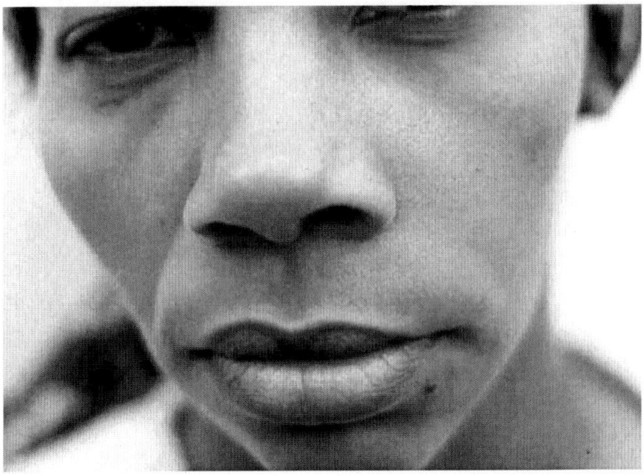

Figura 6-20 – Abscesso do canino esquerdo que se propagou até a região infraorbital. Notar o desaparecimento do sulco nasolabial.

Essa relação entre os ápices dentais e a origem do músculo bucinador, fator que determina a localização intra ou extrabucal do abscesso, é mais própria dos molares. Quando for extrabucal, alcança o espaço bucal (bucinador), entre os músculos bucinador e masseter, tendo como limites superior e inferior o arco zigomático e a base da mandíbula.

A fáscia confina o pus abaixo do arco zigomático e anteriormente ao músculo masseter. Não há trismo quando este espaço é envolvido. Assim que o processo inflamatório continua, o pus acumulado pode ocasionar necrose* da fáscia e da pele e drenar na superfície da face. Pode evoluir ao longo do ducto parotídeo em direção ao espaço infratemporal ou sob o músculo masseter em direção ao espaço submassetérico, o que felizmente é mais raro.

Os abscessos dos molares superiores podem difundir-se em direção a estruturas mais profundas na cabeça e no pescoço e trazer sérias complicações. Podem alcançar outros espaços ou regiões, a começar pelo infratemporal, logo atrás da tuberosidade da maxila. A infecção desse espaço pode levar ao envolvimento secundário do espaço temporal, entre a fáscia e o osso temporal. A infecção pode caminhar também em direção aos espaços submassetérico, subparotídeo e mastigador. Propagação ao músculo masseter e à glândula parótida é rara, por causa da fáscia que cobre essas estruturas.

Vias de disseminação de processos sépticos dos dentes inferiores

(Figs. 6-16, 6-17, 6-21 e 6-22)

As infecções dos incisivos inferiores, cujos ápices estão mais próximos da lâmina alveolar vestibular do que da lingual, ao perfurar o osso têm sua via determinada pela origem do músculo mentoniano. Se perfurar acima do músculo, limitar-se-á ao vestíbulo; se abaixo, localizar-se-á extrabucalmente no espaço submentoniano, o qual é paramediano entre o músculo milo-hióideo (acima), a fáscia cervical (abaixo) e os ventres anteriores dos digástricos (aos lados). O edema* aparecerá na ponta do mento, ou abaixo dela, na linha mediana, podendo invadir o espaço submandibular. Fístulas* cutâneas* aí ocorrem frequentemente.

O canino apresenta-se topograficamente semelhante aos incisivos. As infecções periapicais desse dente tendem a se localizar no vestíbulo bucal, porque seu ápice se encontra acima das origens dos músculos abaixador do lábio inferior e platisma. Ocasionalmente, ultrapassa a origem muscular e torna-se extrabucal (Fig. 6-21).

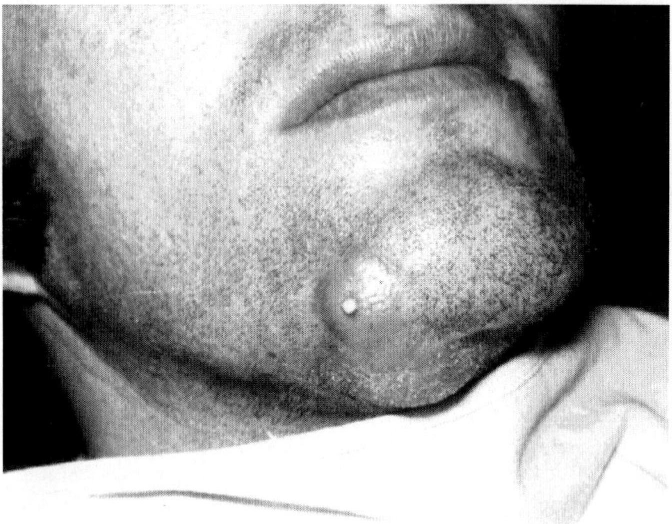

Figura 6-21 – Processo séptico com origem no canino, exteriorizado ao lado do mento (gentileza do Dr. A. Cesar Perri de Carvalho).

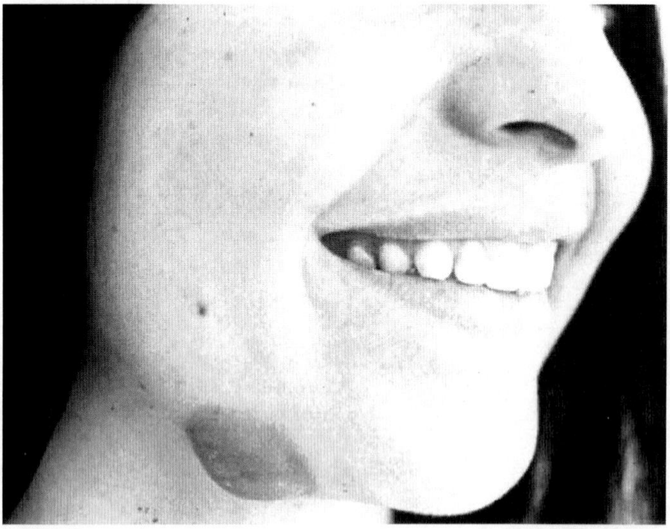

Figura 6-22 – Processo séptico com origem no segundo molar, exteriorizado na base da mandíbula.

O primeiro pré-molar está mais próximo da lâmina vestibular e o segundo pré-molar é quase vertical entre as duas lâminas. Os processos originados desses dentes migram até o espaço coletor, formado pelos músculos abaixador do ângulo da boca, masseter, bucinador e pelo corpo da mandíbula. É um espaço destituído de inserções musculares e ocupado por um tecido conjuntivo muito frouxo. Os abscessos dessa região tendem a se superficializar, frequentemente vindo "a furo", o que provoca uma cicatriz antiestética. Poderá, eventualmente, tornar-se um abscesso sublingual se perfurar a lâmina alveolar lingual. O espaço sublingual é limitado pelo músculo milo-hióideo (abaixo), pela mucosa do soalho da boca (acima), pelo corpo da mandíbula (anterolateral) e osso hioide (posterior). O fato de o abscesso tornar-se sublingual e não submandibular é porque o ápice do pré-molar se encontra acima da origem do músculo milo-hióideo.

Processos sépticos agudos do primeiro molar abrem-se mais do lado vestibular, abaixo da origem do músculo bucinador (Fig. 6-22). Nesses casos, formar-se-á um abscesso bucal ou geniano, igual àquele descrito para os molares superiores. Se o ápice estiver acima da origem do músculo bucinador, dará origem a um abscesso vestibular. Raramente o processo romperá a lâmina lingual – se isto ocorrer, poderá localizar-se no espaço sublingual (mais frequente), ou no espaço submandibular se seus ápices radiculares estiverem abaixo do nível de origem do músculo milo-hióideo (muito menos frequente). O espaço submandibular é formado por um desdobramento da fáscia cervical, abaixo dos músculos milo-hióideo e hioglosso e entre os ventres do músculo digástrico. Com a rara exceção do primeiro, somente o segundo e o terceiro molares podem dar origem aos abscessos submandibulares.

Uma outra complicação possível é aquela em que um abscesso localizado entre o periósteo e o osso (comum na superfície lingual da mandíbula) migra de um lado para o outro e abre-se a distância, confundindo o diagnóstico.

O segundo molar tem as mesmas quatro possíveis vias de drenagem para seus abscessos. De acordo com sua posição vertical na mesma distância das lâminas vestibular e lingual, teoricamente há igual possibilidade para a perfuração em um dos dois lados. Da mesma forma, há igual probabilidade para seus ápices radiculares estarem abaixo ou acima da origem do músculo bucinador ou do músculo milo-hióideo.

O terceiro molar tem seu ápice mais próximo da lâmina lingual e abaixo da origem do músculo milo-hióideo, o que faz com que os abscessos provenientes desse dente se localizem no espaço submandibular. Nos casos de abscessos do terceiro molar (pericoronários, por exemplo) que se exteriorizam no lado vestibular, deve-se levar em conta que a linha de origem do músculo bucinador no processo alveolar vai subindo, do primeiro ao terceiro molar, em direção ao trígono retromolar, onde encontra o músculo constritor superior da faringe. Dessa forma, o fórnice do vestíbulo é muito mais raso ao lado do terceiro que do primeiro molar inferior e contém menor quantidade de submucosa. Devido a este fato, não é incomum encontrar esses abscessos ao lado do segundo ou mesmo do primeiro molar.

Outras vias (mais profundas) de disseminação

Abscessos do espaço infratemporal podem também alcançar o espaço parafaríngeo e mais raramente a órbita, por meio da fissura orbital inferior. O espaço cervical parafaríngeo, preenchido por tecido conjuntivo areolar, fica entre a parede lateral da faringe e a fáscia do músculo pterigóideo medial, desde a base do crânio (superiormente) até a glândula submandibular e músculo digástrico (inferiormente). Portanto, comunica-se com o espaço submandibular, de onde podem provir infecções no espaço parafaríngeo, incluindo edema da laringe, trombose da veia jugular interna e erosão da artéria carótida interna com grande hemorragia.

Outra via de propagação das infecções de dentes superiores é por meio do soalho do seio maxilar. Pode-se estimar a sinusite de origem dental como sendo da ordem de 20% de todos os casos. É interessante considerar que vasos linfáticos correm na mucosa do seio maxilar em direção aos forames alveolares ou ao forame infraorbital; assim a infecção* periapical pode ser levada ao seio por meio dessa via.

Envolvimento de áreas mais distantes devido à infecção odontogênica é uma possibilidade que não deve ser ignorada. A literatura especializada apresenta casos de abscessos endocranianos, incluindo comprometimento do seio cavernoso e do lobo frontal do encéfalo, tendo sido os dentes e seus tecidos de suporte implicados como fatores etiológicos.

Cerca de 7% das tromboses de seio cavernoso e uma porcentagem menor de abscessos cerebrais são causadas por processos sépticos de origem dental.

A infecção alcança a cavidade craniana geralmente por via hematógena, mas pode migrar diretamente através da via fissura orbital inferior–órbita–fissura orbital superior ou por erosão da base do crânio.

Há casos em que a infecção do terceiro molar, principalmente quando se acha em posição horizontal ou mesioangular, tende a se espalhar além da extensão posterior do músculo milo-hióideo e se localizar no espaço pterigomandibular, entre o ramo da mandíbula e o músculo pterigóideo medial. Posteriormente, esse espaço se comunica com o espaço parafaríngeo. Um paciente com abscesso no espaço pterigomandibular não mostrará evidência externa de edema. Exame intrabucal, no entanto, revelará saliência do palato mole e do arco palatoglosso, com desvio da úvula para o lado não afetado. O abscesso pterigomandibular é geralmente acompanhado por trismo e dificuldade para engolir e respirar. Deve ser diferenciado do abscesso do espaço peritonsilar, o qual não apresenta trismo (ou apresenta pouco) e não dificulta a deglutição e a respiração.

O espaço pterigomandibular comunica-se com o espaço submassetérico, o qual, por extensão, pode envolver também o espaço subparotídeo. Quando isso acontece, pode haver confusão com uma parotidite, o que se diferencia pela livre drenagem de saliva, presença de trismo e edema não flutuante. Abscessos que invadem o espaço pterigomandibular muitas vezes são provocados por pericoronarite do terceiro molar.

Quanto ao abscesso do espaço sublingual, lembramos que ele pode cruzar o plano mediano entre o músculo genioglosso e a mucosa do soalho da boca, provocando edema, elevação da língua e variados graus de dificuldade respiratória. Esse quadro tem sido erroneamente chamado de angina de Ludwig. É possível, entretanto, desenvolver-se em uma verdadeira angina de Ludwig (celulite descendente do pescoço) quando o pus acumulado caminha em direção posterior acompanhando o ducto submandibular. Ao alcançar o músculo hioglosso, pode passar lateralmente a ele e invadir o espaço submandibular; se passar medialmente, pode alcançar a bucofaringe, a abertura da laringe e o espaço parafaríngeo. A região da bucofaringe é coberta por membrana mucosa frouxa e limitada por músculos que tendem a formar barreiras; a propagação é por meio de linfáticos e espaços teciduais na área que circunda a laringe e a faringe. Isso produz edema suficiente para ocasionar dificuldades respiratórias, associado a severa inflamação*, o que caracteriza a celulite descendente do pescoço. Esta, muitas vezes, inicia-se no espaço infratemporal e sua rápida propagação pode comprometer todos os espaços do pescoço, provocando mortalidade em 40% dos casos.

O abscesso do espaço submandibular raramente alcança a superfície da pele ou se difunde para outras regiões devido às barreiras anatômicas, das quais a principal é a fáscia cervical. Clinicamente, aparece de forma triangular, começa na base da mandíbula e estende-se até o osso hioide. Não pode ser confundido com o abscesso bucal ou geniano, porque este é ovoide, começando na base da mandíbula e estendendo-se para cima, ao nível do arco zigomático. Quando a pressão aumenta muito, o pus toma uma das várias vias possíveis e entra em outro espaço. A via mais comum é o local onde os vasos faciais perfuram a fáscia cervical e músculo platisma em direção ao espaço subcutâneo. Outra via é em direção ao espaço sublingual, ou ainda acompanhando a veia retromandibular em direção à glândula parótida. Pode também se abrir no espaço parafaríngeo ou no infratemporal.

Do espaço parafaríngeo (ou de sua extensão, o espaço retrofaríngeo) a infecção pode descer à cavidade torácica ou alcançar a base do crânio por meio de seus forames. Felizmente isso é raro. Aliás, a propagação das infecções bucais a regiões profundas da cabeça e do pescoço constitui somente cerca de 8% dos casos.

Tratamento

O tratamento desses abscessos odontogênicos deve ser médico e cirúrgico. Antibióticos e quimioterapia combatem a disseminação da infecção, mas o uso indiscriminado de antibióticos permite, algumas vezes, a propagação da infecção, resultando em sérias complicações. Precisa ser usado com crítica; é aconselhável usar um que aja na maior porcentagem dos casos, até que a sensitividade seja determinada. A terapia antibiótica deve ser instaurada antes do procedimento de drenagem para evitar a disseminação da infecção. Tratamento cirúrgico, que consiste em drenagem do líquido purulento e remoção do agente causal, é ainda o método de escolha em muitos casos, com antibioticoterapia coadjuvante.

Vias de disseminação mais prováveis de processos sépticos agudos de origem dental			
Dentes comprometidos	**Perfura o osso por**	**Relação dos ápices com inserções musculares**	**Localização final**
Inc. cent. sup.	Vestibular	Abaixo do m. orbicular da boca	Intrabucal, na base do lábio superior
Inc. lat. sup.	Vestibular	Idem	Idem
	Lingual	–	Palato
Canino sup.	Vestibular	Acima do m. levantador do ângulo da boca	Extrabucal, no espaço canino, mascarando o sulco nasolabial
	Vestibular	Abaixo do mesmo músculo	Intrabucal, como nos incisivos
Primeiro pré-mol. sup.	Vestibular	Abaixo do mesmo músculo	Intrabucal, no vestíbulo
	Lingual	–	Palato
Segundo pré-mol. e molares sup.	Lingual	–	Palato
	Vestibular	Acima do músculo bucinador	Extrabucal, na região bucal (alta), migrando pouco a pouco para baixo devido ao peso
	Vestibular	Abaixo do mesmo músculo	Intrabucal, no vestíbulo
Obs.: Abscessos do 3º molar e, às vezes, do 2º molar podem evoluir para o arco palatoglosso, espaço infratemporal ou palato.			
Incisivos inf.	Vestibular	Abaixo do m. mentoniano	Extrabucal, no espaço submentoniano
	Vestibular	Acima do mesmo músculo	Intrabucal, no vestíbulo
Canino inf.	Vestibular	Acima do m. abaixador do ângulo da boca	Intrabucal, no vestíbulo
Pré-molares inf.	Vestibular	Acima do mesmo músculo	Intrabucal, no vestíbulo, ao nível do espaço coletor
Primeiro molar inf.	Vestibular	Acima do m. bucinador	Intrabucal, no vestíbulo
	Vestibular	Abaixo do mesmo músculo	Intrabucal, no espaço bucal
Segundo molar inf.	Vestibular	Acima do mesmo músculo	Intrabucal, no vestíbulo
	Vestibular	Abaixo do mesmo músculo	Extrabucal, no espaço bucal
	Lingual	Acima do músculo milo-hióideo	Intrabucal, no espaço sublingual
	Lingual	Abaixo do mesmo músculo	Extrabucal, no espaço submandibular
Terceiro molar inf.	Lingual	Abaixo do mesmo músculo	Extrabucal, no espaço submandibular ou pterigomandibular

Teste 9 (Avaliação Formativa sobre a Boca)

Responda a todas as 20 perguntas e confira nas "Respostas dos testes" cada uma das suas respostas.

9.a1. Os lábios possuem cinco camadas de fora para dentro: cutânea, tela subcutânea, muscular, submucosa e mucosa. Em qual camada se situam as glândulas salivares e os maiores vasos sanguíneos dos lábios?
9.a2. Como se denomina a linha de união dos lábios, que vai de uma comissura labial à outra?
9.a3. Dos sulcos dos lábios, um deles não aparece em pessoas jovens. Qual é ele?
9.a4. O que une o lábio superior à mucosa alveolar ou à gengiva maxilar, no plano mediano?

9.b1. Como se chama o fundo do vestíbulo (em forma de sulco) superior e inferiormente?
9.b2. A mucosa que recobre o osso alveolar ao nível dos ápices dos dentes denomina-se...
9.b3. A linha de união da mucosa alveolar com a gengiva inserida denomina-se...
9.b4. A área piramidal (aparentemente triangular) de gengiva entre os dentes denomina-se...

9.c1. Quais são as estruturas que formam as paredes do sulco gengival?
9.c2. Qual é a mucosa da boca que se descreve como "ponteada"?
9.c3. Como se chama o ligamento que forma a prega pterigomandibular e em que locais ósseos ele se fixa?
9.c4. O que é papila parotídea?

9.d1. O que é que vai do palato mole ao istmo da garganta?
9.d2. O que é que vai do palato mole à raiz da língua?
9.d3. Qual é a formação anatômica que ocupa a área formada pelos dois arcos do istmo da garganta próximo ao palato?
9.d4. Como se denomina a linha que acompanha o plano sagital mediano desde a papila incisiva até a porção posterior do palato?

9.e1. As elevações lineares ("rugas") da porção anterior do palato duro são denominadas...
9.e2. Qual é a diferença entre freio lingual e carúncula sublingual?
9.e3. Quais são os locais através dos quais a saliva passa para dentro da boca?
9.e4. O que é prega sublingual?

Teste 10 (Avaliação Formativa sobre a Língua e Glândulas Salivares)

Responda a todas as questões e verifique nas "Respostas dos testes" cada uma das suas respostas

10.a1. Quais são os músculos extrínsecos da língua?
10.a2. Quais são as partes da língua?
10.a3. Como se chama o vaso sanguíneo azulado que pode ser visto entre a face inferior da língua e o soalho da boca (ao lado do freio lingual)?
10.a4. A língua possui músculos intrínsecos de disposição longitudinal, vertical e transversal (horizontal). Possui também músculos inclinados?

10.b1. A língua possui glândulas salivares dentro dela?
10.b2. Um freio lingual hipertrófico pode causar problemas?
10.b3. O sulco terminal (com o forame cego) separa os dois terços anteriores do terço posterior da língua. Certo ou errado?
10.b4. Quais são as papilas da língua que possuem calículos gustatórios?

10.c1. Quais nervos dão sensibilidade e motricidade à língua?
10.c2. A atividade secretomotora das glândulas salivares é regida por quais nervos?
10.c3. Quais são as funções da saliva?
10.c4. A saliva é responsável pelo depósito de tártaro (cálculo) sobre os dentes. Certo ou errado?

10.d1. A glândula parótida abraça por trás o ramo da mandíbula e avança sobre o masseter com sua parte (lobo) superficial, maior, e sobre o pterigóideo medial com sua parte (lobo) profunda, menor. Certo ou errado?
10.d2. A fáscia parotídea envolve completamente a glândula e envia septos para seu interior, de modo a ficar bem presa a ela. Certo ou errado?
10.d3. O mesmo acontece com a fáscia da glândula submandibular. Certo ou errado?
10.d4. Qual é o trajeto do ducto parotídeo?

10.e1. O prolongamento profundo da glândula submandibular atinge o soalho da boca (região sublingual) através do interstício existente entre os músculos milo-hióideo e hioglosso. Que outros elementos fazem o mesmo percurso?
10.e2. A glândula sublingual é um corpo esférico do qual emerge um grande ducto sublingual. Isso é correto?
10.e3. Além das glândulas linguais (veja item 10.b1.), quais são as outras glândulas salivares menores?
10.e4. A glândula parótida é a que mais vezes é acometida por sialolitíase (cálculo salivar). Correto?

CAPÍTULO

7

Vascularização Sanguínea e Linfática da Face

OBJETIVOS ❙ Demonstrar, através de narrativa ou esquema, a circulação arterial da cabeça e do pescoço, nomeando e apontando a origem, o trajeto e o destino de todos os ramos da artéria carótida externa ❙ Especificar a origem, o trajeto, as relações, o território de distribuição e as anastomoses das artérias lingual, facial e maxilar, bem como de seus ramos colaterais e terminais ❙ Demonstrar, através de narrativa ou esquema, a circulação venosa da cabeça e do pescoço, indicando a nomenclatura, áreas de drenagem, trajeto e desembocadura dos confluentes das veias jugulares interna e externa ❙ Demonstrar, através de narrativa ou esquema, a circulação linfática da cabeça e do pescoço, localizando os grupos de linfonodos ❙ Relacionar as formações anatômicas da cabeça e do pescoço drenadas pelos vasos linfáticos e seus grupos de linfonodos com o exame clínico extrabucal ❙ Responder corretamente aos Testes 11 e 12 ❙ Desenvolver o estudo dirigido "Artérias da face" ❙ Desenvolver o estudo dirigido sobre as "Veias" e sobre os "Linfáticos (da face e do pescoço)" ❙

A artéria carótida externa e seus ramos

(Figs. 7-1 e 7-2)

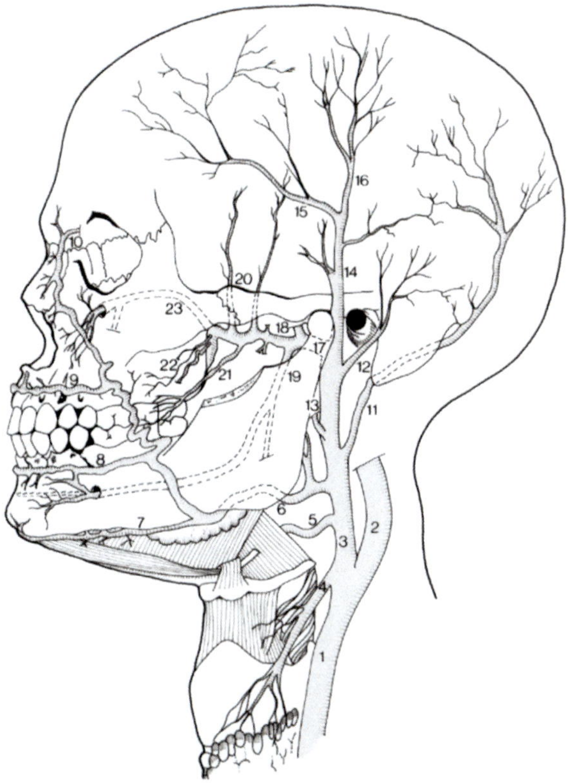

Figura 7-1 – Artéria carótida externa e seus ramos.

1 A. carótida comum
2 A. carótida interna
3 A. carótida externa
4 A. tireóidea superior
5 A. lingual
6 A. facial
7 A. submentoniana
8 A. labial inferior
9 A. labial superior
10 A. angular
11 A. occipital
12 A. auricular posterior
13 A. faríngea ascendente
14 A. temporal superficial
15 R. frontal
16 R. parietal
17 A. maxilar
18 A. meníngea média
19 A. alveolar inferior
20 Aa. temporais profundas
21 A. bucal
22 A. alveolar superior posterior
23 A. infraorbital

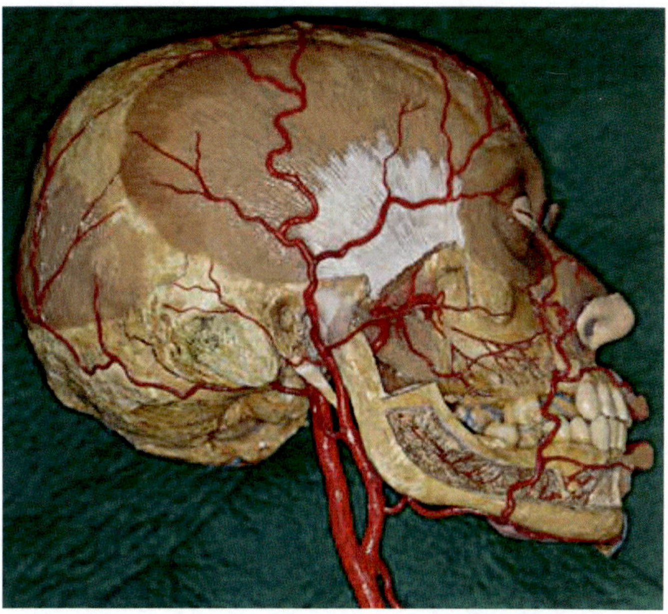

Figura 7-2 – Réplica da artéria carótida externa e seus ramos. Em massa plástica aplicada sobre crânio natural.

O suprimento sanguíneo da cabeça e do pescoço deve-se às artérias carótida comum e vertebral.

A **artéria carótida comum** sobe pelo pescoço bem protegida por músculos, em quase toda sua volta, e pela bainha carótica, um derivado da fáscia cervical. Dentro da bainha carótica, ela está acompanhada do nervo vago e da veia jugular interna. Ao nível da cartilagem tireóidea, ela se bifurca em artérias carótidas interna e externa.

A **artéria carótida interna** continua o trajeto da carótida comum e, sem emitir ramos* cervicais*, penetra na cavidade do crânio através do canal carótico. Divide-se em artérias anterior e média do cérebro que, por sua vez, também se ramificam, para banhar a maior parte do encéfalo. A menor parte (posterior) é banhada pela artéria vertebral, que atinge a cavidade do crânio através do forame magno. Ramos das artérias do encéfalo comunicam-se entre si por anastomoses*, das quais uma é particularmente grande e importante, o círculo arterioso do cérebro, que é disposto em torno da sela turca.

A artéria carótida interna é descrita com detalhes nos livros de anatomia geral e neuroanatomia. Obviamente, não recebe o mesmo destaque nesta obra voltada para a Odontologia.

A **artéria carótida externa** (que interessa aos dentistas) estende-se com tortuosidades, desde sua origem na bifurcação da artéria carótida comum até o colo da mandíbula, em cujo nível se divide em seus ramos terminais. Em seu trajeto, sempre profundo, relaciona-se superficialmente com os músculos esternocleidomastóideo, digástrico, estilo-hióideo, nervo hipoglosso, glândula submandibular e ângulo da mandíbula. Percorre de baixo para cima o interior da glândula parótida, na qual ela se acha profundamente situada em relação ao nervo facial e à veia retromandibular. O plexo* carótico externo que envolve a artéria é formado por fibras simpáticas pós-ganglionares (do gânglio cervical superior), que se distribuem ao longo de toda a ramificação da artéria.

A ligadura da artéria carótida externa é indicada em casos de cirurgias da face em consequência de traumatismo e de hemorragia de um de seus ramos mais calibrosos, por exemplo, a artéria meníngea média. A ligadura não traz problemas muito graves devido à grande circulação colateral existente, assegurada por uma série de numerosas anastomoses. Os ramos da carótida externa anastomosam-se muito uns com os outros em um mesmo lado, com os do lado oposto e também com ramos da artéria carótida interna. A vascularização pela carótida externa é profusa, o que faz com que os ferimentos sangrem muito, mas cicatrizem com rapidez.

São ramos da artéria carótida externa:

- **Artéria tireóidea superior:** origina-se no começo da carótida externa e logo se encurva inferiormente para buscar a glândula tireoide e a laringe, nas quais se ramifica.

- **Artéria lingual** (Fig. 7-3): este segundo ramo é emitido ao nível do ápice do corno maior do hioide e corre anteriormente seguindo o corno maior, recoberta pelo músculo hioglosso (que a separa do nervo hipoglosso). Vale recordar que o músculo hioglosso é um quadrilátero delgado entre o hioide e a língua, parcialmente coberto pelo músculo milo-hióideo. A artéria lingual corre encostada na

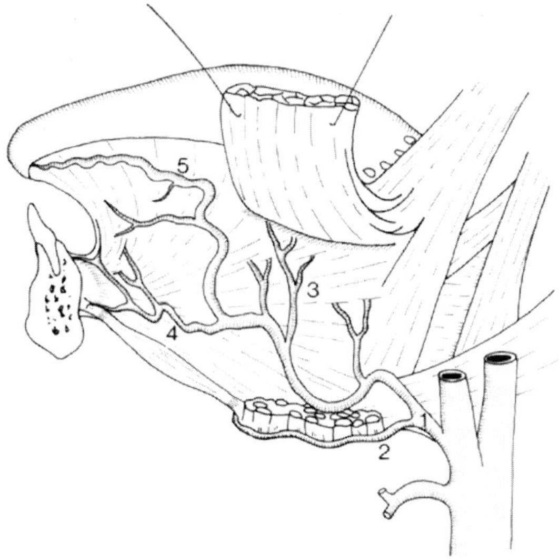

Figura 7-3 – Artéria lingual e seus ramos.

1 A. lingual
2 R. supra-hióideo
3 Rr. dorsais da língua
4 A. sublingual
5 A. profunda da língua

superfície medial do músculo hioglosso e na lateral do músculo genioglosso e, então, continua seu curso, sinuosamente, até o ápice da língua, sob a denominação **artéria profunda da língua**.

A artéria lingual fica, portanto, mais próxima da margem do que do meio da língua, com anastomose entre artéria direita e esquerda somente no ápice da língua. Isso significa que se uma incisão sagital mediana, mesmo que profunda, for praticada na língua, não seccionará artérias grandes e não causará hemorragia e grande sangramento. Se a incisão for lateral, transversal ou oblíqua, o resultado será outro.

Como a massa muscular da língua é volumosa atrás, precisa ser percorrida por mais artérias. Assim, ramos posteriores são dados pela artéria lingual no início do seu trajeto dentro da língua – são os **ramos dorsais da língua**. Na borda anterior do músculo hioglosso, destaca-se outro ramo, a **artéria sublingual**, que se distribui na região sublingual e supre a glândula sublingual e adjacências.

O dentista tem de ficar atento para evitar acidentes na região sublingual. Um instrumento cirúrgico ou um disco rotatório que atinja o soalho da boca pode seccionar a artéria sublingual (o nervo lingual e o ducto submandibular também). A hemorragia provocada, às vezes, precisa ser estancada com a ligadura da artéria lingual, já que o pinçamento é muito difícil de ser feito nessa região.

- **Artéria facial:** inicia-se perto do ângulo da mandíbula, menos de 1 cm acima da origem da artéria lingual. Dirige-se para cima e para a frente, sulca a face posterior da glândula submandibular, soltando aí os seus **ramos glandulares** e a **artéria palatina ascendente**, que se dirige ao palato mole. Em seguida, perfura a lâmina superficial da fáscia cervical e dobra-se na base da mandíbula à frente do ângulo anterointerior do masseter.

Neste ponto, ela se aplica sobre o corpo da mandíbula (que nesse local é destituído de inserções musculares), onde pode ser palpada, e sua pulsação, sentida. Aí ela é coberta apenas pela pele, tela subcutânea e músculo platisma e é o melhor local para sua ligadura, se isso se fizer necessário. Nesse local, ela é acompanhada por trás pela veia facial, e ambos os vasos são cruzados superficialmente pelo ramo marginal da mandíbula do nervo facial. Como esses três elementos são muito superficiais, podem ser lesados diretamente por traumatismos e também durante incisões, como naquelas feitas para drenar abscessos odontogênicos nessa região.

Ao cruzar a mandíbula, emite a **artéria submentoniana**, que segue para frente, acompanhando a base da mandíbula até o mento e enviando ramos para as estruturas próximas, principalmente para o músculo milo-hióideo e o ventre anterior do digástrico. O tronco da artéria facial sobe obliquamente pela face, primeiro sobre o bucinador e por baixo do zigomático maior, ao lado do ângulo da boca. Neste nível, ela é muito sinuosa para se adaptar à grande mobilidade dos lábios e da bochecha, igual à artéria lingual que se amolda às modificações de forma da língua. Aí ela solta a **artéria labial inferior** e a **artéria labial superior**, cada qual acompanhando a margem livre do respectivo lábio, profundamente ao músculo orbicular da boca (entre o músculo e a mucosa do lábio). Tanto no lábio superior como no inferior, as artérias labiais direita e esquerda anastomosam-se no plano mediano, de modo a formar um círculo arterioso que circunda a rima da boca. Nas cirurgias, esses vasos podem ser controlados apertando-se o lábio com os dedos. Frequentemente, uma segunda artéria do lábio inferior, **artéria sublabial**, está presente abaixo da artéria labial inferior.

O restante do trajeto da artéria facial acompanha o sulco nasolabial até o ângulo medial do olho, onde ela termina com o nome de **artéria angular**, que se anastomosa com uma artéria proveniente da órbita e que é ramo da artéria carótida interna. Uma série de ramos colaterais menores (principalmente ramos musculares) destaca-se da facial quando ela passa próximo das estruturas faciais, como, por exemplo, o **ramo lateral do nariz**.

O local mais provável para uma lesão acidental da artéria facial é no fórnice do vestíbulo, perto do primeiro molar inferior, o qual ela cruza. Cirurgias nesse local são muito comuns em Odontologia.

- **Artéria occipital:** desprende-se da parte posterior da artéria carótida externa ao nível da origem da artéria facial. Segue profundamente o ventre posterior do digástrico, fornece ramos musculares e termina nos planos superficiais da região occipital para irrigar* o couro cabeludo.

- **Artéria auricular posterior:** mais fina que a anterior, também se dirige para cima e para trás sob o ventre posterior do digástrico. Passa entre o meato acústico externo e o processo mastoide e termina no couro cabeludo anastomosando-se com ramos das artérias occipital e temporal superficial. Entre seus **ramos**, estão o **auricular** e o **parotídeo**.

- **Artéria faríngea ascendente:** é o menor dos ramos da artéria carótida externa. Nasce de sua parte medial no mesmo nível da artéria lingual e sobe verticalmente ao lado da faringe até a base do crânio. Contribui para a vascularização* da faringe.

- **Artéria temporal superficial** (Fig. 7-4): é um dos ramos terminais da carótida externa e a que continua seu trajeto. Inicia-se atrás do colo da mandíbula, em plena massa glandular da parótida. Passa entre a ATM e o meato acústico externo cruzando o arco zigomático (onde ela é muito superficial e sua pulsação pode ser sentida), juntamente com o nervo auriculotemporal e a veia temporal superficial e chega à região* temporal. Nessa região, ela corre entre a cútis e a aponeurose epicrânica e bifurca-se em **ramo frontal** e

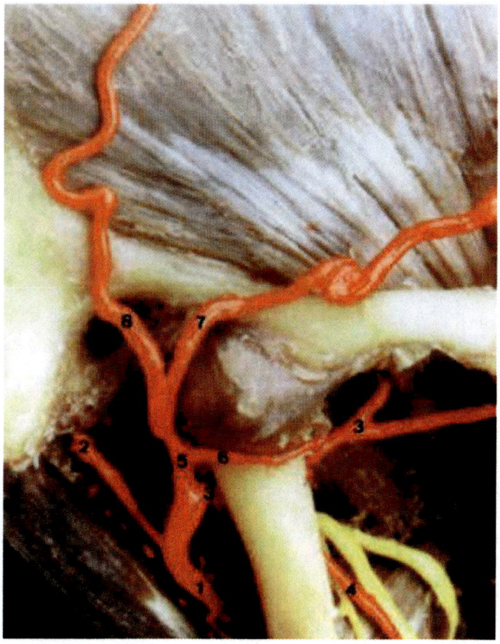

Figura 7-4 – Ramos terminais da artéria carótida externa envolvendo a ATM.

1 A. carótida externa
2 A. auricular posterior
3 A. maxilar
4 A. alveolar inferior
5 A. temporal superficial
6 A. transversa facial
7 R. frontal
8 R. parietal

ramo parietal, que vão às regiões correspondentes. O ramo frontal é flexuoso e pode ser identificado abaixo da cútis, principalmente em pessoas idosas.

Além de distribuir ramos para a glândula parótida, o pavilhão da orelha e o músculo temporal, dá a **artéria facial transversa** que nasce ao nível do colo da mandíbula e trajeta sobre o músculo masseter entre o arco zigomático e o ducto parotídeo, terminando na bochecha.

As anastomoses entre as várias artérias da face e do couro cabeludo são muitas. Toda essa vascularização abundante permite que retalhos cirúrgicos nessas áreas possam ser destacados e recolocados com sucesso.

- **Artéria maxilar** (Fig. 7-5): é muito importante porque irriga todas as regiões profundas da face e os dentes superiores e inferiores. Surge da artéria carótida externa dentro da parótida e cursa horizontalmente pela fossa infratemporal. Para chegar à fossa, ela contorna por trás e por dentro o colo da mandíbula, seguida pela veia maxilar.

Por causa desta estreita relação com o colo da mandíbula, o cirurgião deve ficar atento para possíveis lesões e hemorragias nas fraturas e cirurgias do processo condilar e nas anestesias tronculares altas.

Seguindo o trajeto, ela se encosta ou na superfície medial ou na superfície lateral do músculo pterigóideo lateral, em seguida na tuberosidade da maxila (local onde pode ser ligada através do seio maxilar) e finalmente cruza a fissura pterigomaxilar para desaparecer na fossa pterigopalatina.

A artéria maxilar fornece ramos para o meato acústico externo, para a orelha média e ainda, no início do seu percurso, sai seu maior ramo, a **artéria meníngea média**, que atravessa o forame espinhoso para penetrar na cavidade do crânio.

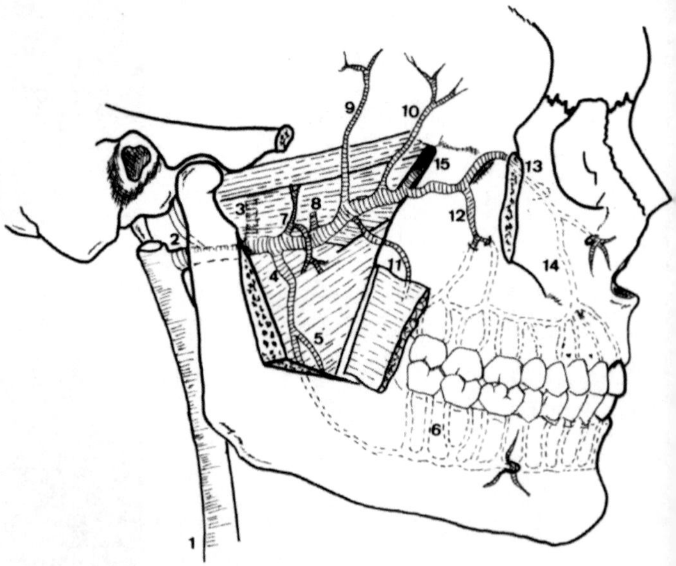

Figura 7-5 – Artéria maxilar e seus ramos.

1 A. carótida externa
2 A. maxilar
3 A. meníngea média
4 A. alveolar inferior
5 R. milo-hióideo
6 Rr. dentais
7 Rr. pterigóideos
8 A. massetérica
9 A. temporal profunda posterior
10 A. temporal profunda anterior
11 A. bucal
12 A. alveolar superior posterior
13 A. infraorbital
14 A. alveolar superior anterior
15 A. esfenopalatina

Seus ramos repousam nos sulcos arteriais e são os maiores responsáveis por hemorragias extradurais, que formam hematomas e comprimem áreas do cérebro (como a área motora, que é vizinha da meníngea média).*

O ramo seguinte é a **artéria alveolar inferior**, que desce entre o ligamento esfenomandibular e o ramo da mandíbula. Penetra no forame da mandíbula em companhia do nervo alveolar inferior, tendo com ele percurso e ramificação idênticos. Antes de penetrar na mandíbula, a artéria dá o **ramo milo-hióideo**, que percorre o sulco milo-hióideo e depois a superfície do músculo milo-hióideo. O trajeto intraósseo, pelo canal da mandíbula, termina no plano mediano em contato anastomótico com a artéria do outro lado. Os pequenos vasos sanguíneos que abandonam o trajeto da artéria alveolar inferior em direção aos dentes e ao processo alveolar são os **ramos dentais** e os **ramos peridentais**. Os primeiros ganham o canal da raiz do dente através do forame apical e suprem a polpa dental. Os segundos sobem por pequenos canais nos septos interalveolares (visíveis radiograficamente na região dos incisivos e conhecidos pelos radiologistas como canais nutrícios ou nutrientes) e inter-radiculares. Irrigam não somente o osso alveolar, mas também, perfurando-o, suas ramificações atingem o periodonto* e parte da gengiva. Os periodontistas devem ficar alertas para a possibilidade de expor um canal nutrício intra-alveolar e seu conteúdo arterial durante as manobras operacionais. O grande ramo colateral da artéria alveolar inferior é a **artéria mentoniana**, que deixa o interior da mandíbula pelo canal e forame mentoniano e rega os tecidos moles do mento.

Os próximos ramos da artéria maxilar são todos musculares. Vascularizam os músculos da mastigação e o bucinador. São emitidos na seguinte ordem: **artéria massetérica** (atinge o masseter pela sua face medial após ultrapassar a incisura da mandíbula); **artéria temporal profunda posterior** (sobe entre o crânio e a face profunda do músculo temporal, a qual penetra); **ramos pterigóideos** (curtos vasos destinados aos pterigóideos lateral e medial); **artéria**

temporal profunda anterior (de trajeto semelhante ao da posterior, nutre a porção mais volumosa do músculo temporal); **artéria bucal*** (ramo descendente para o bucinador e a mucosa da bochecha).

A **artéria alveolar superior posterior** destaca-se da maxilar junto à tuberosidade da maxila e divide-se em ramos que se aplicam sobre esse osso, em um percurso curto e sinuoso, até a gengiva e mucosa alveolar da região dos molares (**ramo gengival**) e ramos que penetram e se tornam intraósseos.

Nas anestesias de bloqueio dos nervos alveolares superiores posteriores, a agulha roça a tuberosidade da maxila, podendo lesar essa artéria ou seu ramo gengival. Advém daí sangramento e formação de hematoma que, quando visível, localiza-se à frente do masseter. Instrumentos cirúrgicos aí usados também podem provocar acidente semelhante. Todavia, o extravasamento de sangue nessa zona de alta natureza vascular ocorre mais pelo rompimento de veias do plexo pterigóideo do que de artérias.*

Os ramos da artéria alveolar superior posterior que se tornam intraósseos perfuram os forames alveolares da tuberosidade da maxila e percorrem canais alveolares em direção aos dentes posteriores. Finas colaterais destacam-se deles para suprir o osso e a mucosa que forra o seio maxilar. Seus **ramos dentais** e os **ramos peridentais** vascularizam dente, osso, periodonto e gengiva, tal como fazem os ramos homônimos da artéria alveolar inferior.

A **artéria infraorbital** é emitida quase junto com a artéria alveolar superior posterior; segue anteriormente e alcança o soalho da órbita pela fissura orbital inferior. Em seu curso, ocupa sucessivamente o sulco infraorbital, o canal infraorbital e o forame infraorbital através do qual aflora na face para nutrir os tecidos moles próximos. Dentro do canal infraorbital, ela dá origem às **artérias alveolares superiores anteriores**, que se comportam como suas homônimas posteriores, pois também percorrem canais alveolares (na parede anterior do seio maxilar) e dos **ramos dentais** e **peridentais.**

Já dentro da fossa pterigopalatina, a artéria maxilar dá origem à **artéria palatina descendente**. Ela desce pelo canal palatino maior, envia ramos para a cavidade nasal e surge na boca pelo forame palatino maior com o nome de **artéria palatina maior**. Pequenas **artérias palatinas menores** destacam-se ainda dentro do canal e saem pelos forames palatinos menores para se distribuir no palato mole.

A artéria palatina maior dirige-se para frente, de início em um sulco palatino (entre espinhas palatinas), até chegar ao canal incisivo. Seus muitos ramos se espalham por todo o palato duro, suprindo a mucosa, as glândulas e a gengiva do lado lingual dos dentes. Como a artéria palatina maior tem direção posteroanterior, a incisão de abscessos palatinos não deve ser transversal para não seccioná-la. Além do cuidado de se fazer a incisão anteroposterior, deve-se levá-la o mais próximo possível da gengiva.

Depois de emitir todos esses ramos colaterais, a artéria maxilar, agora com seu calibre bem diminuído, muda de nome, para **artéria esfenopalatina**, ao passar para a cavidade nasal através do forame esfenopalatino. Seus vários ramos distribuem-se em ampla área da cavidade nasal, sendo que um deles acompanha o septo nasal e penetra na abertura superior do canal incisivo, para se anastomosar dentro do canal com um ramo da artéria palatina maior.

Resumo dos principais ramos da artéria carótida externa	
Ramos	**Algumas estruturas que supre**
1. Artéria tireóidea superior	Glândula tireoide; laringe
2. Artéria lingual	
Artéria profunda da língua	Músculos da língua
Ramos dorsais da língua	Dorso do terço posterior da língua
Artéria sublingual	Soalho da boca; glândula sublingual
3. Artéria facial	
Ramos glandulares	Glândula submandibular
Artéria submentoniana	Músculos milo-hióideos; ventre anterior do músculo digástrico
Artéria sublabial	Músculos do lábio inferior
Artéria labial inferior	Lábio inferior
Artéria labial superior	Lábio superior
Artéria angular	Ângulo medial do olho
4. Artéria occipital	Região occipital; ventre posterior do músculo digástrico; músculo estilo-hióideo; músculo esternocleidomastóideo
5. Artéria auricular posterior	Orelha externa; glândula parótida
6. Artéria faríngea ascendente	Faringe
7. Artéria temporal superficial	
Artéria facial transversa	Glândula parótida; ducto parotídeo
Ramo frontal	Região temporal; região frontal
Ramo parietal	Região temporal; região parietal
8. Artéria maxilar	
Artéria meníngea média	Dura-máter; osso
Artéria alveolar inferior	
Ramo milo-hióideo	Músculo milo-hióideo
Ramos dentais	Dentes inferiores
Ramos peridentais	Processo alveolar; periodonto; gengiva
Artéria mentoniana	Tecidos moles do mento
Artéria massetérica	Músculo masseter
Artéria temporal profunda posterior	Músculo temporal
Ramos pterigóideos	Músculos pterigóideos medial e lateral
Artéria temporal profunda anterior	Músculo temporal
Artéria bucal	Bochecha; músculo bucinador
Artéria alveolar superior posterior	
Ramos dentais	Dentes pré-molares e molares superiores
Ramos peridentais	Processo alveolar; periodonto; gengiva
Ramo gengival	Gengiva vestibular e mucosa alveolar
Artéria infraorbital	Tecidos moles no terço médio da face
Artérias alveolares superiores anteriores	
Ramos dentais	Dentes incisivos e caninos superiores
Ramos peridentais	Processo alveolar; periodonto; gengiva
Artéria palatina descendente	Cavidade nasal
Artéria palatina maior	Palato duro
Artérias palatinas menores	Palato mole
Artéria esfenopalatina	Cavidade nasal

Responda ao Teste 11 e desenvolva o estudo dirigido "Artérias da face" no *site* www.anatomiafacial.com. Acesse o *link* "Aprendendo Anatomia" e, em seguida, "Estudo dirigido".

Teste 11 (Avaliação Formativa sobre Artérias)

Das quatro alternativas de cada bloco escolha uma e verifique a resposta. Mesmo que tenha acertado vale a pena verificar as demais, porque trazem informações úteis.

11.a1. A artéria carótida externa, um dos dois ramos da carótida comum, acompanha o nervo vago até o colo da mandíbula, onde termina dividindo-se em dois ramos.

11.a2. A artéria carótida externa, após emitir ramo para a glândula tireoide (artéria tireóidea superior), penetra na glândula submandibular, passa junto ao ângulo da mandíbula e divide-se em seus ramos terminais.

11.a3. Em seu trajeto de baixo para cima, após passar bem próximo ao ângulo da mandíbula, a carótida externa penetra na glândula parótida e, ao nível do colo da mandíbula, divide-se em seus dois ramos terminais.

11.a4. A carótida externa tem origem na altura do ângulo da mandíbula e segue para cima. Perfura a parótida e, ainda no seu interior, divide-se em dois ramos terminais.

11.b1. Como segundo ramo da carótida externa, a artéria lingual tem origem cervical, corre acima do nível do osso hioide recoberta pelo músculo hioglosso e termina no ápice da língua.

11.b2. Como terceiro ramo da carótida externa, a artéria lingual corre lateralmente ao músculo hioglosso e termina no ápice da língua com o nome de artéria profunda da língua.

11.b3. Ao penetrar na língua, a artéria lingual acompanha o plano sagital mediano e termina no ápice com o nome de artéria profunda da língua.

11.b4. Ao penetrar na língua, a artéria lingual percorre um trajeto a partir das proximidades da margem lateral até o ápice, sem emitir ramos colaterais.

11.c1. A artéria facial é o terceiro ramo da carótida externa, com início próximo ao ângulo da mandíbula. Dirige-se para a face e termina ao lado do ângulo da boca com seus ramos artéria labial superior e artéria labial inferior.

11.c2. Os ramos colaterais da artéria facial são: ramos glandulares, artéria submentoniana, artéria sublabial (inconstante), artérias labiais superior e inferior e ramo lateral do nariz.

11.c3. Ao passar do pescoço para a face, a artéria facial cruza a base da mandíbula à frente do masseter, onde pode ser sentida sua pulsação. A partir desse ponto é que ela passa a emitir seus primeiros ramos colaterais.

11.c4. O ramo terminal da artéria facial chama-se artéria angular, porque ela termina no ângulo da boca, depois de emitir ramos cervicais (ramos glandulares e artéria submentoniana) e ramos labiais (artérias labiais superior e inferior).

11.d1. A artéria maxilar, ramo da carótida externa, cruza medialmente o colo da mandíbula e solta os seguintes ramos: artérias meníngea média, alveolar inferior, alveolares superiores posteriores, bucal, infraorbital, palatina descendente e esfenopalatina.

11.d2. A artéria alveolar inferior e a artéria alveolar superior são ramos da artéria maxilar destinados aos dentes inferiores e superiores e seus tecidos de suporte.

11.d3. A artéria alveolar inferior penetra no forame da mandíbula e percorre todo o canal da mandíbula abaixo dos dentes. Seus únicos ramos são os dentais e peridentais.

11.d4. A artéria maxilar, ramo da carótida externa, cruza medialmente o colo da mandíbula para alcançar a fossa infratemporal e daí penetra na fossa pterigopalatina, onde dá origem à artéria palatina descendente.

11.e1. Os ramos peridentais das artérias alveolares vascularizam o periodonto, gengiva, mas o osso alveolar não. Os ramos dentais chegam à polpa dos dentes através do forame apical.

11.e2. A artéria mentoniana irriga o músculo mentoniano e a artéria bucal irriga o músculo bucal.

11.e3. As artérias alveolares superiores posteriores saem da artéria maxilar e penetram nos forames alveolares da tuberosidade da maxila. Percorrem pequenos canais alveolares em direção aos dentes posteriores e seus tecidos de suporte. O ramo gengival das artérias alveolares superiores posteriores não penetra no osso e termina na gengiva vestibular dos molares superiores.

11.e4. A artéria infraorbital, ramo da artéria maxilar, ultrapassa a fissura orbital inferior e ocupa sucessivamente o sulco, o canal e o forame infraorbital. Seus únicos ramos são os terminais, dados ao nível do forame infraorbital.

Drenagem venosa

(Fig. 7-6)

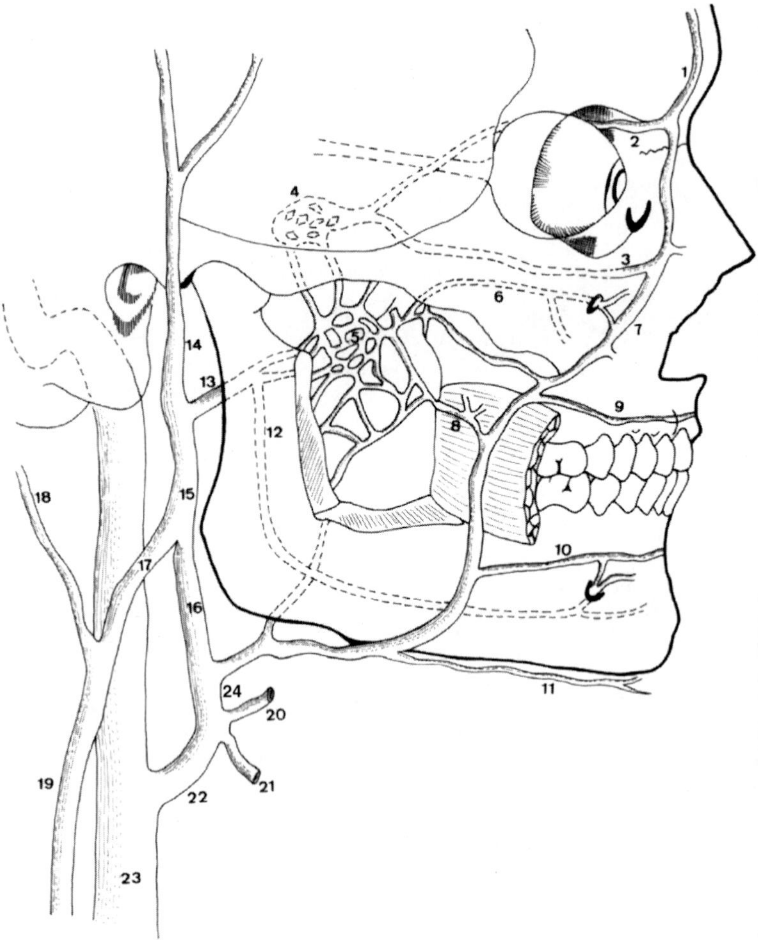

Figura 7-6 – Veias da face (segundo Bouchet e Cuilleret).

1 V. supraorbital
2 V. oftálmica superior
3 V. oftálmica inferior
4 Seio cavernoso
5 Plexo pterigóideo
6 V. infraorbital
7 V. facial
8 V. profunda da face
9 V. labial superior
10 V. labial inferior
11 V. submentoniana
12 V. alveolar inferior
13 V. maxilar
14 V. temporal superficial
15 V. retromandibular
16 R. anterior da v. retromandibular
17 R. posterior da v. retromandibular
18 V. auricular posterior
19 V. jugular externa
20 V. lingual
21 V. tireóidea superior
22 Tronco tireolinguofacial
23 V. jugular interna
24 V. facial comum

O sangue que as artérias conduzem à cabeça e ao pescoço tem seu retorno garantido por uma série de vasos que podem ser assim agrupados:

1. seios* da dura-máter*;
2. veias cerebrais e cerebelares;
3. veias diploicas;
4. veias emissárias;
5. veias do couro cabeludo;
6. sistema venoso vertebral;
7. veias superficiais e profundas da face e do pescoço.

Os **seios da dura-máter** são canais venosos intracranianos formados entre os dois folhetos que constituem a dura-máter encefálica, revestidos por endotélio. Seus nomes são devidos à localização ou à forma. Os mais importantes são: **seio sagital superior, seio reto, seio transverso, seio sigmoide** e **seio cavernoso** que se situa ao lado da hipófise.

Este último é citado como importante por causa da sua complexidade; é atravessado pela artéria carótida interna e pelos nervos oftálmico, troclear, oculomotor, abducente e está diretamente ligado a veias da face por meio de veias emissárias. Durante uma cirurgia do gânglio trigeminal, o seio cavernoso pode ser injuriado devido à íntima relação.

Os seios sagital superior e reto são os responsáveis pela drenagem da maior parte do sangue intracraniano. Confluem ao nível da protuberância occipital interna para originar, de cada lado, o seio transverso. Este ocorre horizontalmente, sulcando a escama occipital, e ao se curvar para baixo, ainda em contato com o occipital, troca seu nome para seio sigmoide. Termina finalmente no forame jugular, no qual se inicia a veia jugular interna, a grande responsável pelo recolhimento de quase todo o sangue venoso intracraniano.

As **veias cerebrais** e **cerebelares** vertem seu conteúdo nos seios da dura-máter. As **veias diploicas** correm na díploe e deságuam nos seios da dura-máter ou nas veias do couro cabeludo. As **veias emissárias** (parietal, mastóidea, oftálmicas, condilar etc.) estabelecem anastomoses entre os seios da dura-máter e as veias extracranianas. Como as veias emissárias não têm válvulas, o sangue pode fluir em uma ou em outra direção; a dupla direção iguala a pressão venosa nos seios e nas veias extracranianas. O sistema venoso vertebral comunica-se com os seios da dura-máter, com as veias do couro cabeludo e forma plexos na parte posterior do pescoço.

As **veias do couro cabeludo** estabelecem conexões em forma de rede entre a pele e os ossos do neurocrânio. Entre elas se destacam as **veias supraorbital, occipital** e a **temporal superficial** com suas raízes frontal e parietal. Acompanham os ramos frontal e parietal e o tronco da artéria temporal superficial, com o fluxo sanguíneo em sentido contrário, obviamente.

A veia temporal superficial alcança a face após cruzar a extremidade posterior do arco zigomático à frente do trago. A partir daí, começa a se aprofundar, penetra na parótida e, ao nível do colo da mandíbula, recebe uma (ou duas) **veia maxilar**, de cuja união é formada a **veia retromandibular**.

O curto tronco da veia maxilar drena o sangue levado pela artéria maxilar a regiões profundas da face. Entretanto, diferente do que ocorre em outras regiões do corpo, a artéria maxilar não está acompanhada por veia acompanhante de trajeto bem definido. Ao contrário, seu território de distribuição é drenado por um extenso e complicado emaranhado de veias, o **plexo pterigóideo**, assim chamado por estar junto aos músculos pterigóideos medial e lateral. São confluentes deste plexo as veias dos músculos da mastigação, da cavidade nasal, do palato, veias meníngeas médias, veias dos dentes e seus tecidos de suporte e as comunicações com a veia facial e com o seio cavernoso. As **veias alveolares superiores ante-**

rior e posteriores são acompanhantes das artérias de nome idêntico, ocupando, portanto, os mesmos canais ósseos da maxila que alojam as artérias e drenando todas as partes irrigadas por elas. A **veia alveolar inferior** situa-se ao lado da artéria alveolar inferior em todo seu trajeto. Suas tributárias ou afluentes* (veia mentoniana, dentais, peridentais, milo-hióidea) correspondem, em denominação e localização, aos ramos arteriais.

O plexo pterigóideo resolve-se na veia maxilar, a qual se une à veia temporal superficial. Dessa união forma-se a calibrosa **veia retromandibular**, cujo trajeto descendente atrás da mandíbula se faz no interior da glândula parótida, ao lado da artéria carótida externa. Ao alcançar o ângulo da mandíbula, a veia retromandibular comporta-se de maneiras diferentes, conforme o indivíduo, acompanhando assim a grande tendência para a variação anatômica que há entre as veias. O arranjo mais comum é sua bifurcação em um ramo anterior e outro posterior, logo que ela sai da parótida. O ramo anterior da veia retromandibular (que antigamente se chamava facial posterior) une-se à **veia facial** para formar a **veia facial comum**, e o ramo posterior reúne-se com a **veia auricular posterior** e constitui a **veia jugular externa**.

A veia facial inicia-se onde termina a artéria facial, próximo ao ângulo medial do olho. Nesse local ela recebe o nome de **veia angular** e comunica-se com o seio cavernoso através das **veias oftálmicas superior e inferior**, que percorrem a parede medial da órbita e ganham a cavidade do crânio ao atravessar a fissura orbital superior. São consideradas veias emissárias, avalvulares, aquelas em que o sangue pode correr tanto de dentro para fora quanto de fora para dentro do crânio. Depende muito da maior ou menor pressão intracraniana.

Do ponto de vista aplicado, este fato é importante porque uma infecção pode deslocar-se a distância por via hematogênica. Um coágulo infectado proveniente de uma área extracraniana (face, por exemplo) tem possibilidades de alcançar o interior do crânio e localizar-se em um seio da dura-máter (cavernoso, por exemplo) e desenvolver aí patologia grave (trombose, tromboflebite, meningite).

A ligadura da veia facial (ou da veia angular) é recomendada quando existe trombose. Profilaticamente, a ligadura pode ser feita para se evitar a propagação de infecção situada no lábio ou no sulco nasolabial.

Do início à terminação, a veia facial percorre o comprimento da face, a superfície da glândula submandibular e aprofunda-se na direção da **veia jugular interna**. Suas tributárias correspondem aos ramos da artéria facial (**nasal externa, labial inferior, submentoniana, palatina externa**), com exceção da **veia profunda da face**, que não tem uma correspondente arterial. A veia profunda da face, ao passar entre o bucinador e o ramo da mandíbula, liga a veia facial ao plexo pterigóideo, que, por sua vez, é ligado ao seio cavernoso por veias emissárias dos forames oval, espinhoso e lacerado.

A veia facial diferencia-se da artéria facial por ser mais calibrosa, retilínea e de situação mais posterior. Ao cruzar a base da mandíbula, ela se mantém superficial sobre a glândula submandibular (a artéria facial é profunda em relação à glândula) e logo se reúne com o ramo anterior da veia retromandibular. O tronco assim formado (**veia facial comum**) perfura a fáscia cervical e lança-se na veia jugular interna, geralmente em conjunto com as **veias lingual e tireóidea superior**, constituindo assim um **tronco tireolinguofacial.**

Os afluentes da veia lingual são as **veias dorsais da língua**, **veia sublingual** e **veia profunda da língua**, correspondendo assim aos ramos da artéria lingual. Tanto o trajeto da veia lingual quanto o da veia tireóidea superior e seus ramos podem ser entendidos ao se recordar os trajetos das artérias homônimas, das quais elas são acompanhantes.

A **veia jugular interna** inicia-se no forame jugular, na base do crânio, desce reta no pescoço, coberta pelo músculo esternocleidomastóideo, e termina atrás da clavícula ao se unir com a veia subclávia. Resulta dessa união a veia braquiocefálica. No seu percurso, ela é envolvida pela bainha carótica, recebe o tronco tireolinguofacial (ou as veias que o formam, de maneira isolada) e mais abaixo as veias faríngeas, veia tireóidea média e o ducto torácico (linfático, do lado esquerdo) ou o ducto linfático direito. Na sua extremidade proximal, a veia jugular interna apresenta uma válvula bem desenvolvida, o que não ocorre similarmente com as veias da face.

Se for necessária uma ligadura da jugular interna, como em casos de trombose do seio transverso, para prevenir a extensão da infecção na circulação geral, a drenagem venosa é compensada pelas múltiplas anastomoses existentes entre as redes venosas intra e extracranianas.

O ramo posterior da veia retromandibular não se aprofunda. Ao contrário, ele corre sobre o músculo esternocleidomastóideo em direção posterior e, no ângulo da mandíbula, reúne-se com a **veia auricular posterior**, um pequeno vaso procedente da área mastóidea. O resultado dessa união é a **veia jugular externa**, que desce pelo pescoço obliquamente sobre o esternocleidomastóideo, recebe algumas tributárias, e encurva-se na borda posterior do músculo, perfura a fáscia cervical e atinge o ângulo formado pelas veias jugular interna e subclávia, onde desemboca. Um **arco venoso jugular** une o final de uma jugular externa à outra.

A veia jugular externa pode ser reconhecida logo abaixo da pele como um risco azul-escuro em algumas crianças, e como uma elevação linear em alguns adultos, principalmente quando estão fazendo força ou em nervosa discussão. Sua punção, para transfusão de sangue ou injeções* intravenosas, é fácil.*

As disposições venosas nem sempre se repetem nos indivíduos. Isso representa a extrema capacidade de variação do sistema venoso que, como é sabido, é muito mais frequente que no sistema arterial. Neste texto foram descritas as disposições mais comuns, na certeza de que há outras, diferentes das consideradas habituais.

Apesar de as veias serem mais calibrosas e mais numerosas que as artérias (muitas vezes duas veias acompanham uma artéria), elas constituem menor embaraço para os cirurgiões. Seu fluxo lento e suas abundantes anastomoses asseguram uma circulação venosa que se vê menos ameaçada durante as cirurgias. Daí suas frequentes ligaduras e cauterizações, que não são feitas com a mesma despreocupação quando se trata de artérias.

É natural, portanto, que o enfoque dado às veias da face não seja tão minucioso quanto aquele das artérias da face.

Resumo das veias da cabeça e pescoço			
Veias	**Terminação**	**Afluentes**	**Áreas de drenagem**
Veias cerebrais e cerebelares	Seios da dura-máter	Veias superficiais e profundas	Encéfalo
Veias diploicas	Seios da dura-máter; veias pericranianas	–	Díploe
Veias emissárias	Idem	–	Áreas próximas; são vasos anastomóticos
Seios da dura-máter	Veia jugular interna	Veias cerebrais; cerebelares, diploicas e emissárias	Conteúdo da cavidade craniana
Veias do couro cabeludo (occipital, temporal superficial, supraorbital)	Veia vertebral; veia retromandibular; veia facial	–	Superfície das regiões frontal, temporal, parietal e occipital
Veias alveolares superiores, anterior e posteriores	Plexo pterigóideo	Veias dentais e peridentais	Dentes superiores; processo alveolar; periodonto; gengiva
Veia alveolar inferior	Idem	Veias dentais e peridentais, veia mentoniana; veia milo-hióidea	Dentes inferiores; processo alveolar; periodonto; gengiva; mento; músculo milo-hióideo
Plexo pterigóideo	Veia maxilar	Veias meníngeas; dos músculos da mastigação; veias alveolares; veias palatinas; veia infraorbital; veia bucal; veia esfenopalatina	Parte profunda da face (músculo da mastigação, dentes, palato, cavidade nasal); parte superficial da face (regiões infraorbital e mentoniana)
Veia maxilar	Veia retromandibular	Plexo pterigóideo	Idem
Veia retromandibular	Veia facial (ramo anterior); veia jugular externa (ramo posterior)	Veia maxilar; veia temporal superficial	Idem e parte do couro cabeludo
Veia jugular externa	Ângulo venoso (veia jugular interna e veia subclávia)	Ramo posterior da veia retromandibular; veia auricular posterior; arco venoso jugular	Área mastóidea; orelha externa; superfície anterolateral do pescoço
Veia facial	Veia facial comum	Ramo anterior da veia retromandibular; veia supraorbital; veia angular; veias oftálmicas; veia nasal externa; veias labiais; veia profunda da face; veia submentoniana	Ângulo medial do olho; nariz; lábios; bochecha; área submentoniana; glândula submandibular
Veia facial comum	Veia jugular interna	Veia facial; ramo anterior da veia retromandibular	Idem e parte da área de drenagem da veia retromandibular
Veia lingual	Veia jugular interna	Veias dorsais da língua; veia profunda da língua; veia sublingual	Língua; região sublingual
Veia tireóidea superior	Veia jugular interna	–	Glândula tireóidea
Veia jugular interna	Veia braquiocefálica	Seios da dura-máter; veias faríngeas; veia facial comum; veia lingual; veias tireóideas superior e média; veia laríngea superior	Conteúdo da cavidade craniana; faringe; face; língua; glândula tireóidea; laringe

Responda à primeira metade do Teste 12, ao final deste capítulo e desenvolva o estudo dirigido "Veias" no *site* www.anatomiafacial.com. Acesse o *link* "Aprendendo Anatomia" e, em seguida, "Estudo dirigido".

Drenagem linfática

Ariovaldo Antonio Martins

(Figs. 7-7, 7-8, 7-9 e 7-10)

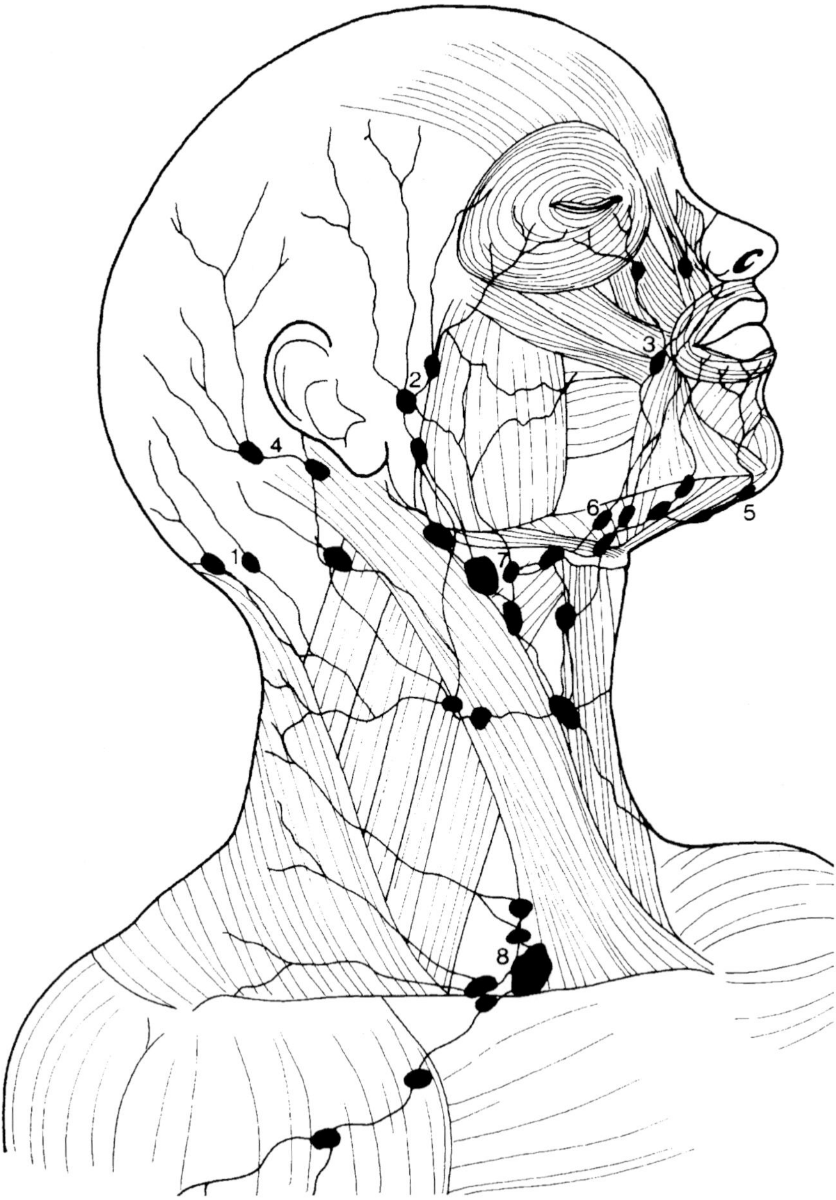

Figura 7-7 – Linfonodos e vasos linfáticos superficiais da cabeça e do pescoço (segundo Sobotta e Becher).

1 Linfonodos occipitais
2 Linfonodos parotídeos
3 Linfonodos faciais
4 Linfonodos mastóideos
5 Linfonodos submentonianos
6 Linfonodos submandibulares
7 Linfonodos cervicais superficiais
8 Linfonodos cervicais profundos

Figura 7-8 – Linfonodos e vasos linfáticos superficiais e profundos da face e do pescoço (segundo Paff).

1 Linfonodos parotídeos
2 Linfonodos submentonianos
3 Linfonodos submandibulares
4 Linfonodos cervicais superficiais
5 Linfonodos cervicais profundos
6 Linfonodo jugulodigástrico
7 Linfonodo júgulo-omo-hióideo

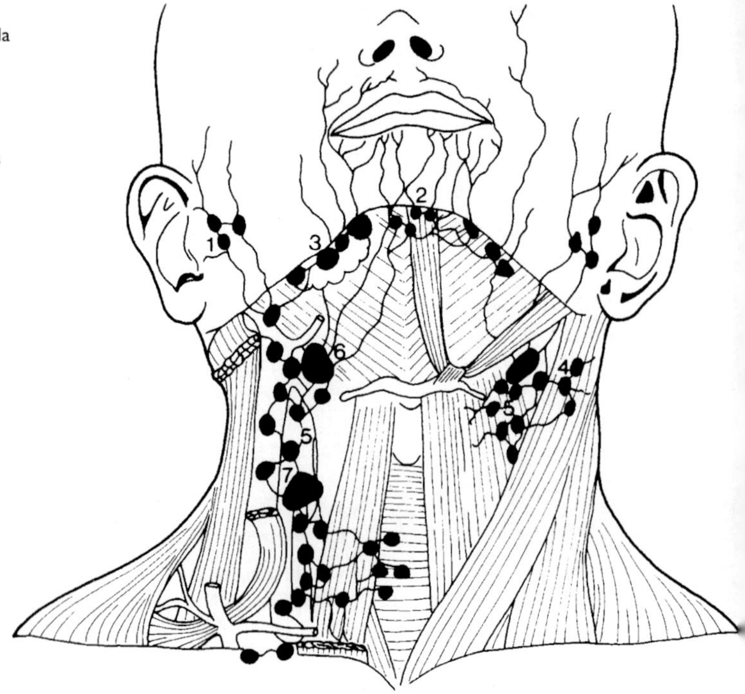

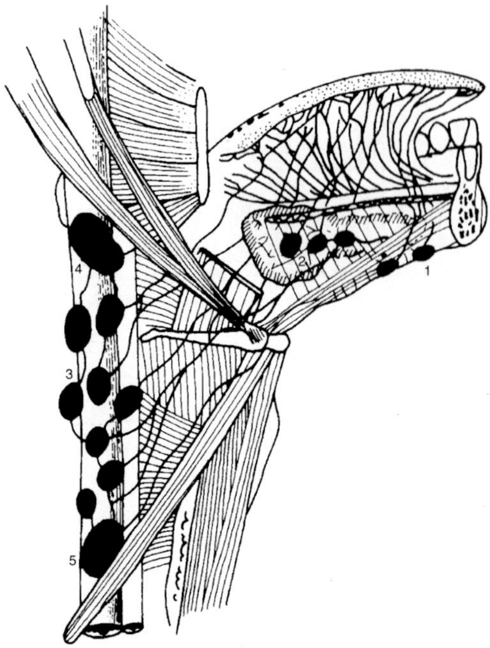

Figura 7-9 – Linfonodos e vasos linfáticos da língua, em secção sagital (segundo Paff).

1 Linfonodos submentonianos
2 Linfonodos submandibulares
3 Linfonodos cervicais profundos
4 Linfonodo jugulodigástrico
5 Linfonodo júgulo-omo-hióideo

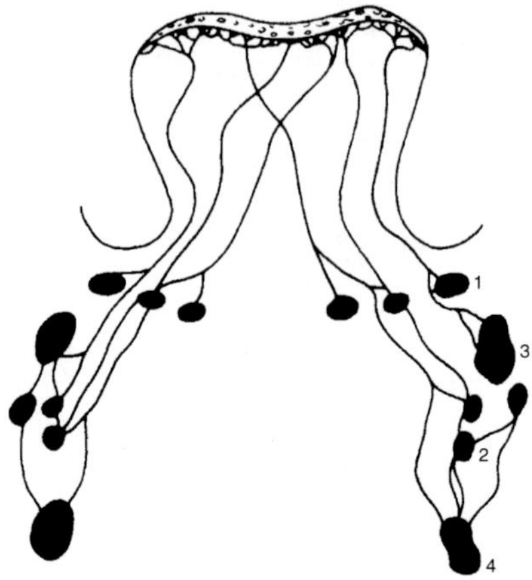

Figura 7-10 – Linfonodos e vasos linfáticos da língua, em secção frontal.

1 Linfonodos submandibulares
2 Linfonodos cervicais profundos
3 Linfonodo jugulodigástrico
4 Linfonodo júgulo-omo-hióideo

Como ocorre em todas as partes do corpo, os linfonodos* da cabeça e do pescoço são de grande importância clínica, considerando-se que as vias linfáticas se constituem em um dos principais meios de disseminação de processos infecciosos e de tumores malignos, além de que podem converter-se em focos infecciosos ou neoplásicos.

O conhecimento dos nódulos regionais é importante para se determinar quais os linfonodos estarão possivelmente comprometidos, uma vez conhecido o local de infecção ou tumor, ou ainda no diagnóstico de provável local desconhecido de um processo patológico, se o linfonodo, ou o grupo deles, for encontrado afetado.

O dentista tem importante papel na profilaxia e diagnóstico precoce do câncer de boca. Para isso, ele deve ter conhecimento da drenagem linfática da boca e regiões vizinhas, tornando possível a interpretação clínica dos casos de linfadenopatias agudas ou crônicas e sua possível origem.

Apesar de a cavidade bucal permitir fácil inspeção, o câncer de boca é uma das neoplasias malignas mais frequentes em nosso meio. A maioria das pessoas que procuram tratamento em centros especializados já se encontra em estágios avançados da doença, fase em que as possibilidades de cura estão muito reduzidas.

Na realidade, o linfonodo tem a função de reter, nas malhas de sua rede, e fagocitar, pelos linfócitos produzidos nele, células cancerosas, bactérias, vírus etc.

A linfa, originária da intimidade dos tecidos, antes de ser lançada na circulação sanguínea, atravessa, pelo menos, um linfonodo. Ela, inicialmente, circula pelos linfonodos regionais (ou primários) antes de atingir cadeias linfáticas mais centralmente localizadas, que recebem denominação de secundárias, terciárias etc.

Se uma infecção não for refreada pelos linfonodos primários, ela se propagará aos secundários e assim por diante. No caso do câncer, é a mesma coisa; os linfonodos retardam sua propagação e, se é logo detectado, pode ser tratado com sucesso. Quanto mais grupos de linfonodos as células cancerígenas tiverem que atravessar antes de chegar à corrente sanguínea, maior é a probabilidade de ser realizada biópsia do próximo grupo para verificar se já houve metástase até lá. Se não houve, o prognóstico é mais favorável.

Dessa forma, o câncer do ápice da língua não é tão mortal quanto um da raiz da língua ou da garganta. No primeiro caso, ele passa por quatro grupos e, no segundo, por apenas dois grupos de linfonodos antes de chegar à circulação sanguínea e disseminar-se pelo corpo.

As estruturas superficiais e profundas da face drenam a linfa para linfonodos cervicais* profundos, geralmente depois de passar por linfonodos superficiais.

Os grupos de linfonodos superficiais são assim chamados porque se dispõem superficialmente em relação à lâmina superficial da fáscia cervical. Seus próprios nomes indicam sua localização (região onde são encontrados).

Os **linfonodos occipitais**, em número de um ou dois apenas, drenam o couro cabeludo da área próxima. Os **linfonodos mastóideos**, também apenas um ou dois, recebem a linfa do pavilhão da orelha e do couro cabeludo próximo. Os **linfonodos parotídeos superficiais** ocorrem em número de um a quatro e estão situados à frente do trago (há também **linfonodos parotídeos profundos** intra e extraglandulares). Os **linfonodos faciais**, inconstantes, são subcutâneos e dispõem-se no trajeto de veias; situam-se nas proximidades do ângulo da boca, bochecha e ao lado da asa do nariz.

Linfonodos submandibulares ocorrem em número de três a seis, agrupados em torno da glândula submandibular e da veia facial, no triângulo submandibular. De acordo com suas relações com a glândula e com a veia, eles podem ser divididos em pré-glandular, pré-vascular, retrovascular e retroglandular.

O pré-glandular é representado por um linfonodo situado à frente da glândula, em íntima relação com a veia submentoniana.

O grupo pré-vascular é constituído de pequenos linfonodos situados nas proximidades da artéria e veia faciais, em um nível acima da glândula submandibular, ou ainda por um único linfonodo, mais volumoso.

Os retrovasculares, em número de um ou dois, estão situados posteriormente à veia facial, sendo que um deles se encontra próximo ao ponto onde as veias facial e retromandibular se unem.

O grupo retroglandular não é constante. Quando existe, situa-se medialmente e abaixo do ângulo da mandíbula.

Os linfonodos submandibulares são responsáveis pela drenagem primária de inúmeras estruturas de interesse odontológico, como: dentes superiores e inferiores, com exceção dos incisivos inferiores, gengiva, lábios superior e inferior, com exceção da parte média do lábio inferior, bochechas, parte lateral do mento, parte anterior da cavidade nasal e do palato, nariz, corpo da língua, glândula submandibular, parte da glândula sublingual e maior parte do soalho da boca.

Os vasos linfáticos dos dentes superiores passam pelo forame infraorbital e depois acompanham a artéria facial até os linfonodos submandibulares. Os dos dentes inferiores percorrem o canal da mandíbula. Os vasos da gengiva do lado vestibular, tanto superior como inferior, correm diretamente para os linfonodos submandibulares, com exceção da região incisiva vestibular da mandíbula que escoa para os submentonianos. Alguns vasos da gengiva lingual inferior podem drenar diretamente para os linfonodos cervicais profundos (região incisiva); a maioria, no entanto, vai para os submandibulares.

Os linfonodos submandibulares drenam diretamente para os linfonodos cervicais profundos, devendo-se também considerar a possibilidade de a linfa atingir os linfonodos submentonianos antes.

Linfonodos submentonianos são aqueles situados no triângulo submentoniano, o qual é formado pelo osso hioide e os dois ventres anteriores do músculo digástrico. Os linfonodos desse grupo podem situar-se na região anterior ou posterior do triângulo, próximo ao hioide.

Eles são responsáveis pela drenagem da linfa dos dentes incisivos inferiores e gengiva adjacente, parte média do lábio inferior, ápice da língua, pele do mento e parte anterior do soalho da boca.

Sua drenagem se faz em direção ao grupo submandibular e daí para os linfonodos cervicais profundos superiores.

Os **linfonodos cervicais superficiais** são cerca de quatro pequenos nódulos encontrados na região superior do pescoço, superficialmente à fáscia cervical e ao músculo esternocleidomastóideo. Geralmente acompanham a veia jugular externa.

Eles recebem a linfa do lóbulo* da orelha e da pele de uma parte do pescoço. São secundários aos grupos parotídeo e mastóideo.

Os **linfonodos cervicais profundos** (em relação à lâmina superficial da fáscia cervical e ao músculo esternocleidomastóideo) apresentam-se distribuídos ao longo da veia jugular interna, com um grupo **superior** e outro **inferior**.

Os linfonodos cervicais profundos são regionais da raiz da língua, soalho da boca, porção posterior do palato, cavidade nasal, faringe, glândulas salivares, tonsila palatina, orelha e corpo da tireoide, além de serem secundários e/ou terciários a inúmeros outros grupos de linfonodos, tais como parotídeos, submandibulares, submentonianos, retrofaríngeos, pré-laríngeos, pré-traqueais etc.

Recebem ainda a linfa do couro cabeludo das regiões occipital e parietal, das regiões da nuca, lateral do pescoço e do ombro, além de serem secundários aos linfonodos occipitais e mastóideos.

Os cervicais profundos são os que, com maior frequência, constituem-se em sede de metástases originárias em tumores primários da boca. As paredes da boca são ricas em vasos linfáticos, advindo desse fato a frequência com que seus tumores dão metástases que atingem principalmente os cervicais profundos, depois os submandibulares.

A partir dos linfonodos cervicais profundos, os vasos eferentes formam, de cada lado, o **tronco jugular**. O tronco jugular do lado esquerdo lança a linfa no **ducto torácico**, enquanto o do lado direito lança-a no **ducto linfático direito**. Ambos os ductos terminam na junção da veia jugular interna com a veia subclávia. Deve-se chamar a atenção para os enormes **linfonodos jugulodigástrico** e **júgulo-omo-hióideo**, pertencentes ao grupo dos linfonodos cervicais profundos, devido ao fato de se apresentarem enfartados nos casos de patologias, como infecção e/ou câncer, presentes em qualquer um dos órgãos que drenam para os referidos nódulos. O jugulodigástrico situa-se sobre o contorno lateral da veia jugular interna, ao nível do corno maior do osso hioide, logo abaixo do ventre posterior do músculo digástrico. Recebe a linfa da maior parte do palato, da raiz da língua e da tonsila palatina. Quando a tonsila está inflamada, ele se torna palpável com certa facilidade. O júgulo-omo-hióideo acha-se em um nível abaixo em relação ao anteriormente descrito, aplicado à porção lateral da veia jugular interna, logo acima do tendão intermédio do músculo omo-hióideo. Ele recebe aferentes diretamente da língua ou indiretamente por meio dos linfonodos submentonianos, submandibulares e cervicais profundos superiores.

Além das vias de drenagem acima descritas, deve-se destacar também que os vasos linfáticos, originários principalmente de algumas regiões medianas da face, podem cruzar o plano mediano e atingir linfonodos situados no lado oposto.

Este fato adquire grande importância na ocorrência de neoplasias malignas nessas regiões, porque é sempre indicada a remoção completa, e com margem de segurança, do tumor primitivo, seguida de esvaziamento ganglionar preventivo dos nódulos responsáveis pela drenagem. Evitam-se, com isso, metástases em outras regiões do corpo, uma prática indispensável para se conseguir maior índice de curas definitivas.

A esse respeito, destaca-se a drenagem linfática do palato, da língua, dos lábios e do soalho da boca, pelo fato de essas estruturas se constituírem, com maior frequência, em locais-sede para a instalação de lesões malignas.

A maior parte da linfa originária do palato atinge os linfonodos cervicais profundos, principalmente os jugulodigástricos. O restante da linfa escoa para os linfonodos retrofaríngeos e submandibulares. Além disso, deve-se levar em consideração a possibilidade de que a linfa da região mediana do palato pode drenar para ambos os lados, e a da região paramediana, cruzar a linha mediana para o lado oposto.

Os vasos linfáticos de várias porções da língua (Figs. 7-9 e 7-10) podem tomar caminhos diversos. Assim, os do ápice drenam para os linfonodos submentonianos e júgulo-omo-hióideo; os das margens, para os submandibulares e cervicais profundos; os da porção central do corpo, para os submandibulares e cervicais profundos, principalmente no júgulo-omo-hióideo de ambos os lados; e os da raiz, para os cervicais profundos (jugulodigástrico), com alguns vasos cruzando o plano mediano. Dessa forma, nos casos de carcinoma da língua, é necessário que todos os linfonodos que drenam esse órgão sejam erradicados.

A linfa do lábio superior e das partes laterais do lábio inferior (Fig. 7-8) escoa para os linfonodos submandibulares, enquanto a da parte média do lábio inferior drena nos submentonianos.

Os vasos linfáticos do soalho da boca levam a linfa para os linfonodos submentonianos, submandibulares e eventualmente para os cervicais profundos.

O dentista, sendo o profissional de saúde que mais frequentemente atua na cavidade bucal da população, é o que deve ter maior responsabilidade no diagnóstico precoce de lesões malignas e/ou pré-malignas, localizadas na boca e regiões vizinhas. Para tanto, ele deve adotar como rotina, durante a anamnese e exame clínico, a análise minuciosa dos vários grupos de linfonodos cervicofaciais, distinguindo os nódulos normais dos comprometidos, assim como na detecção de lesões situadas na cavidade bucal e áreas próximas.

A palpação de linfonodos é realizada para se detectar localização, número, forma, tamanho, consistência, sensibilidade, fixação a tecidos vizinhos; na pele que recobre a adenopatia, verifica-se cor, temperatura e presença de fístulas*. Nas linfadenopatias agudas, causadas por infecção, os linfonodos ficam grandes, firmes, móveis e muito sensíveis. O aumento volumétrico é devido ao crescimento de cada linfócito e do número exagerado deles. Os nódulos metastásicos podem exibir: aumento volumétrico, endurecimento (firmes) e fixação aos tecidos vizinhos, nos estágios avançados.

Para facilitar a análise dos linfonodos, pede-se ao paciente que promova o relaxamento dos músculos e fáscia cervical do lado interessado. O exame dos nódulos submentonianos e submandibulares é feito pedindo-se ao paciente para abaixar o mento. Para detectar nódulos submentonianos, a pele sob o mento é pressionada contra a borda inferolingual da mandíbula. Os submandibulares são examinados pela pressão da pele sob a mandíbula; atrás do ângulo, contra a superfície inferolingual, um leve deslizamento dos dedos é recomendado. Esses dois grupos de nódulos também podem ser analisados colocando-se um dedo indicador no soalho da boca e os dedos da outra mão devem ser colocados abaixo da mandíbula, e as estruturas entre eles, palpadas. Os parotídeos são palpados pela pressão bidigital dos tecidos situados anteriormente ao pavilhão da orelha, incluindo a porção lateral da face sob a glândula parótida. Para o exame dos linfonodos cervicais profundos, o paciente deverá relaxar o músculo esternocleidomastóideo, pelo abaixamento do mento, e inclinar a cabeça para o lado que será examinado. Após isso, o profissional pressiona, com a mão em garra, os tecidos situados ao longo do referido músculo, desde o processo mastoide até a clavícula.

Na boca e na faringe, localizam-se massas de tecido linfoide que contêm linfócitos e que removem substâncias tóxicas, protegendo o organismo contra doenças decorrentes dessas substâncias. As **tonsilas palatina**, **lingual**, **faríngea** e **tubária** são massas de tecido linfoide não ligadas entre si por vasos linfáticos. Drenam nos linfonodos cervicais profundos superiores. Ao conjunto dessas tonsilas dá-se o nome de **anel linfático da faringe**.

Adenoidite da tonsila faríngea pode provocar obstrução nasal e também da tuba auditiva. Nos casos crônicos, o paciente fica com uma expressão ou face adenóidea, com boca aberta e língua protruída, pela necessidade da respiração bucal.

Resumo da drenagem linfática da face

Linfonodos	Drenam primariamente	Sequência da drenagem
Occipitais	Couro cabeludo e região occipital	Cervicais profundos
Parotídeos	Pele da região temporal anterior, glândula parótida, partes laterais da fronte e pálpebras, parte posterior da bochecha e parte da orelha externa	Cervicais superficiais; cervicais profundos
Mastóideos	Pavilhão da orelha, couro cabeludo acima e atrás da orelha	Cervicais superficiais; cervicais profundos
Submandibulares	Superfície externa da face, dentes superiores e inferiores e respectivas gengivas, com exceção dos incisivos inferiores e gengiva vestibular adjacente; lábios superior e inferior, com exceção da parte média do lábio inferior; partes anteriores da cavidade nasal e do palato, corpo e margens da língua, glândulas submandibular e sublingual; soalho da boca e bochecha	Cervicais profundos superiores e depois inferiores
Submentonianos	Pele do mento, parte média do lábio inferior, ápice da língua, dentes incisivos inferiores e respectiva gengiva vestibular, soalho da boca	Submandibulares e cervicais profundos superiores e depois inferiores
Cervicais superficiais	Lóbulo da orelha e zona cutânea adjacente	Cervicais profundos superiores; cervicais profundos inferiores
Cervicais profundos	Língua, parte posterior do palato e da cavidade nasal, soalho da boca, bochecha, glândula parótida, submandibular e sublingual, tonsila palatina	Dos cervicais profundos superiores aos cervicais profundos inferiores

Resumo da drenagem linfática de áreas específicas da face		
Estruturas		**Linfonodos**
Dentes superiores e inferiores	→	Submandibulares, exceto os incisivos inferiores
Dentes incisivos inferiores	→	Submentonianos
Gengiva vestibular da maxila	→	Submandibulares Cervicais profundos (raras vezes)
Gengiva lingual da maxila	→	Cervicais profundos Submandibulares
Gengiva da mandíbula		
Região incisiva →	Vestibular →	Submentonianos
	Lingual →	Submandibulares e/ou submentonianos
Demais regiões	→	Submandibulares
Lábio superior e porções laterais do inferior	→	Submandibulares
Parte média do lábio inferior	→	Submentonianos
Bochecha →	Submandibulares (a maior parte) Cervicais profundos e raramente os superficiais Parotídeos (parte posterior)	
Palato →	Cervicais profundos (jugulodigástrico) (a maior parte) Retrofaríngeos Submandibulares	
Língua →	Ápice →	Submentonianos
	Margens →	Submandibulares e cervicais profundos
	Corpo (porção central) →	Cervicais profundos D e E (júgulo-omo-hióideo) Submandibulares
	Raiz →	Cervicais profundos D e E (jugulodigástrico)
Glândulas →	Parótida →	Parotídeos e cervicais profundos
	Submandibular →	Submandibulares e cervicais profundos
	Sublingual →	Submandibulares e cervicais profundos
Soalho da boca	Submentonianos Submandibulares Cervicais profundos	
Tonsila palatina →	Cervicais profundos (jugulodigástrico)	

Responda ao Teste 12 (segunda metade), na página seguinte. Desenvolva o estudo dirigido "Linfáticos" no *site* www.anatomiafacial.com. Acesse o *link* "Aprendendo Anatomia" e, em seguida, "Estudo dirigido".

Teste 12 (Avaliação Formativa sobre Veias e Linfáticos)

Responda certo ou errado. Se a assertiva estiver errada, na resposta no final do livro aparecerá(ão) a(s) palavra(s) certa(s) e entre parênteses a(s) palavra(s) errada(s), geralmente seguida(s) de um comentário.

12.a1. Os seios da dura-máter são canais venosos intracranianos formados no desdobramento da dura-máter encefálica e revestidos por endotélio.

12.a2. Os seios da dura-máter de maior importância são: sagital inferior, reto, transverso, sigmoide e cavernoso.

12.a3. As veias cerebrais e cerebelares deságuam nas veias diploicas.

12.a4. As veias emissárias estabelecem anastomoses entre os seios da dura-máter e as veias extracranianas.

12.b1. As veias temporal superficial e maxilar se unem ao nível do colo da mandíbula para formar a veia jugular externa.

12.b2. A veia retromandibular acompanha a artéria carótida externa no interior da glândula parótida.

12.b3. O plexo pterigóideo drena os músculos da mastigação, cavidade nasal, palato e dentes e resolve-se na veia maxilar.

12.b4. As veias alveolares superiores e inferior são acompanhantes das artérias homônimas e suas confluentes também acompanham os ramos das referidas artérias, tendo também os mesmos nomes.

12.c1. A veia retromandibular se divide em dois ramos: o ramo posterior se une com a veia occipital para formar a veia jugular externa, que corre no pescoço entre a pele e o músculo esternocleidomastóideo.

12.c2. O ramo anterior da veia retromandibular se une com a veia facial para formar a veia facial comum, a qual geralmente recebe as veias lingual e tireóidea superior para formar o tronco tireolinguofacial, que deságua na veia jugular interna.

12.c3. Existe uma artéria sublingual mas não existe uma veia sublingual.

12.c4. A veia jugular interna recolhe o sangue intracraniano no forame jugular e desce no pescoço até se unir com a veia subclávia para formar a veia braquiocefálica.

12.d1. Vasos linfáticos e linfonodos podem disseminar processos infecciosos ou neoplásicos. Se uma infecção (ou câncer) não for refreada pelos linfonodos primários, ela se propagará aos secundários e assim por diante.

12.d2. Os linfonodos occipitais, mastóideos, parotídeos e cervicais superficiais não drenam a linfa de nenhuma parte da boca.

12.d3. Os linfonodos submandibulares são em número de cinco a seis, sendo a maioria retroglandular.

12.d4. Os linfonodos submandibulares são responsáveis pela drenagem primária do canino inferior e da gengiva lingual dos dentes incisivos inferiores.

12.e1. A maior parte da língua, da bochecha, do soalho da boca e palato é drenada primariamente por linfonodos submandibulares.

12.e2. Além dos linfonodos submandibulares, a linfa da língua atinge primariamente os linfonodos submentonianos e é só.

12.e3. Os linfonodos submandibulares, como grupo primário, drenam para os linfonodos cervicais superficiais, como grupo secundário.

12.e4. Os vasos eferentes dos linfonodos cervicais profundos (superiores e inferiores) formam o tronco jugular, o qual se lança no ducto torácico (lado esquerdo) e no ducto linfático direito, que por fim desembocam no ângulo venoso formado pelas veias jugular interna e subclávia.

CAPÍTULO

8

Nervos da Face

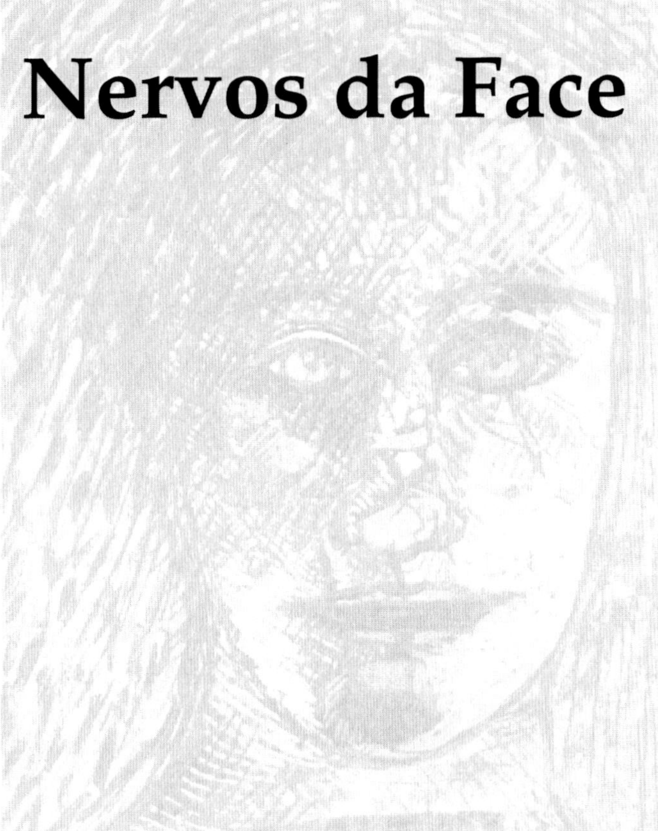

OBJETIVOS ❙ Descrever o nervo trigêmeo com o gânglio trigeminal e suas conexões centrais ❙ Especificar trajeto, relações, áreas de distribuição e ramificações dos nervos maxilar e mandibular ❙ Descrever os nervos facial, glossofaríngeo e hipoglosso, quanto a trajetos, relações, áreas de distribuição e ramificações ❙ Discutir sobre a anatomia das vias trigeminais centrais ❙ Identificar as ramificações dos nervos maxilar e mandibular que participam da inervação dos dentes, estruturas de suporte dos dentes e outras formações anatômicas bucais e relacionar com as anestesias regionais em Odontologia ❙ Responder corretamente aos Testes 13 e 14 ❙ Desenvolver o estudo dirigido "Nervo trigêmeo" ❙

O nervo trigêmeo (V)

José Américo de Oliveira

O nervo* trigêmeo, ou quinto nervo craniano, é assim denominado por possuir três ramos calibrosos distribuídos por áreas extensas da face, tanto superficiais como profundas. Esses três ramos formam a porção maior ou sensitiva, que recebem denominações conforme seus territórios de distribuição principais. O primeiro ramo denomina-se **nervo oftálmico** porque se encaminha em direção à órbita; o segundo, **nervo maxilar**, à maxila; e o terceiro, **nervo mandibular**, à mandíbula. A porção menor é essencialmente motora e distribui-se com o nervo mandibular, assim que ele deixa o crânio pelo forame oval. O nervo oftálmico sai do crânio pela fissura orbital superior, e o nervo maxilar, pelo forame redondo.

O trajeto dos nervos sensitivos tem sido descrito, desde a 1ª edição, considerando-se o caminho do impulso nervoso do ponto de vista funcional, isto é, da periferia para o centro ou direção centrípeta. A partir desta edição, a descrição passa a seguir o padrão anatômico tradicional (e não fisiológico), ou seja, do centro para a periferia ou direção centrífuga. Dessa forma, ficam padronizados os trajetos dos nervos motores e sensitivos, indistintamente, a partir de sua origem aparente, continuando pelas ramificações, diminuição de calibre, até a terminação. Busca-se, com isso, facilitar a compreensão da distribuição dos ramos nervosos.

Gânglio trigeminal

(Fig. 8-1)

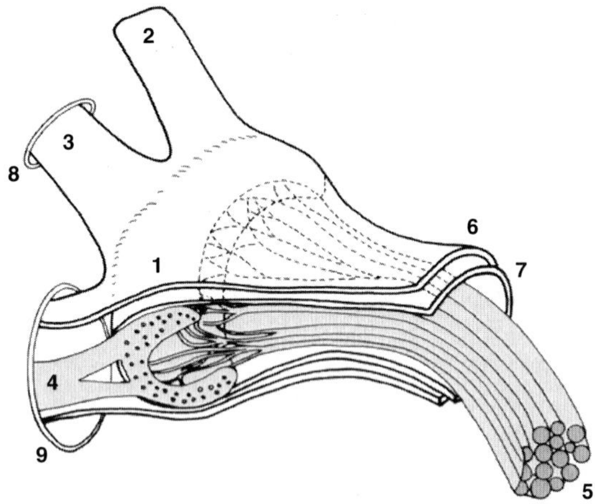

Figura 8-1 – Representação esquemática do conteúdo do cavo trigeminal.

1 Gânglio trigeminal
2 N. oftálmico
3 N. maxilar
4 N. mandibular
5 N. trigêmeo
6 Dura-máter da fossa média do crânio
7 Dura-máter da fossa posterior do crânio
8 Forame redondo
9 Forame oval

A maioria dos neurônios de origem da porção maior do nervo trigêmeo está agrupada no **gânglio*** **trigeminal**, que é a maior massa ganglionar de nosso corpo. É o único gânglio localizado no interior do crânio, protegido por um recesso formado por uma camada dupla de dura-máter*, além de pia-máter e aracnoide. No interior da cavidade assim formada, o gânglio acha-se banhado pelo líquido cerebrospinal, que lhe dá uma proteção adicional.

O gânglio trigeminal localiza-se na fossa média do crânio, alojado em uma depressão encontrada próximo ao ápice da parte petrosa do osso temporal, chamada impressão trigeminal.

Conexões centrais

No interior do gânglio trigeminal encontram-se os neurônios responsáveis pela sensibilidade exteroceptiva (dor, temperatura, tato e pressão) da maioria das estruturas da face e sensibilidade proprioceptiva, advinda da articulação temporomandibular. Enquanto os prolongamentos periféricos desses neurônios recebem os estímulos através dos nervos oftálmico, maxilar e mandibular, os prolongamentos centrais os transmitem para o interior do tronco encefálico, local onde estão os **núcleos* sensitivos** (Fig. 8-14). Esses prolongamentos agrupados constituem a raiz do nervo trigêmeo, que sai do tronco encefálico na transição entre ponte e pedúnculo cerebelar médio (origem aparente do nervo trigêmeo).

Os impulsos proprioceptivos, originados de grande parte da musculatura da face, são transmitidos até um agrupamento de neurônios localizado no interior do tronco encefálico, o **núcleo do tracto mesenfálico**, característica esta que diferencia também o trigêmeo dos demais nervos cranianos. Os prolongamentos centrais desses neurônios fazem sinapses com outro agrupamento neuronal denominado **núcleo motor** do nervo trigêmeo (Fig. 8-14). A reunião desses axônios formam a **porção menor** ou **motora**, que se distribui com os ramos do nervo mandibular, formando a única raiz mista do nervo trigêmeo.

As conexões centrais desse nervo estendem-se ainda ao **núcleo sensitivo principal** e ao **núcleo espinal**, o qual alcança os segmentos superiores da medula espinal.

As extensas áreas de distribuição dos ramos e de conexões centrais, particularmente na cortical, fazem com que o nervo trigêmeo tenha importância enorme nos diagnósticos precoces de doenças da face. As dores provenientes dos dentes, seios da face, da cavidade nasal e orbital, e do palato geralmente se manifestam de maneira intensa.

Neuralgias podem acometer seus três ramos, mas afetam geralmente a segunda divisão ou nervo maxilar, estendendo-se pelo território de distribuição de seus ramos. Caracterizam-se por dores lancinantes, agudas e de duração variável, com ocorrências repentinas e inesperadas. Podem manifestar-se pelo toque em "pontos-gatilhos", como os localizados na pele da fronte ou ao redor dos forames infraorbital e mentoniano. Como a etiologia dessa afecção ainda é desconhecida, seu tratamento tem efeitos transitórios. Neuralgia semelhante à do trigêmeo ocorre, às vezes, com o nervo glossofaríngeo.*

Distribuição periférica

Nervo oftálmico

O nervo oftálmico, ou primeira divisão do trigêmeo, sai da extremidade superior do gânglio trigeminal, portanto de dentro da cavidade craniana, para alcançar a órbita pela fissura orbital superior. É dividido em três ramos, todos sensitivos, denominados **nervo nasociliar**, **nervo frontal** e **nervo lacrimal**. São dispostos, respectivamente, nas posições medial, intermédia e lateral no interior da órbita.

Enquanto o nervo frontal transmite impulsos de uma extensa área cutânea* da fronte e porção anterossuperior do couro cabeludo, os nervos nasociliar e lacrimal são importantes na inervação do conteúdo da órbita e parte da cavidade nasal. O nervo lacrimal recebe o **ramo comunicante do nervo zigomático**, oriundo do nervo maxilar e que possui fibras secretomotoras parassimpáticas para a glândula lacrimal. Essas fibras são pós-ganglionares do **gânglio pterigopalatino.**

Assim como os demais ramos do nervo trigêmeo, o nervo oftálmico possui um ramo meníngico, responsável pela sensibilidade da dura-máter encefálica.

Nervo maxilar

(Figs. 8-2, 8-3, 8-4 e 8-5)

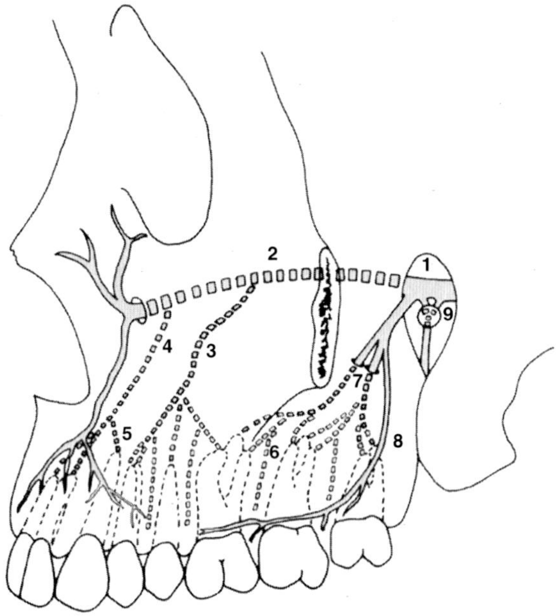

Figura 8-2 – Distribuição de ram do nervo maxilar. Os ramos intraósseos estão representados p linhas interrompidas.

1 N. maxilar
2 N. infraorbital
3 N. alveolar superior médio
4 Nn. alveolares superiores anteriores
5 R. dental
6 R. peridental
7 Nn. alveolares superiores posteriores
8 R. gengival
9 Gânglio pterigopalatino

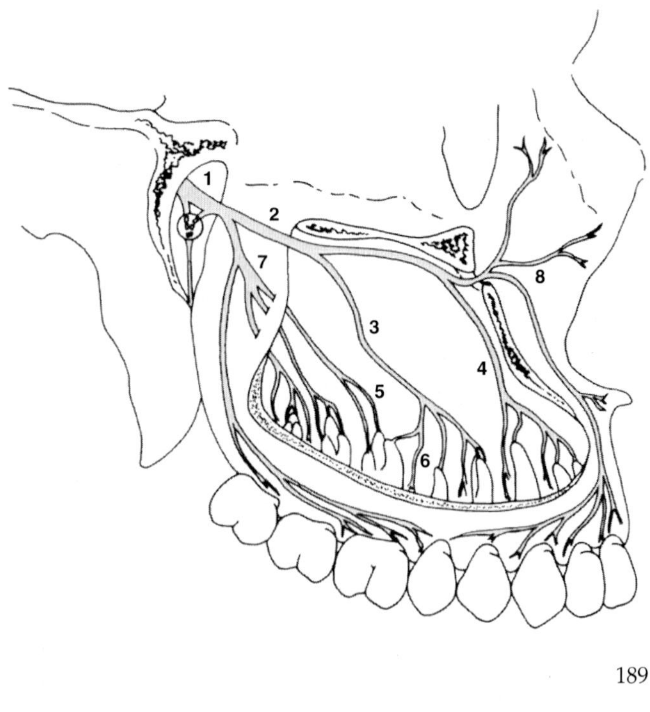

Figura 8-3 – Distribuição de ramos do nervo maxilar. O seio maxilar e o canal infraorbital foram abertos para se ver o nervo infraorbital e os nervos alveolares superiores.

1 N. maxilar
2 N. infraorbital
3 N. alveolar superior médio
4 Nn. alveolares superiores anteriores
5 R. dental
6 R. peridental
7 Nn. alveolares superiores posteriores
8 Rr. terminais do n. infraorbital

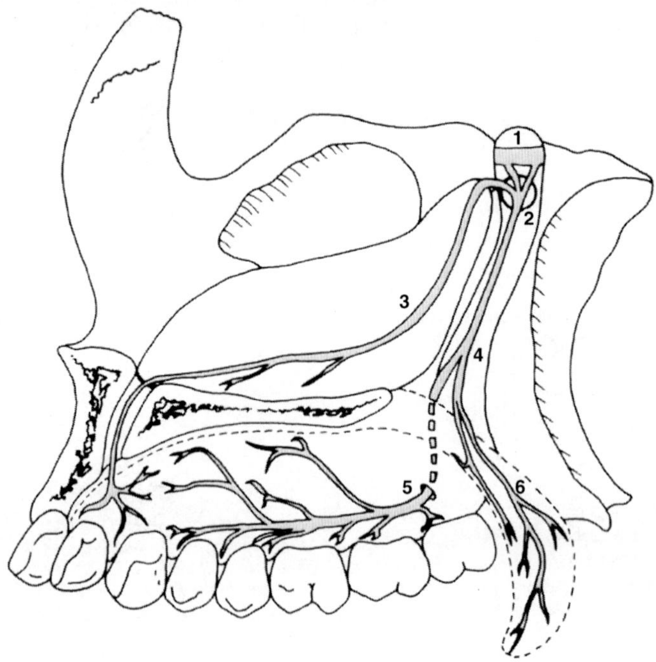

Figura 8-4 – Distribuição de ramos do nervo maxilar. Vista medial após secção sagital mediana.

1	N. maxilar	4	N. palatino
2	Gânglio pterigopalatino	5	N. palatino maior
3	N. nasopalatino	6	Nn. palatinos menores

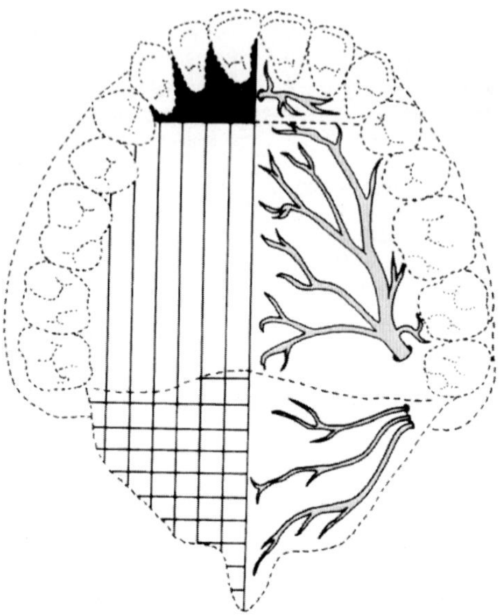

Figura 8-5 – Inervação do palato, com a demarcação das áreas de distribuição de cada nervo palatino. Área negra: nervo nasopalatino; área listrada: nervo palatino maior; área quadriculada: nervos palatinos menores.

O nervo maxilar, ou segunda divisão do trigêmeo, também é essencialmente sensitivo. Abandona o crânio através do forame redondo e logo alcança o alto da fossa pterigopalatina.

O **nervo palatino** é um ramo descendente do nervo maxilar. Em seu início, atravessa o gânglio pterigopalatino sem, entretanto, manter relações funcionais com ele. Ainda no interior desse gânglio ou pouco acima, fornece os **ramos nasais posteriores superiores**, que penetram na cavidade nasal pelo forame esfenopalatino. Destes, um de seus ramos mediais é o **nervo nasopalatino**, que se dirige à mucosa da região anterior do palato duro, compreendida entre canino e incisivo central, e da mucosa da região anterior do septo nasal. Em seu trajeto, o nervo nasopalatino vai do teto da cavidade nasal em direção inferior e anterior, percorrendo o septo nasal, até alcançar e atravessar sucessivamente o canal e o forame incisivo.

Depois de passar pelo gânglio pterigopalatino, o tronco do nervo palatino desce pela fossa pterigopalatina, penetra no canal palatino maior e divide-se em três ramos, os **nasais posteriores inferiores,** que inervam as porções posteriores da cavidade nasal e seu septo, e os nervos **palatinos maior** e **menores**.

O **nervo palatino maior** traspassa o forame palatino maior e logo divide-se em, pelo menos, dois ramos, os quais correm para frente, nos sulcos que ficam entre as espinhas palatinas e no meio de duas camadas, o periósteo e a mucosa do palato duro.

A maioria das fibras do nervo palatino maior dá sensibilidade à mucosa do palato duro desde a região do canino até o limite anterior do palato mole. Essa ramificação envolve a gengiva lingual dos dentes posteriores. Algumas de suas fibras provêm do nervo facial. São parassimpáticas secretomotoras para as glândulas palatinas.

Ainda no interior do canal palatino maior, o nervo expede as fibras constituintes dos **nervos palatinos menores** que, após atravessar os forames do mesmo nome, dirigem-se à mucosa e às glândulas do palato mole. Além dos componentes sensitivo e parassimpático, os nervos palatinos menores contêm fibras gustatórias provenientes do nervo facial, via nervo petroso maior.

Mais à frente, o nervo maxilar dá origem aos **nervos alveolares superiores posteriores,** que inervam a polpa e o periodonto* dos dentes molares superiores e o revestimento da porção posterior do seio maxilar. Esses nervos são constituídos por dois ou três pequenos ramos que, após transporem os pequenos forames alveolares na tuberosidade da maxila, ocupam canais delgados localizados nas paredes lateral e posterior do seio maxilar. Alguns filetes nervosos não têm trajeto intraósseo e se dirigem à gengiva vestibular da região dos molares e podem ser chamados de **ramo gengival**. Na ausência do nervo alveolar superior médio, os nervos alveolares superiores posteriores formam, com as fibras dos nervos alveolares superiores anteriores, um plexo nervoso responsável pela inervação de todos os dentes superiores e seus tecidos de suporte.

O nervo maxilar emite ainda o **nervo zigomático**, que atravessa a fissura orbital inferior e na parede lateral da órbita perfura o forame zigomático-orbital para penetrar no interior do osso zigomático, onde se divide nos **ramos zigomaticotemporal** e **zigomaticofacial.** Estes saem pelos forames de mesmos nomes e distribuem-se na pele da têmpora (depois de atravessar o músculo temporal e sua fáscia) e na pele da proeminência zigomática. Um ramo comunicante do nervo zigomático para o nervo lacrimal contém fibras parassimpáticas, associadas ao gânglio pterigopalatino, que se dirigem à glândula lacrimal.

O **gânglio pterigopalatino** é unido ao **nervo do canal pterigóideo**, que é formado por fibras pré-ganglionares parassimpáticas do nervo petroso maior (originárias do núcleo salivatório superior, via nervo facial) e simpáticas do nervo petroso profundo (originárias do gânglio cervical superior, via plexo simpático carótico). Ao estabelecer sinapse no gânglio, as fibras pós-ganglionares parassimpáticas secretomotoras seguem pelos ramos nasais, palatinos, faríngeos e infraorbital com destino às glândulas mucosas nasais, palatinas, faríngeas, do seio maxilar e glândulas bucais e labiais (as superiores).

O **nervo infraorbital** é a continuação anatômica do nervo maxilar, que recebe o novo nome quando cruza a fissura orbital inferior, para atingir o interior da órbita. No soalho da órbita, o nervo infraorbital ocupa, na sequência, o sulco e o canal do mesmo nome, acompanhado pela artéria e veia, que também recebem a mesma denominação. A maior parte do seu percurso é feita dentro do canal infraorbital, de onde emite os nervos alveolar superior médio e alveolares superiores anteriores. Ele deixa de ser intraósseo quando emerge pelo forame infraorbital e, a partir daí, supre parte da pele e mucosa da face.

O **nervo alveolar superior médio**, presente em cerca de 70% dos indivíduos, inerva a polpa e periodonto dos dentes pré-molares e, eventualmente, a raiz mesiovestibular do primeiro molar superior. Contribui para inervar a mucosa do seio maxilar na região correspondente ao processo zigomático da maxila.

Os **nervos alveolares superiores anteriores,** em número de dois ou três, deixam o nervo infraorbital e seguem um trajeto intraósseo na parede anterior do seio maxilar, inervando sua mucosa e dividindo-se, a seguir, em ramos que atingem a polpa (**ramos dentais**), papila interdental, periodonto* e osso alveolar vizinho dos dentes incisivos e canino superiores do mesmo lado (**ramos peridentais**).

Em resumo, os ramos dos três nervos alveolares superiores formam um plexo sobre os ápices dos dentes. É desse plexo que partem ramúsculos para os dentes: os que vão para os incisivos e o canino são provenientes dos alveolares superiores anteriores; para os pré-molares e raiz mesiovestibular do primeiro molar, do médio; e para os molares, incluindo a raiz mesiovestibular do primeiro que tem dupla inervação, dos posteriores.

Os ramos mais periféricos (ou terminais) do nervo infraorbital saem do canal pelo forame infraorbital, formando no conjunto uma disposição em leque que transmite sensibilidade geral às regiões da pálpebra inferior, asa do nariz, lábio superior e gengiva vestibular dos dentes anteriores e pré-molares.

Em indivíduos jovens, principalmente, as dificuldades em se obter anestesia dos dentes incisivos superiores podem ser vencidas com a infiltração de algumas gotas de solução anestésica na mucosa da porção anterior do palato. Acredita-se que fibras do nervo nasopalatino possam ser responsáveis por uma inervação dental adicional.

Nervo mandibular

(Figs. 8-6 e 8-7)

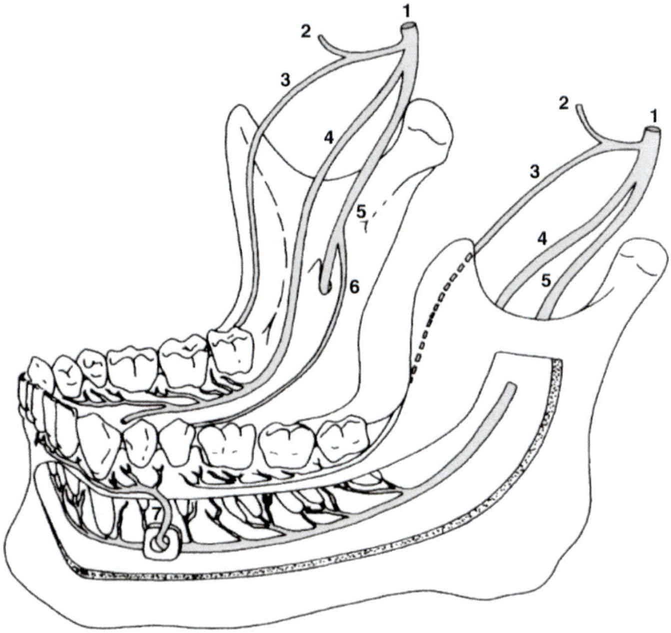

Figura 8-6 – Distribuição de ramos do nervo mandibular. A mandíbula foi aberta para se ver o nervo alveolar inferior.

1 N. mandibular
2 N. temporal profundo anterior
3 N. bucal
4 N. lingual
5 N. alveolar inferior com ramos dentais e peridentais
6 N. milo-hióideo
7 N. mentoniano

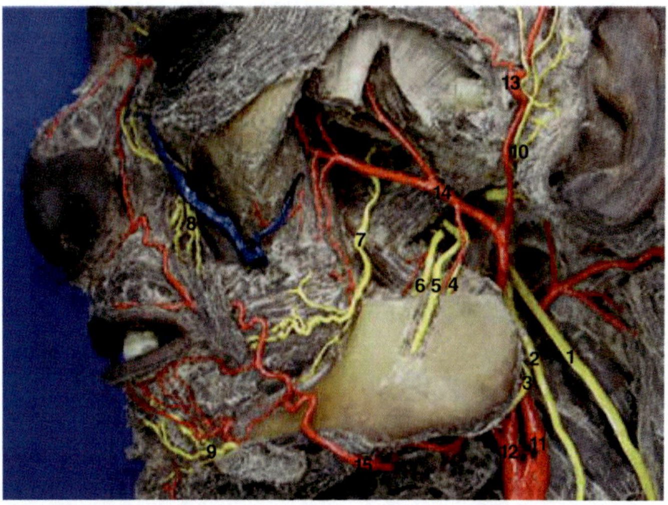

Figura 8-7 – Nervos (em amarelo) e artérias (em vermelho) da face.

1 N. vago
2 Alça cervical
3 N. hipoglosso
4 N. milo-hióideo
5 N. alveolar inferior
6 N. lingual
7 N. bucal
8 N. infraorbital
9 N. mentoniano
10 N. auriculotemporal
11 A. carótida interna
12 A. carótida externa
13 A. temporal superficial
14 A. maxilar com alguns de seus ramos
15 A. facial com alguns de seus ramos

Esta divisão do trigêmeo faz com que ele seja caracterizado como nervo misto, pois é a única a possuir, em seu interior, componentes funcionais sensitivos e motores. Os axônios que estão agrupados na porção mais volumosa do nervo mandibular pertencem a neurônios sensitivos alojados no interior do gânglio trigeminal. Sua porção menor, motora, possui axônios de neurônios localizados no interior do tronco encefálico, no núcleo motor do trigêmeo.

A porção motora pode ser identificada medialmente próxima à origem aparente do nervo trigêmeo, ficando a seguir inferiormente ao gânglio trigeminal. Abaixo do forame oval, as porções sensitiva e motora não podem ser visualmente distintas.

Fraturas cranianas que se estendem ao forame oval podem lesar a porção motora do nervo trigêmeo. O desvio da mandíbula para o lado afetado durante a abertura da boca indica perda de inervação do músculo pterigóideo lateral e pode auxiliar no diagnóstico da lesão do nervo. A desnervação motora dos músculos levantadores da mandíbula causa redução na força de mordida e atrofia das fibras musculares.*

No trajeto aproximado de 1 cm a partir do forame oval, o nervo mandibular expede seus ramos motores que recebem a denominação dos músculos a que se destinam. O **nervo massetérico** abandona o tronco do mandibular entre a asa maior do esfenoide e a superfície superior do músculo pterigóideo lateral. Alcança a incisura da mandíbula e penetra na porção profunda do músculo masseter. Nesse trajeto, remete filetes nervosos para a cápsula da articulação temporomandibular, contribuindo para conduzir suas informações proprioceptivas.

O **nervo temporal profundo anterior** desprende-se do tronco do nervo mandibular próximo à base do crânio, penetra por entre as cabeças do músculo pterigóideo lateral para alcançar as fibras profundas da porção anterior do músculo temporal. As fibras posteriores são inervadas pelo **nervo temporal profundo posterior**, após ter contornado a borda superior do músculo pterigóideo lateral. Este nervo também é responsável pela inervação proprioceptiva da cápsula da articulação temporomandibular. Com ele, e com o nervo bucal, é emitido o pequeno **nervo pterigóideo lateral** que adentra o músculo homônimo.

O **nervo pterigóideo medial** pode ter origem comum com o **nervo tensor do véu palatino** e/ou **nervo tensor do tímpano**. Introduz-se no músculo pterigóideo medial pela borda posterior, próximo à sua origem na fossa pterigóidea. O músculo tensor do véu palatino recebe inervação pela face lateral.

Esses três nervos têm trajeto muito próximo ou pelo interior do **gânglio ótico**, localizado na face medial do tronco do nervo mandibular. Esse gânglio é composto por neurônios parassimpáticos e funcionalmente estão ligados ao nervo glossofaríngeo. Dessa forma, suas relações com o nervo mandibular são apenas topográficas.

As fibras pós-ganglionares oriundas desse gânglio acompanham o trajeto do nervo auriculotemporal (originárias do núcleo salivatório inferior, via ramo petroso menor do nervo glossofaríngeo), até que ele alcance a glândula parótida. Algumas das fibras secretomotoras acompanham os nervos alveolar inferior e bucal e vão para as glândulas bucais e labiais (inferiores).

As fibras simpáticas de todas essas glândulas são originárias do gânglio cervical superior e chegam à região através do plexo que envolve a artéria meníngea média.

Os ramos sensitivos do nervo mandibular são mais calibrosos que os motores e têm distribuição mais ampla. Um deles, o **nervo auriculotemporal** (Fig. 8-11), é responsável pela sensibilidade exteroceptiva de extensa área da região temporal, parte superior do pavilhão da orelha, ATM, meato acústico externo, membrana do tímpano e glândula parótida, respectivamente, por meio de seus ramos temporal superficial, auricular anterior e parotídeos. A pele da região da têmpora é alcançada por ramos que se distribuem com os ramos da artéria temporal superficial. O tronco (nervo auriculotemporal) de todos esses ramos localiza-se atrás da articulação temporomandibular, dispondo-se entre a artéria e a veia temporal superficial.

Pequenos filetes provenientes do nervo auriculotemporal atingem a articulação temporomandibular e são responsáveis pela propriocepção das porções medial, lateral e posterior da cápsula articular.

Como foi mencionado, através dos ramos parotídeos, fibras pós-ganglionares parassimpáticas secretomotoras do gânglio ótico, pertencentes ao nervo glossofaríngeo, penetram na massa glandular parotídea. Portanto, não há relação funcional entre o nervo trigêmeo e a secreção da glândula parótida, pois as fibras do nervo glossofaríngeo apenas são veiculadas pelo nervo auriculotemporal (Fig. 8-8).

Um outro ramo do nervo mandibular dá sensibilidade à mucosa e à pele da bochecha e gengiva vestibular dos dentes molares inferiores. Suas fibras gengivais podem estender-se desde a região de pré-molares ou ficar restritas a uma pequena área dos molares; eventualmente, podem alcançar também a gengiva vestibular dos molares superiores. Todas essas fibras constituem ramificações do **nervo bucal** que, a partir de sua origem aparente no nervo mandibular, pode unir-se com o nervo temporal profundo anterior, constituindo o tronco temporobucal. Em seu trajeto descendente, faceia a superfície medial do ramo da mandíbula, próximo aos tendões do músculo temporal ao nível da base do processo coronoide, antes de se espalhar pela bochecha e gengiva. Na bochecha, passa sobre a face lateral do músculo bucinador enviando ramos para suprir a pele e depois perfura o músculo para inervar a mucosa da bochecha.

Os ramos mais calibrosos do nervo mandibular são o **nervo alveolar inferior** e o **nervo lingual**, dispostos, respectivamente, mais posterior e lateral, o primeiro, e anterior e medial, o segundo.

A sensibilidade proveniente da polpa dos dentes de cada lado da mandíbula, bem como das papilas interdentais, periodonto* e tecido ósseo vizinho aos dentes, é transmitida através do nervo alveolar inferior.

Fibras nervosas sensitivas para a pele do mento, mucosa e pele do lábio inferior e mucosa e gengiva vestibular dos dentes anteriores são dadas pelo **nervo mentoniano.** Este surge da mandíbula pelo canal e forame do mesmo nome após se desligar do nervo alveolar inferior. Este nervo que lhe dá origem ocupa toda a extensão do canal da mandíbula, alcançando-o através do forame da mandíbu-

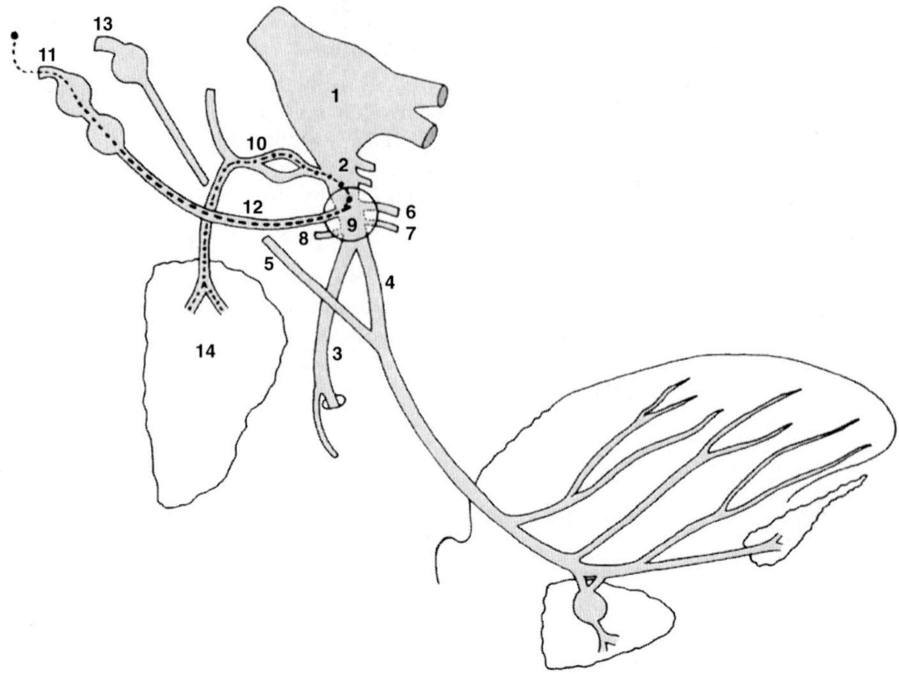

Figura 8-8 – Inervação parassimpática da glândula parótida. A linha interrompida representa fibras pré-ganglionares. A linha de traços e pontos representa fibras pós-ganglionares.

1 Gânglio trigeminal
2 N. mandibular
3 N. alveolar inferior
4 N. lingual
5 N. corda do tímpano
6 N. pterigóideo medial
7 N. tensor do véu palatino
8 N. tensor do tímpano
9 Gânglio ótico
10 N. auriculotemporal
11 N. glossofaríngeo
12 N. petroso menor
13 N. facial
14 Gl. parótida

la, após deixar a fossa infratemporal. No interior do canal da mandíbula, o nervo alveolar inferior é acompanhado pela artéria e veia do mesmo nome. Ele é espesso e único até o canal mentoniano e, neste ponto, divide-se em dois ou três ramos que correm, por canalículos ósseos, até a área do incisivo central. Desses pequenos ramos partem ramos dentais e peridentais para os dentes anteriores, semelhantes àqueles dos dentes posteriores.

Seu trajeto em direção superior e medial delimita uma forma em "S", que se distende quando a boca está aberta. Essa condição é favorável nas anestesias tronculares do nervo alveolar inferior, uma vez que, ao fechar a boca, uma superfície maior do nervo entra em contato com a solução anestésica.

Além desses componentes sensitivos, fibras motoras estão também incorporadas ao nervo alveolar inferior, que o caracterizam como nervo misto. Essas fibras compõem o **nervo milo-hióideo**, que se destaca do nervo principal pouco acima do forame da mandíbula. Aloja-se no sulco milo-hióideo e destina-se a inervar o músculo milo-hióideo e o ventre anterior do músculo digástrico, interpondo-se entre eles em seu trajeto anterior. Fibras sensitivas deste nervo, que correspondem a 30% do total, espalham-se na pele das porções mais inferiores do mento e, eventualmente, nos dentes incisivos.

Algumas vezes, uma ramificação penetra na mandíbula pelo forame retromentoniano inferior ou outro, podendo ou não participar da inervação da polpa de incisivos. Este fenômeno, da inervação suplementar, tem comprovação científica e importância clínica.

Na fossa infratemporal, o **nervo lingual** compõe o tronco do nervo mandibular, juntamente com o nervo alveolar inferior. Ao se separarem, o nervo lingual coloca-se à frente do alveolar inferior e ambos encaminham-se para o espaço pterigomandibular (entre o músculo pterigóideo medial e o ramo da mandíbula), local onde normalmente é alcançado com as anestesias tronculares.

O nervo lingual segue um trajeto junto à superfície medial da mandíbula para frente e para baixo, passa pelo interstício formado pelos músculos milo-hióideo e hioglosso, em direção ao soalho da boca, local onde se conserva bastante superficial, coberto apenas pela mucosa. Depois se aprofunda, segue até a área das raízes do último molar, contorna inferiormente o ducto da glândula submandibular e divide-se em **ramos linguais** (distribuem-se nos dois terços anteriores da língua) e **nervo sublingual** (para a mucosa da região sublingual e para a gengiva lingual de todos os dentes inferiores).

Foi comprovado que o nervo lingual não envia ramos para o interior da mandíbula, tal como já fora aventado. Ele não tem nada a ver com a inervação de dentes, apesar de haver algumas especulações sobre essa possibilidade.

Na constituição do nervo lingual entram, como maior contingente, fibras de sensibilidade geral, mas também compartilham fibras aferentes gustatórias conexas às papilas linguais dos dois terços anteriores da língua, e fibras eferentes viscerais parassimpáticas. Na realidade o nervo lingual apenas transporta essas fibras, porque, funcionalmente, pertencem ao nervo facial-intermédio. Elas chegam ao nervo lingual quando ele recebe o **nervo corda do tímpano**, procedente da cavidade timpânica, no início de seu trajeto ao nível da borda inferior do músculo pterigóideo lateral. Portanto, o nervo corda do tímpano incorpora-se ao lingual, que então se encarrega de conduzir todos os tipos funcionais de fibras para seu território de distribuição.

As fibras parassimpáticas têm origem no núcleo salivatório superior, continuam-se pelo nervo intermédio, pelo nervo lingual, fazem sinapses no **gânglio submandibular** (anexado ao nervo lingual no soalho da boca), de onde se originam fibras pós-ganglionares secretomotoras para as glândulas salivares submandibular e sublingual (Fig. 8-9), linguais e lingual anterior.

As fibras simpáticas para essas glândulas começam no gânglio cervical superior, passam pelas fibras do plexo em torno da artéria facial, transpõem o gânglio submandibular sem estabelecer sinapse e terminam nas glândulas.

O nervo lingual coloca-se muito próximo da lâmina óssea alveolar interna do terceiro molar inferior, e pode ser lesado em manobras cirúrgicas na extração desse dente, principalmente quando estiver incluso. Lesões do nervo lingual podem traduzir-se na perda da sensibilidade dos dois terços anteriores da língua, do mesmo lado, ou perda da gustação dessa região e diminuição da secreção salivar. Nesse caso, as fibras nervosas atingidas pertencem ao nervo intermédio (ver "Nervo facial" na página 200).

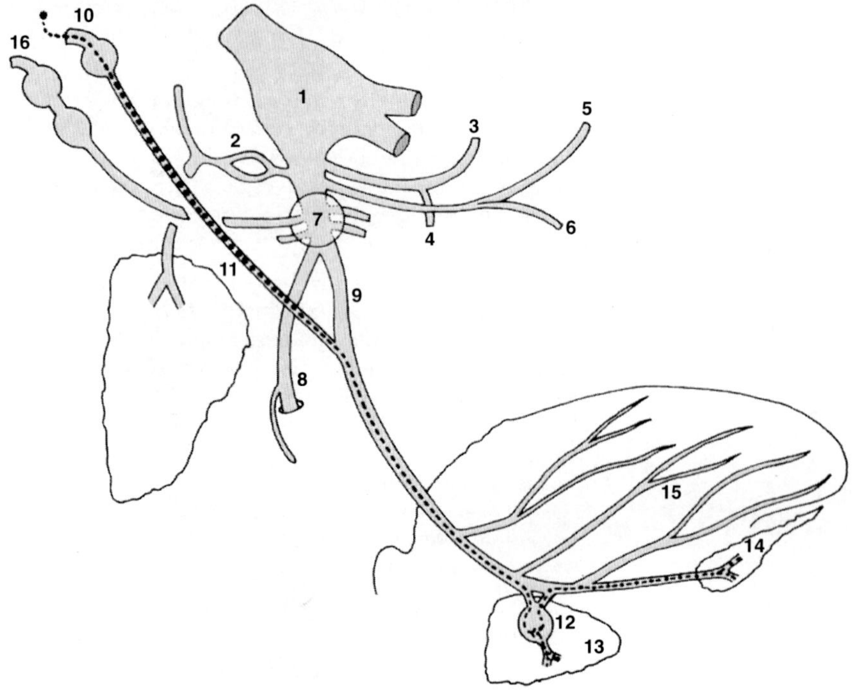

Figura 8-9 – Inervação parassimpática das glândulas submandibular e sublingual. A linha interrompida representa fibras pré-ganglionares. A linha de traços e pontos representa fibras pós-ganglionares.

1 Gânglio trigeminal
2 N. auriculotemporal
3 N. temporal profundo posterior
4 N. massetérico
5 N. temporal profundo anterior
6 N. bucal
7 Gânglio ótico
8 N. alveolar inferior
9 N. lingual
10 N. facial
11 N. corda do tímpano
12 Gânglio submandibular
13 Gl. submandibular
14 Gl. sublingual
15 Rr. linguais
16 N. glossofaríngeo

Resumo dos principais ramos do nervo trigêmeo	
Ramos	**Algumas estruturas que inervam**
Nervo maxilar	
Nervo infraorbital	
▪ Ramos terminais	Pálpebra inferior; nariz; lábio superior; gengiva vestibular de incisivos a pré-molares superiores
▪ Nervos alveolares superiores anteriores	
Ramos dentais	Dentes incisivos e canino superiores
Ramos peridentais	Processo alveolar; periodonto; gengiva
▪ Nervo alveolar superior médio	
Ramos dentais	Dentes pré-molares superiores e raiz mesiovestibular do primeiro molar superior
Ramos peridentais	Processo alveolar; periodonto; gengiva
Nervos alveolares superiores posteriores	
▪ Ramos dentais	Dentes molares superiores
▪ Ramos peridentais	Processo alveolar; periodonto; gengiva
▪ Ramo gengival	Gengiva vestibular dos molares superiores
Nervos palatinos	
▪ Nervo palatino maior	Palato duro na região de canino a molares
▪ Nervos palatinos menores	Palato mole
▪ Nervo nasopalatino	Palato duro na região de incisivos e canino
Nervo mandibular	
▪ Nervo massetérico	Músculo masseter; cápsula da articulação temporomandibular
▪ Nervo temporal profundo anterior	Músculo temporal
▪ Nervo temporal profundo posterior	Músculo temporal; cápsula da articulação temporomandibular
▪ Nervo pterigóideo medial	Músculo pterigóideo medial
▪ Nervo pterigóideo lateral	Músculo pterigóideo lateral
▪ Nervo tensor do véu palatino	Músculo tensor do véu palatino
▪ Nervo auriculotemporal	Região temporal; cápsula da articulação temporomandibular
▪ Nervo bucal	Mucosa e pele da bochecha; gengiva vestibular dos molares inferiores e eventualmente dos molares superiores
Nervo alveolar inferior	
▪ Nervo milo-hióideo	Músculo milo-hióideo; ventre anterior do músculo digástrico; pele da porção inferior do mento
▪ Ramos dentais	Dentes inferiores
▪ Ramos peridentais	Processo alveolar; periodonto; gengiva
▪ Nervo mentoniano	Tecidos moles do mento e lábio inferior; gengiva vestibular de incisivos, canino e pré-molares inferiores
Nervo lingual	Dois terços anteriores da língua; mucosa sublingual; gengiva lingual dos dentes inferiores

Responda ao Teste 13, página 222

Os nervos facial, glossofaríngeo, vago e hipoglosso

Nervo facial (VII)

(Figs. 8-10 e 8-11)

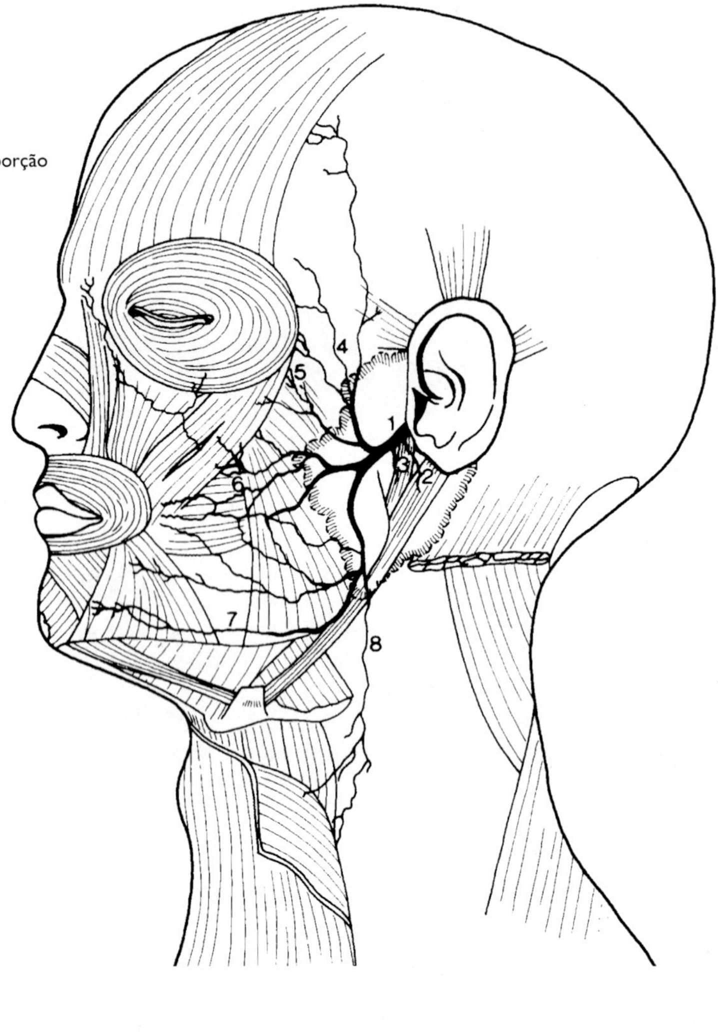

Figura 8-10 – Nervo facial: porção motora ou extrapetrosa.

1 N. facial
2 R. digástrico
3 R. estilo-hióideo
4 Rr. temporais
5 Rr. zigomáticos
6 Rr. bucais
7 R. marginal da mandíbula
8 R. do pescoço

Apresenta uma **raiz motora (nervo facial)** e outra **sensitiva (nervo intermédio)**. Em sua origem aparente, ambas emergem da ponte e penetram na parte petrosa do temporal, através do meato acústico interno, onde se fundem em um tronco único. Dentro do osso temporal, esse tronco se situa no canal facial até sua terminação no forame estilomastóideo. Nesse seu percurso, ele muda abruptamente de direção, formando o **joelho do nervo facial**, local onde se expande para formar o **gânglio geniculado**. No gânglio estão os neurônios da raiz sensitiva, ou seja, do nervo intermédio (as fibras parassimpáticas relacionam-se com os gânglios pterigopalatino e submandibular).

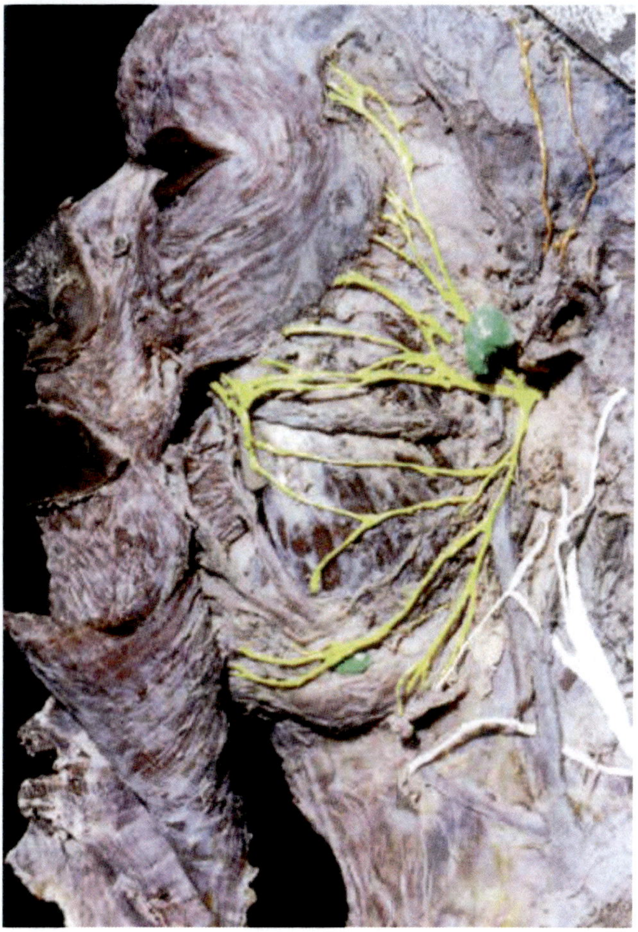

Figura 8-11 – Ramos terminais do nervo facial (amarelo), plexo cervical (branco), nervo auriculotemporal (laranja) e linfonodo parotídeo pré-auricular (verde).

O nervo facial recebe e dá ramos dentro e fora do osso temporal. Os ramos internos têm componentes sensitivos e autonômicos, sendo os principais os nervos petroso maior e corda do tímpano. O **nervo petroso maior** transmite sensibilidade geral da mucosa nasal e penetra no temporal por um hiato* próprio. Muitas de suas fibras são parassimpáticas secretomotoras; elas se juntam com fibras simpáticas (do nervo petroso profundo), alcançam o **gânglio pterigopalatino**, onde estabelecem sinapse, e as fibras pós-ganglionares distribuem-se na glândula lacrimal, nas glândulas palatinas e nas glândulas mucosas da cavidade nasal.

O **nervo corda do tímpano** veicula fibras aferentes gustatórias provenientes dos dois terços anteriores da língua. Une-se ao nervo lingual, tomando este como "condutor" que o transporta até a fossa infratemporal. Aí ele se desprende do nervo lingual e atravessa a fissura petrotimpânica para penetrar no temporal. O nervo corda do tímpano contém também fibras eferentes viscerais parassimpáticas que deixam o nervo lingual para fazer sinapse no **gânglio submandibular**, cujas fibras pós-ganglionares se distribuem nas glândulas submandibular e sublingual (Figs. 8-8 e 8-9).

O nervo petroso maior distribui-se na maxila, que pertence ao território do nervo maxilar, e o corda do tímpano acompanha a mandíbula, que pertence ao território do nervo mandibular.

Na sua saída pelo forame estilomastóideo, o nervo facial recebe o **nervo auricular posterior** e, a partir daí, já não tem o nervo intermédio associado, passando a ser apenas motor e não mais misto. Suas primeiras ramificações motoras se dirigem para o ventre posterior do músculo digástrico, **ramo digástrico**, e para o músculo estilo-hióideo, **ramo estilo-hióideo**.

Ao alcançar a glândula parótida, o nervo facial percorre seu interior, cruzando superficialmente a veia retromandibular. Logo depois se divide em dois ramos que se subdividem em vários outros ramos, os quais se intercomunicam para formar o **plexo intraparotídeo**. Os **ramos terminais** são conhecidos como **temporais, zigomáticos, bucais, marginal da mandíbula** e **cervical** e destinam-se aos músculos da expressão facial situados nas regiões indicadas pelos próprios nomes dos ramos nervosos.

Ao saírem pela borda anterior da glândula parótida para inervar os músculos da região correspondente, os ramos temporais cruzam o arco zigomático e atingem os músculos que estão acima do seu nível; os zigomáticos (acima do ducto parotídeo), os bucais (abaixo do ducto parotídeo) e o marginal da mandíbula (em direção ao mento e ao lábio inferior) cruzam transversal e superficialmente o músculo masseter; o ramo cervical passa atrás do ângulo da mandíbula para alcançar o músculo platisma. Nenhum dos ramos se destina à pele.

A secção do nervo marginal da mandíbula, em acidentes ou mesmo durante uma cirurgia, provoca grande assimetria facial. Há quem recomende seccionar também o nervo do outro lado para a assimetria ser menor e a linguagem não ser tão afetada.

Na época do nascimento, a criança ainda não tem um processo mastoide, de tal modo que o forame estilomastóideo é subcutâneo. O nervo facial, sem proteção, pode ser lesado por fórceps durante o parto. Na criança, enquanto o processo mastoide não se desenvolve e toma as dimensões do adulto, o nervo facial estará sempre mais exposto, abaixo do forame estilomastóideo, com maior risco de ser lesado.

A lesão de um ramo terminal do nervo facial geralmente provoca fraqueza e não paralisia completa de um músculo, por causa das várias conexões em plexo dos ramos terminais. É oportuno registrar que o nervo facial tem um poder regenerador maior do que qualquer outro nervo do corpo.

Sobre paralisia facial, ler o final do subcapítulo "Músculos da expressão facial".

Nervo glossofaríngeo (IX)

(Fig. 8-12)

Como o nome indica, esse nervo relaciona-se com a língua e a faringe. Envia ramos sensitivos aos músculos da faringe (através do plexo faríngeo, do qual participa também o nervo vago) e um ramo motor ao músculo estilofaríngeo (que pertence ao terceiro arco branquial, tal como o próprio nervo glossofaríngeo). Transmite sensibilidade geral do terço posterior da língua, das tonsilas e da

Figura 8-12 – Nervos lingual, glossofaríngeo e hipoglosso.

1 N. lingual
2 N. glossofaríngeo
3 N. hipoglosso
4 Alça cervical
5 A. carótida externa
6 A. carótida interna

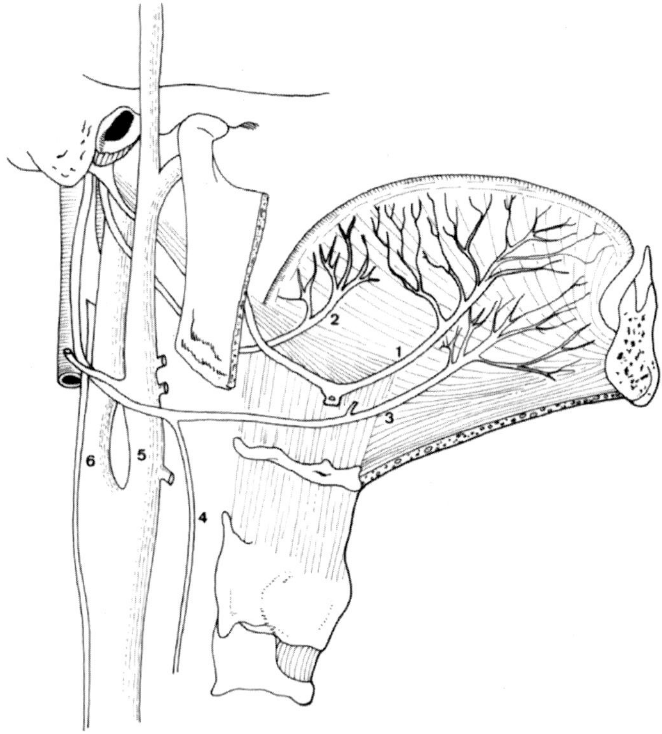

mucosa da faringe. São estas fibras que desencadeiam os reflexos do vômito e da deglutição. Transmite também sensibilidade gustatória do terço posterior da língua e adjacências e possui fibras parassimpáticas secretomotoras para a glândula parótida. É, portanto, um nervo misto.

O nervo glossofaríngeo tem origem aparente no bulbo e emerge do crânio após atravessar o forame jugular, com os nervos vago e acessório. Nesse nível, ele se expande em dois **gânglios** (**superior** e **inferior**), onde se localizam os corpos celulares de suas fibras aferentes. Em seguida, passa entre as artérias carótidas externa e interna, encurvando-se anterior e inferiormente. Penetra na língua coberto pelo músculo hioglosso e fornece seus **ramos linguais** para uma área das papilas circunvaladas para trás.

Um de seus ramos, o **nervo timpânico**, contém fibras secretomotoras e vasodilatadoras para a glândula parótida. Ele passa pela cavidade timpânica, onde se junta com as fibras simpáticas que envolvem a artéria carótida interna. Alcança o **gânglio ótico**, faz sinapse e as fibras pós-ganglionares incorporam-se ao nervo auriculotemporal, que as conduz à parótida (Fig. 8-8).

A neuralgia do nervo glossofaríngeo caracteriza-se por crises dolorosas que se manifestam na faringe e no terço posterior da língua.*

Sintomas de comprometimento por lesão do nervo glossofaríngeo compreendem a perda da sensibilidade geral e gustativa, perda unilateral do reflexo do vômito e disfagia (dificuldade para engolir).

Nervo vago (X)

É o maior dos nervos cranianos: não se restringe à cabeça, mas invade pescoço, tórax e abdome. Às vísceras torácicas e abdominais o vago oferece inervação parassimpática (só não inerva o intestino grosso abaixo da flexura esquerda). Inerva também o músculo estriado dos dois terços superiores do esôfago. Mas, dentro do propósito deste livro, serão abordadas apenas as suas relações com a língua, a faringe e a laringe. Origina-se no bulbo e deixa o crânio pelo forame jugular. Percorre todo o pescoço juntamente com as artérias carótidas interna e comum e com a veia jugular interna, elementos estes envolvidos pela bainha carótica, derivada da fáscia cervical.

O vago destina um pequeno ramo para a base da língua e epiglote, com fibras de sensibilidade geral e algumas fibras gustatórias. Fornece um ramo auricular, sensitivo, que se distribui na pele situada em torno do meato acústico externo. Dois de seus ramos destinam-se à laringe: o laríngeo superior e o laríngeo recorrente, com fibras de sensibilidade geral e atividade motora aos músculos do palato mole e da faringe, com exceção do tensor do véu palatino (inervado pelo trigêmeo) e do estilofaríngeo (inervado pelo glossofaríngeo). Inerva também o músculo estriado dos dois terços superiores do esôfago.

Todos esses ramos motores são acompanhados pela porção craniana do nervo acessório (fibras do acessório unem-se a fibras do vago e são distribuídas com este último) e reúnem-se com as fibras do glossofaríngeo para formar o plexo faríngeo. As fibras sensitivas do vago têm seu corpo celular nos gânglios superior e inferior, abaixo da base do crânio, e terminam em núcleos da ponte e do bulbo. No bulbo também estão localizados os corpos celulares dos neurônios motores.

O nervo vago, que envia ramos para a mesma área de distribuição do nervo glossofaríngeo, quando lesado provoca flacidez do palato mole e disfagia.

Nervo hipoglosso (XII)

(Fig. 8-12)

É o nervo motor da musculatura da língua. Nasce no bulbo e passa através do canal do hipoglosso para atingir o pescoço. Desce por baixo do ventre posterior do digástrico e chega à região submandibular, quando desaparece entre os músculos milo-hióideo e hioglosso. Nesse local, ele fica abaixo do ducto submandibular e do nervo lingual. Em seguida, penetra na língua, dando **ramos linguais** para os músculos extrínsecos e intrínsecos.

O nervo hipoglosso junta-se com a **alça cervical**, formada pelos primeiros nervos cervicais. Da alça saem os ramos para os músculos infra-hióideos e para o gênio-hióideo. Aparentemente, o glossofaríngeo teria a ver com essa inervação, mas, na realidade, a alça cervical não contém suas fibras. Elas provêm totalmente do plexo cervical.

Quando o hipoglosso de um dos lados é lesado ou está afetado, segue-se uma paralisia lingual unilateral. Se a língua é projetada para frente, ela se desvia para o lado afetado. Outra consequência é a hemiatrofia da língua.

Anatomia das vias trigeminais centrais

O objetivo deste subcapítulo é mostrar a base anatômica por meio da qual a porção periférica do sistema estomatognático se comunica com a porção central, na qual está localizado o centro de controle neural, "o grande maestro" de todos os sistemas.

O desconhecimento por parte do dentista dessas vias impede, muitas vezes, o reconhecimento de patologias de origem central e o diagnóstico diferencial de quadros dolorosos, atribuindo causas que, na realidade, são consequência de distúrbios mais complexos e ignorados pelo profissional, impedindo o tratamento ou até mesmo o encaminhamento ao profissional adequado.

O tratamento das afecções centrais do nervo trigêmeo está geralmente fora da alçada de atuação do dentista, mas este é fundamental na avaliação inicial e encaminhamento do paciente. Por outra parte, patologias centrais manifestam-se externamente, o que exige, muitas vezes, a participação do dentista. Infecções virais, como herpes zóster, podem acometer o gânglio trigeminal. Quando isso acontece, lesões herpéticas típicas podem ser observadas na pele e nas mucosas faciais, em toda a área trigeminal ou área inervada por uma das suas três divisões.

Infecções supurativas da orelha média ou interna, complicação bastante frequente da otite, podem atingir áreas ósseas localizadas no ápice da porção petrosa do osso temporal, afetando, assim, o gânglio trigeminal ou suas raízes. Essa síndrome (síndrome de Gradenigo) provoca dor na área trigeminal, com maior frequência na raiz oftálmica, acompanhada de paralisia do músculo reto lateral do olho, devido à lesão concomitante do nervo abducente.

O nervo trigêmeo pode também estar envolvido em casos de aneurismas arteriais, fundamentalmente da artéria carótida interna, e outros distúrbios vasculares troncoencefálicos. Nesses casos, a compressão das vias e núcleos trigeminais gera uma série de sinais e sintomas característicos que devem ser reconhecidos pelo dentista. O paciente pode apresentar paralisias específicas de músculos inervados pelo trigêmeo, áreas de hipoestesia ou anestesia ou dor na face. A avaliação correta dessas patologias, que só é possível com o conhecimento das vias envolvidas, permite diagnosticar possíveis aneurismas precocemente, antes que estes se rompam, ocasionando o óbito.

O sistema estomatognático representa uma unidade na qual estruturas periféricas estão intrinsecamente associadas com estruturas centrais. O controle neural desse sistema é exercido pelo sistema nervoso central, o qual é capaz de receber todas as informações que vêm da periferia (captadas por receptores específicos), processar essas informações e enviar uma resposta adequada (através de contração muscular ou secreção glandular).

Como vimos anteriormente, receptores localizados na pele e nas mucosas da cabeça são capazes de captar diferentes tipos de estímulos (dor, tato discriminativo, pressão, temperatura etc.) e enviar essa informação ao sistema nervoso central. Nessa tarefa participam quatro pares de nervos cranianos: trigêmeo, facial, glossofaríngeo e vago. Os três últimos levam informação, fundamentalmente, de estruturas profundas como faringe, laringe, cavidade nasal, seios paranasais e orelha média. Em relação às estruturas externas, a participação desses três pares de nervos é muito modesta, limitando-se a inervar parte do pavilhão da orelha e do meato acústico externo. O restante da cabeça e a cavidade bucal são inervados pelo nervo trigêmeo. Em virtude desse fato, limitaremos esta breve descrição às projeções centrais deste nervo craniano.

Para que tomemos consciência das informações captadas pelo sistema trigeminal, estas devem alcançar o córtex cerebral. Entretanto, não existe uma via direta que conecte, por exemplo, a polpa dental com o córtex cerebral. Até chegar ao córtex, o estímulo percorre, como veremos posteriormente, pelo menos três neurônios que se conectam sequencialmente (em série*). Na região de conexão (sinapse), podem ocorrer interferências, fundamentalmente de centros superiores e também de neurônios locais, que podem modificar o estímulo, filtrando, dessa forma, a quantidade e a qualidade das informações que chegam ao córtex cerebral.

Para facilitar a compreensão do que representa, em termos morfofuncionais, o processamento da informação, será utilizado um exemplo que talvez permita dar uma ideia aproximada e extremamente simplificada dos possíveis mecanismos que utiliza o sistema nervoso central para responder de forma adequada aos diferentes estímulos.

Ao receber um beijo, por exemplo, os receptores superficiais localizados nos lábios enviam essa informação tátil, através dos axônios periféricos que cursam pelos ramos da segunda e terceira divisão do nervo trigêmeo, aos corpos neuronais localizados no gânglio trigeminal. Assim, esses neurônios (neurônio I) são os primeiros na cadeia hierárquica de processamento de informação. Porém, no gânglio trigeminal, o beijo ainda não corresponde à representação que se constroi na mente e que representa o beijo. A esse baixo nível hierárquico, o beijo não passa de um estímulo sensorial mal definido e mal localizado e, evidentemente, sem nenhum valor emocional.

Os neurônios pseudounipolares do gânglio trigeminal enviam, através de seus axônios centrais, a informação captada pelos receptores periféricos aos diversos núcleos do trigêmeo, localizados no tronco encefálico.

O complexo nuclear trigeminal localiza-se no tronco encefálico. Estende-se desde a região rostral do mesencéfalo e alcança, em direção caudal, os primeiros segmentos da medula espinal (Fig. 8-13). Desde o ponto de vista morfofuncional, pode ser dividido em quatro núcleos: mesencefálico, sensitivo principal, espinal e motor. Por sua vez, o núcleo espinal divide-se em sentido rostrocaudal em um subnúcleo oral, interpolar e caudal. Alguns aspectos de seu padrão conectivo, assim como as possíveis especializações funcionais de cada núcleo, podem ser observados na Figura 8-14.

---

*Nosso sistema nervoso central também processa as informações "em paralelo". Este processamento consiste em dividir a informação nas suas características intrínsecas, processando separadamente cada uma delas. Ao analisar a via visual, este tipo de processamento é mais fácil de ser entendido. Quando, por exemplo, observamos um pássaro em pleno voo, a informação é dividida em vários atributos, como forma, textura, cor, movimento, posição etc., e cada um desses atributos é processado por vias relativamente independentes dentro do encéfalo. A lesão individual de uma dessas vias pode impedir a conscientização de alguns dos atributos da informação (por exemplo, o indivíduo pode ser incapaz de visualizar objetos em movimento). Na via sensorial trigeminal, esse processamento também pode acontecer. Tato discriminativo, dor, pressão, temperatura são também processados por vias relativamente independentes. Este fato é até aproveitado pelo neurocirurgião quando, cirurgicamente, interrompe a via da dor em casos de dor trigeminal intratável provocada por tumores malignos ou neuralgia trigeminal (tractotomia trigeminal ou bulbar de Sjökvist).

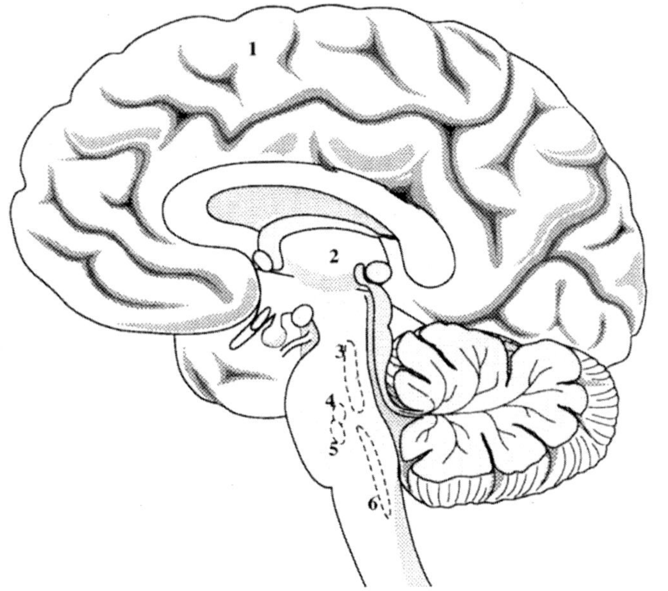

Figura 8-13 – Representação esquemática de um corte sagital do encéfalo humano, no qual são indicadas as principais estruturas relacionadas com as vias trigeminais.

1 Córtex cerebral
2 Tálamo
3 Núcleo do tracto mesencefálico
4 Núcleo sensitivo principal
5 Núcleo motor
6 Núcleo espinal

Entrando no sistema nervoso central ao nível da ponte, esses axônios podem ou não se ramificar, de forma a estabelecer sinapse com neurônios localizados no núcleo sensitivo principal e/ou no núcleo espinal. Assim, esses últimos neurônios que recebem a informação do primeiro neurônio e, por sua vez, a transmitem em direção a centros superiores representam o segundo neurônio na cadeia hierárquica de processamento da informação (neurônio II).

Muito provavelmente, nesses núcleos do nervo trigêmeo ocorre um processamento primário da informação. O conjunto de eventos biomecânicos que acompanham no local a ação de receber o beijo é captado por outro conjunto de receptores eventualmente localizados nos músculos, ATM etc. Essa informação adicional também alcança os núcleos do trigêmeo, de forma que os neurônios que se projetam à "terceira estação" nessa sequência hierárquica do processamento, provavelmente, levam uma informação mais rica, composta de características da sensibilidade superficial (extensão de contato, textura etc.), assim como informação relacionada aos aspectos dinâmicos (localização, movimento etc.). É importante ressaltar que essa integração de informações pode apenas ser inferida pelos resultados de estudos experimentais que mostram intensa conectividade intrínseca entre os diferentes núcleos do trigêmeo, principalmente devido à presença de grande quantidade de neurônios que interconectam os diferentes núcleos trigeminais (interneurônios). Entretanto, não pode ser confirmada, já que a este nível troncoencefálico não se é consciente das informações recebidas.

Estudos experimentais indicam que, dependendo do tipo de estímulo, diferentes núcleos trigeminais são preferencialmente ativados. Assim, os estímulos dolorosos e térmicos provenientes da face e mucosa bucal parecem ser fundamentalmente processados pelo subnúcleo caudal do núcleo espinal (fibra "c" na Figura 8-14); já os estímulos dolorosos provenientes da polpa dental parecem ser processados fundamentalmente pelos subnúcleos interpolar e caudal do núcleo espinal; estí-*

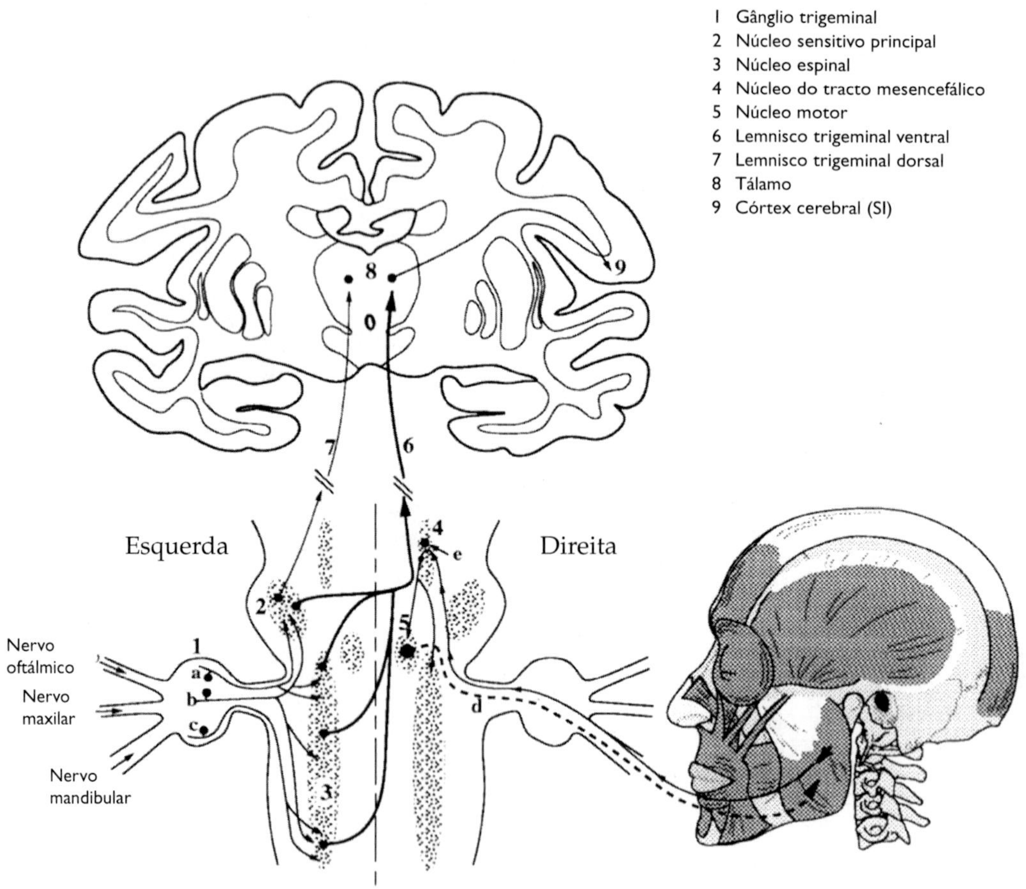

Figura 8-14 – Representação esquemática das principais vias trigeminais*. A figura superior representa um corte frontal de um cérebro de macaco**, ao nível do tálamo. A figura inferior representa um corte no plano laterolateral do tronco encefálico. No gânglio trigeminal esquerdo (1) estão representados três neurônios pseudounipolares. O neurônio *a* leva informação relacionada ao tato discriminativo, fundamentalmente ao núcleo sensitivo principal (2). O neurônio *b* leva informação relacionada ao tato pouco discriminativo e pressão tanto ao núcleo sensitivo principal como aos vários subnúcleos do núcleo espinal (3). Já o neurônio *c* leva informação sobre estímulos dolorosos provenientes da face e da mucosa bucal, fundamentalmente ao subnúcleo caudal do núcleo espinal. Neurônios desses núcleos trigeminais projetam ao núcleo talâmico ventral posteromedial contralateral, através do lemnisco trigeminal ventral (6), e ao núcleo talâmico ventral posteromedial ipsilateral, através de uma via menor, o lemnisco trigeminal dorsal (7), este último proveniente fundamentalmente do núcleo sensitivo principal. Finalmente, neurônios talâmicos do núcleo ventral posteromedial (8) projetam-se à região do córtex somatossensorial primário onde está representada a face (9). Do lado direito, foi representado, no núcleo do tracto mesencefálico (4), o neurônio pseudounipolar (*e*) relacionado com a informação proprioceptiva proveniente dos músculos da face (neste caso, proveniente do músculo masseter). Esse neurônio pseudounipolar envia seu axônio central ao núcleo sensitivo principal, mas também pode fazê-lo ao núcleo motor do trigêmeo (5). Motoneurônios desse núcleo enviam sua fibra eferente (*d*) ao músculo mandibular correspondente. Essa conexão monossináptica entre o neurônio do núcleo mesencefálico e o motoneurônio é a base neuroanatômica do reflexo mandibular.
Não foram representadas as conexões entre os diversos núcleos trigeminais, assim como as conexões desses com os núcleos vizinhos pertencentes à formação reticular.

* Não foram guardadas necessariamente as proporções reais.

** Representamos o encéfalo desse animal em virtude de ser, dos modelos experimentais utilizados, o mais aproximado ao do homem.

mulos de tato discriminativo (epicrítico, fibra "a" na Figura 8-14), provenientes também da face e mucosa bucal, acredita-se que sejam processados fundamentalmente pelo núcleo sensitivo principal e subnúcleos oral e interpolar do núcleo espinal. Os estímulos relacionados ao tato pouco discriminativo (protopático, fibra "b" na Figura 8-14) e a pressão parecem alcançar os diversos núcleos trigeminais. Finalmente, o núcleo mesencefálico processa estímulos proprioceptivos provenientes dos músculos da face.

A informação recebida e codificada pelos neurônios dos núcleos trigeminais é transmitida através de seus axônios a neurônios dos núcleos talâmicos específicos. A maior parte desses axônios de neurônios trigeminais cruza em direção contralateral e ascende pelo lemnisco trigeminal ventral junto com as fibras do lemnisco medial (Fig. 8-14), contatando sinapticamente com neurônios localizados no núcleo ventral posteromedial do tálamo; entretanto, alguns axônios ascendem ipsilateralmente, de forma que cada hemitálamo recebe e envia ao córtex cerebral informação sensorial proveniente de ambos os lados da face e da cavidade bucal.

O tálamo é constituído de duas massas ovoides de tecido nervoso, fundamentalmente substância cinzenta, de aproximadamente 3 cm de diâmetro, localizado acima do mesencéfalo e na profundidade de cada hemisfério cerebral. Medial a cada uma dessas massas, localiza-se o terceiro ventrículo e, lateralmente, a cápsula interna. Tabiques de substância branca dividem a substância cinzenta talâmica em vários núcleos. Alguns núcleos do tálamo se constituem em estação de retransmissão de estímulos sensoriais (exceto o olfato) que transitam em direção ao córtex cerebral (núcleo geniculado medial, núcleo geniculado lateral, núcleo ventral posteromedial etc.). Outros núcleos estão relacionados com a atividade motora (ventral anterior, ventral lateral), expressão emocional (lateral dorsal), integração de informação sensorial (pulvinar), modificação da atividade corticotalâmica (reticular) etc.

Esses neurônios talâmicos (neurônio III na sequência hierárquica de processamento da informação sensorial), por sua vez, fazem sinapse com os neurônios localizados no córtex somatossensorial (Fig. 8-14), localizado no giro pós-central e na profundidade do sulco central. Os axônios dos neurônios talâmicos alcançam o córtex cerebral através da cápsula interna, um importante feixe de fibras, onde se localiza a maior parte dos axônios que alcançam ou se originam no córtex cerebral.

Como tem demonstrado uma série de estudos clínicos e experimentais, na área somatossensorial primária (SI) existe uma representação topográfica precisa, porém distorcida. A representação cortical destinada à face é desproporcionalmente grande, o que confirma a regra geral que indica que é a importância funcional e não o tamanho de determinada região do corpo que determina sua representação no córtex cerebral.

---

*A via da dor trigeminal vem sendo exaustivamente estudada desde os últimos 20 anos. Entre os vários estudos realizados, merecem destaque os relacionados com os processos de regulação da dor. Estes estudos experimentais indicam que a estimulação com pequenas correntes elétricas de alguns núcleos troncoencefálicos (substância cinzenta periaquedutal e núcleo magno da rafe) provoca um efeito analgésico tão acentuado que permitiria a realização de intervenções cirúrgicas sem anestesia. Esta analgesia depende de uma via que liga estas estruturas troncoencefálicas com o núcleo espinal do trigêmeo. Substâncias químicas de potente ação analgésica (encefalinas), sintetizadas por neurônios do núcleo magno da rafe, seriam liberadas, graças a esta via, ao nível da sinapse entre os neurônios I e II, interrompendo a via da dor.

Os neurônios corticais da região SI parecem codificar, segundo estudos recentes, aspectos relacionados a textura, forma, consistência, localização periférica, direção de inclinação, início, terminação, amplitude, velocidade, duração, frequência de repetição e padrão temporal dos diferentes estímulos somatossensoriais. Assim, voltando ao nosso exemplo inicial, a região SI já possui um grau de informação razoavelmente elaborado sobre o estímulo somatossensorial relacionado com o beijo. Entretanto, essa informação sensorial não corresponde ainda à imagem subjetiva do beijo. Para que se tome consciência do estímulo sensorial, a informação recebida e processada na SI deve alcançar outras áreas corticais vizinhas (córtex associativo). Nessas áreas, o estímulo sensorial integra-se a estímulos relacionados com outras modalidades sensoriais que também levam, por vias independentes, informação relativa à situação específica (a situação decorrente de receber um beijo pode ser captada, evidentemente, por meio de diferentes modalidades sensoriais, como audição, visão e gosto). Esse conjunto de informações sensoriais, que "constroem" nossa imagem subjetiva do beijo, é enriquecido e valorizado pela comparação com situações precedentes que foram "armazenadas" na memória. Esta comparação pode permitir associar o estímulo a uma sensação de satisfação ou prazer. Assim, podemos agora valorizar e catalogar o estímulo inicial, atribuir-lhe um valor emocional preciso e responder da forma mais adequada.

Anatomia* e anestesia*

Os impulsos da dor na cavidade da boca são transmitidos por fibras sensitivas do nervo trigêmeo ao tálamo e à área somestésica do córtex cerebral. A interrupção desses impulsos requer um conhecimento preciso da distribuição dos ramos do trigêmeo e da localização e correlações dos pontos de reparo em cada paciente para a aplicação das injeções* anestésicas. Deve-se ter em mente que as variações anatômicas, de um paciente para outro, são muito comuns. Em virtude dessas variações individuais, não se pode padronizar as técnicas de anestesia local, mas adaptá-las a cada condição.

As anestesias regionais em Odontologia são do tipo **infiltração local** ou **terminais infiltrativas** (para se atuar na mesma área na qual a solução anestésica foi depositada); **bloqueio de campo** ou **anestesia regional** (mais extensa, dada nos maiores ramos terminais de um nervo, para se atuar mais distante do local de injeção) e **bloqueio do nervo** ou **troncular** (é o depósito da solução nas proximidades de um tronco nervoso, geralmente distante do local da intervenção).

Para se anestesiar dentes superiores, usa-se geralmente a técnica da infiltração local, que é fácil, atraumática e de sucesso quase total. A injeção é feita na base do processo alveolar, e a solução, depositada entre a mucosa e o periósteo; na sua difusão, alcança o osso subjacente. Como a lâmina alveolar externa (vestibular) é delgada e porosa, o líquido infiltra-se com relativa facilidade e atinge os nervos intraósseos que constituem o plexo alveolar. Para assegurar a penetração do líquido no osso esponjoso, a punção* deve ser feita um pouco abaixo do nível do ápice dos dentes, onde o osso é mais delgado e a submucosa não é tão frouxa, o que evita a larga expansão do líquido. Dentro da substância esponjosa, a solução difunde-se naturalmente para cima porque embaixo a lâmina alveolar vestibular está fundida com a cortical óssea alveolar.

Deve-se levar em conta a densidade da crista zigomaticoalveolar na região do primeiro molar, que pode constituir uma barreira para a infiltração anestésica. Um meio de evitá-la é fazer a injeção um pouco mais atrás ou um pouco mais à frente, portanto, próximo ao ápice do segundo molar ou do segundo pré-molar. Outras áreas espessas são as regiões do canino (pilar canino) e dos incisivos, devido à projeção anterior da margem inferior da abertura piriforme. A espessura é mais acentuada nos indivíduos euriprosópicos do que nos leptoprosópicos. Vale a pena lembrar que há grande diferença no comprimento das raízes dos dentes de crianças e de adultos, que chega a cerca de 4 mm quando se compara o canino decíduo com o permanente.

Quando se quer anestesiar mais de dois ou três dentes de uma só vez ou se houver infecção, inflamação ou tumor maligno na área da injeção, a técnica terminal infiltrativa deve ser substituída pela do bloqueio de campo. A infecção deve ser evitada, fazendo-se o bloqueio regional. É preciso desviar a agulha de locais supurados para não levar a infecção ou células tumorais para os tecidos mais profundos. De mais a mais, nesses locais há modificação do pH e na liberação da acetilcolinesterase (inibição alostérica); o limiar da excitação fica muito baixo e a fibra nervosa muito excitável, não sendo bem bloqueada pelo anestésico. O mesmo ocorre com dentes que exibem polpa inflamada, pólipo pulpar ou lesões periodontais e periapicais.

O bloqueio dos nervos alveolares superiores anteriores e alveolar superior médio (Figs. 8-15 e 8-16) pode ser realizado de uma só vez através do forame infraorbital, cuja localização é mencionada no capítulo "Crânio". É recomendada por alguns uma penetração no canal infraorbital de até 16 mm para se anestesiar, desde o incisivo até o segundo pré-molar superior e os tecidos de suporte do lado vestibular. Essa anestesia envolverá também os ramos terminais do nervo infraorbital, que se distribuem na pálpebra inferior, asa do nariz e lábio superior. O canal infraorbital tem direção anterior, mas é desviado medial e inferiormente de tal forma que, se ambos fossem prolongados, encontrar-se-iam uns 2 cm à frente dos incisivos centrais. Portanto, a penetração deve obedecer a uma direção da agulha para trás, para cima e para fora (em movimento único). Entretanto, o mais recomendado é o depósito da solução anestésica na entrada do canal, sem penetrá-lo; depois, faz-se discreta massagem na região para propelir o líquido para o início do canal, e isso é eficiente. O nervo alveolar superior anterior surge no canal infraorbital de 6 a 10 mm posteriormente ao forame infraorbital e não cruza o plano mediano dentro do osso.

O nervo alveolar superior médio está ausente em 30% dos casos (suas fibras se incorporam aos nervos alveolares superiores posteriores e anteriores). Em 10%, é ramo direto do nervo maxilar e, portanto, neste caso, sua origem é mais posterior.

Penetração exagerada da agulha (aliada à injeção de quantidade excessiva) pode ultrapassar todo o comprimento do canal e atingir o nervo oculomotor e, consequentemente, músculos do olho inervados por ele. Isto provocará diplopia e estrabismo temporários. Esse inconveniente pode ser causado também por espasmo

Figura 8-15 – Representação, com massa corada sobre o crânio, do nervo infraorbital e seus ramos alveolares superiores anteriores e médio. Para melhor visualização, o canal infraorbital foi aberto e os trajetos intraósseos dos nervos foram expostos. Os ramos labiais e gengivais não estão representados, mas podem ser vistos na figura seguinte.

1 Nervo infraorbital, com ramos terminais para a pálpebra inferior e para a asa do nariz e os demais seccionados
2 Nervos alveolares superiores anteriores
3 Nervo alveolar superior médio

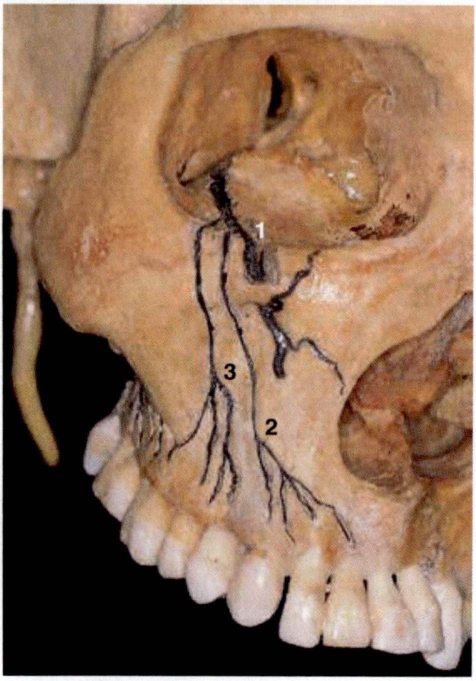

Figura 8-16 – Representação, com massa corada em amarelo, dos ramos terminais labiais e gengivais do nervo infraorbital. Em preto, pode-se distinguir os ramos intraósseos mostrados na figura anterior. O corpo da mandíbula foi aberto de ambos os lados para evidenciar os nervos alveolares inferiores (em preto) e os nervos mentonianos (em amarelo).

1 Ramos terminais do nervo infraorbital
2 Nervos alveolares superiores anteriores
3 Nervo alveolar superior médio
4 Nervo alveolar inferior
5 Nervo mentoniano

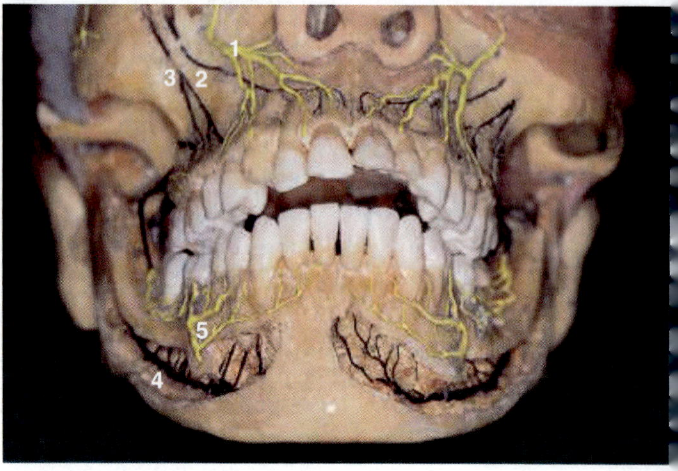

vascular ou injeção intra-arterial acidental, sem que o nervo seja atingido. Apesar de estar mais distante, o nervo óptico também pode ser alcançado pela solução e a complicação resultante será diminuição da visão enquanto durar o efeito anestésico. Outro acidente que pode ocorrer é o extravasamento de sangue, devido à natureza vascular da região; não apenas os ramos infraorbitais são eventualmente lesados, mas também a veia facial que fica bem próxima (olho roxo). Outra complicação possível é a anestesia de pequenos ramos do nervo facial durante o deslocamento da agulha, principalmente quando muito voltada para a pele do paciente, sem acompanhar a curvatura da maxila; nesse caso, um dos efeitos é a ptose da pálpebra inferior.

O bloqueio dos nervos alveolares superiores posteriores (Figs. 8-17 e 8-18) é feito na tuberosidade da maxila, antes de eles penetrarem nos forames alveolares. O ramo gengival será igualmente atingido, de forma que a anestesia abrangerá a polpa e o periodonto dos três molares e também a gengiva em torno da vestibular desses dentes. No entanto, a raiz mesiovestibular do primeiro molar pode ser inervada pelo alveolar superior médio quando ele estiver presente e, nestes casos, uma injeção de bloqueio de campo, complementar, é indicada.

A anestesia junto à tuberosidade da maxila prevê um contato da agulha com o osso, e o sinuoso ramo gengival da artéria alveolar superior posterior, que corre na tuberosidade, pode ser lesado porque está no trajeto da agulha. Pode haver sangramento com formação de hematoma na bochecha (à frente do masseter). Outro acidente com hematoma pode ser o resultado da penetração excessiva da agulha, a ponto de atingir veias do plexo pterigóideo que se situam atrás da parte mais alta da tuberosidade da maxila. Se o anestésico for depositado muito lateralmente, pode produzir anestesia em graus variados na língua e lábio inferior por envolver o nervo mandibular. Na criança de 6 anos ou mais, a cripta alveolar do segundo molar está aberta na tuberosidade; a partir dos 11 anos de idade, é a cripta do terceiro molar que já é deiscente e pode ser atingida acidentalmente pela agulha.*

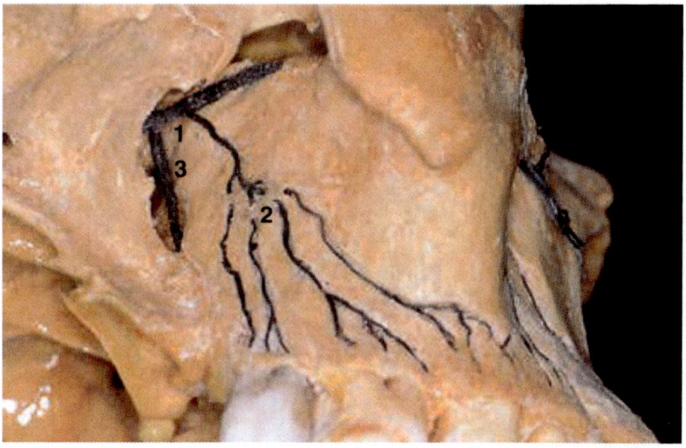

Figura 8-17 – Representação, no crânio, dos nervos alveolares superiores posteriores, que descrevem trajetos intraósseos (propositalmente descobertos) e atravessam os forames alveolares da tuberosidade da maxila. O ramo gengival não está representado.

1 Nervo maxilar
2 Nervos alveolares superiores posteriores
3 Nervo palatino

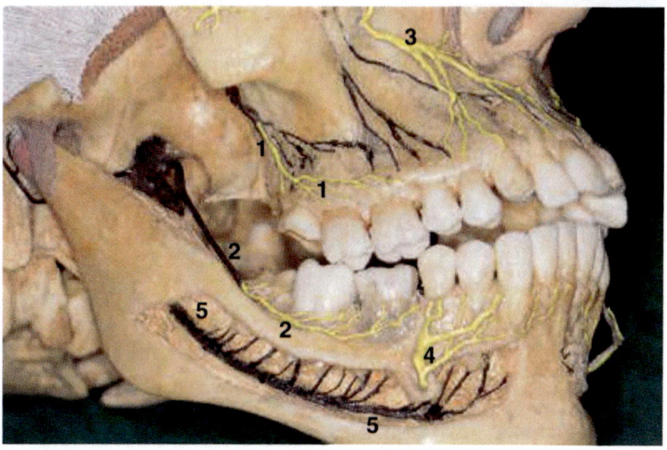

Figura 8-18 – Representação dos mesmos nervos intraósseos (em preto) das figuras anteriores. Os nervos extraósseos (em amarelo) que suprem a gengiva vestibular dos molares são o ramo gengival, superiormente, e o nervo bucal, inferiormente. O nervo alveolar inferior, com seus ramos dentais e peridentais, pode ser visto em seu trajeto no canal da mandíbula (em preto).

1 Ramo gengival dos nervos alveolares superiores posteriores
2 Nervo bucal
3 Nervo infraorbital
4 Nervo mentoniano
5 Nervo alveolar inferior

A anestesia no palato duro é indicada para intervenções na mucosa palatina ou em associação com o bloqueio dos nervos alveolares superiores, como nas exodontias, por exemplo. As infiltrações locais e os bloqueios devem ser feitos com lento depósito do anestésico e volumes mínimos da solução, por causa da densidade dos tecidos moles e sua firme aderência ao osso. Do contrário, pode haver lesão dos tecidos, incluindo necrose devido à alta pressão tecidual e à elevada concentração de vasoconstritores, com isquemia* prolongada da área injetada. Na região do forame palatino maior existe espaço para acomodar a solução (ver o capítulo "Boca"), e a anestesia é menos traumática (Figs. 8-19 e 8-20).

O forame palatino maior fica situado cerca de 1 cm medialmente ao terceiro molar (ou entre o segundo e o terceiro molares) e 3 a 4 mm adiante da borda posterior do palato duro. Na criança, fica sobre uma linha imaginária que passa logo atrás dos primeiros molares permanentes. Com o nervo palatino maior anestesiado, nesse local, pode-se intervir sem dor na mucosa palatina do lado anestesiado até a região do primeiro pré-molar.

Tem sido sugerido que os ramos do nervo palatino maior penetram no osso alveolar e participam da inervação do periodonto e/ou da polpa dos dentes posteriores, mas isso não está confirmado. Quando se injeta quantidade excessiva da solução anestésica ou se penetra mais posteriormente ao forame, haverá anestesia da úvula, palato mole e tonsila palatina. Em decorrência, podem sobrevir náuseas e vômitos. O mesmo pode ocorrer em pacientes com emotividade exacerbada. Nessas condições, deve-se acalmar verbalmente o paciente e fazê-lo beber água gelada.

O nervo nasopalatino emerge pelo forame incisivo e encontra-se, ao lado do primeiro pré-molar, com as terminações do nervo palatino maior, de cada lado do palato. Sua anestesia é feita no forame incisivo, que é coberto pela papila incisiva. Nesse local, a mucosa é de consistência muito firme e aderente ao osso e, por isso mesmo, a injeção é feita sob pressão maior do que em outras áreas. Para não causar desconforto, a quantidade a ser injetada

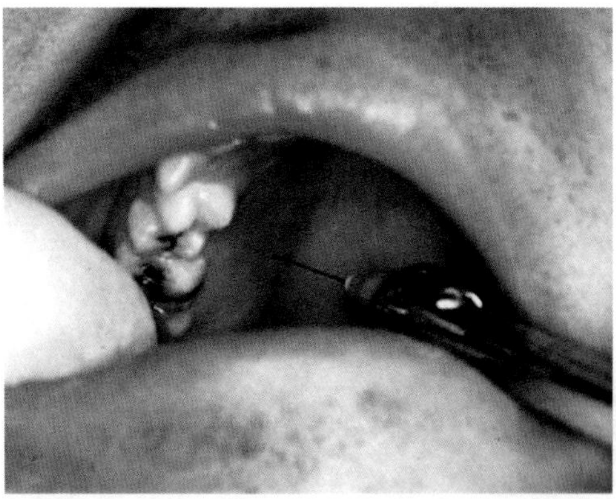

Figura 8-19 – Bloqueio do nervo palatino maior ao lado do segundo molar, local onde a mucosa cede à pressão digital e há espaço para a injeção da solução anestésica (gentileza do Dr. Michel Saad Neto).

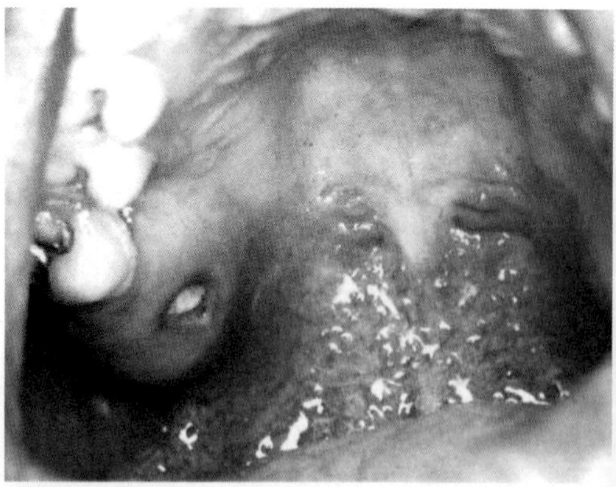

Figura 8-20 – Necrose da mucosa causada por depósito de grande quantidade de solução anestésica em local impróprio, após tentativa de bloqueio do nervo palatino maior (gentileza do Dr. Michel Saad Neto).

deve ser pequena. Felizmente, a fossa incisiva faz aumentar o espaço subjacente e acomoda melhor o líquido. Na penetração da agulha, a papila incisiva deve ser evitada porque é muito sensível. Deve-se evitar também penetrar criptas alveolares que guardam os incisivos permanentes em pacientes com menos de 6 anos de idade.

Há informações de que o nervo nasopalatino entra em conexão com os ramos do nervo alveolar superior anterior ou pode até inervar diretamente um dente incisivo. Essa suposta inervação suplementar explicaria alguns insucessos na aplicação da técnica de bloqueio do nervo alveolar superior anterior.

Na mandíbula do adulto, a lâmina vestibular do processo alveolar é muito espessa e sem forames vasculares. A única área onde ela é mais delgada e contém alguma porosidade é a dos incisivos. Mesmo assim, preferem-se usar as infiltrações locais para anestesiar incisivos inferiores do que fazer tentativas de bloqueio de campo. Entretanto, a mandíbula da criança é muito porosa, tornando essas tentativas válidas.

A técnica anestésica mais frequentemente empregada em Odontologia é o bloqueio do nervo alveolar inferior. Como o nervo lingual fica distante apenas uns 8 mm do nervo alveolar inferior no local da injeção, ele também é anestesiado (Figs. 8-21 e 8-22). Quando a finalidade da anestesia é realizar procedimentos cirúrgicos em molares inferiores, o nervo bucal também precisa ser abrangido. Uma variante da técnica providencia então que, com a mesma punção, este nervo seja alcançado e devidamente anestesiado. Apesar de ser a mais importante e popular anestesia de bloqueio em Odontologia, a porcentagem de falhas é muito alta (15 a 20%), mesmo quando apropriadamente administrada.

Não é o propósito desta obra descrever técnicas de anestesia. Resumidamente, o bloqueio clássico do nervo alveolar inferior, para a anestesia de todos os dentes de um hemiarco inferior, é feito com o plano oclusal mandibular quase horizontal com o plano do solo, quando o paciente estiver com a boca aberta.

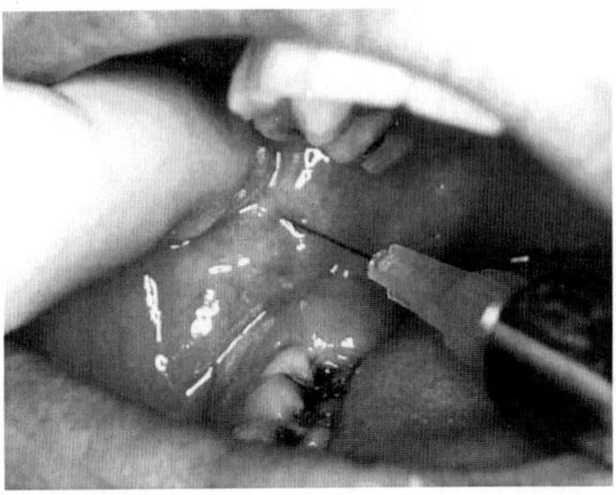

Figura 8-21 – Bloqueio do nervo alveolar inferior (gentileza do Dr. Michel Saad Neto).

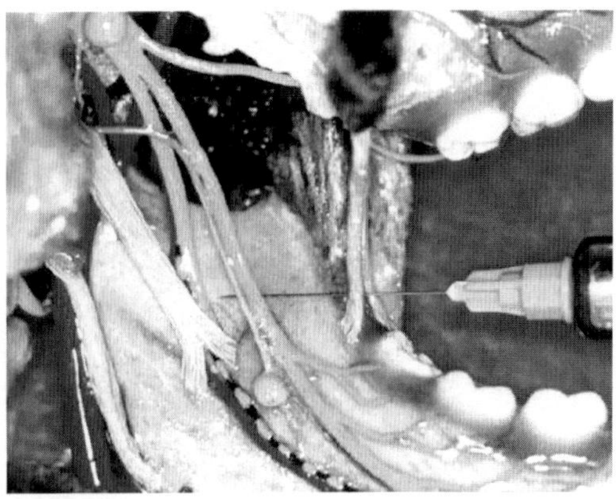

Figura 8-22 – Representação da técnica de bloqueio do nervo alveolar inferior em modelo anatômico (gentileza dos Drs. José Américo de Oliveira e Michel Saad Neto).

Quando o profissional trabalha a quatro mãos e posiciona o paciente em decúbito dorsal, deverá compensar a inclinação da seringa e agulha para não injetar o líquido anestésico muito alto no espaço pterigomandibular. O emprego de injeções altas no espaço pterigomandibular faz com que o líquido seja difundido para cima, em virtude das ações dos músculos que circunscrevem o espaço. Nessas condições, terá insucesso a anestesia da região mandibular, e anestesiará os dentes superiores posteriores.

Não se recomenda fazer o bloqueio bilateral do nervo alveolar inferior porque toda a língua e o soalho da boca ficarão anestesiados. Esta anestesia dupla causa desconforto ao paciente e dificulta os atos de falar e deglutir.

A agulha deve tangenciar as fibras profundas do músculo temporal, inseridas sobre a crista temporal, aproximadamente 0,5 cm para crianças e 1,5 cm para pacientes adultos, acima do plano oclusal mandibular. Na criança, o forame da mandíbula é mais baixo, ao nível do plano oclusal, mas a agulha deve ser posicionada 0,5 cm acima do plano oclusal para penetrá-la acima da inserção do ligamento esfenomandibular.

A prega pterigomandibular (Fig. 8-23) marca a localização da borda anterior do músculo pterigóideo medial. Esse músculo forma com a face medial do ramo da mandíbula o espaço pterigomandibular. Anteriormente, é delimitado pela mucosa bucal e pelo músculo bucinador, até a região do ligamento pterigomandibular, que se continua com o músculo constritor superior da faringe. Na região mais posterior do espaço pterigomandibular, notam-se grandes vasos sanguíneos e os lobos da glândula parótida, que envolvem o ramo da mandíbula. Superiormente, o espaço está delimitado pelo músculo pterigóideo lateral e contém os nervos alveolar inferior, lingual e bucal e vasos sanguíneos.

Como o tendão profundo do músculo temporal se insere na crista temporal do processo coronoide, ele deve ser palpado e reconhecido. A puntura deve ser feita exatamente entre esses dois pontos de reparo: a prega pterigomandibular e o tendão do temporal. A seringa fica paralela ao plano oclusal mandibular, porém desviada para o lado oposto para que a agulha possa tocar a face medial do

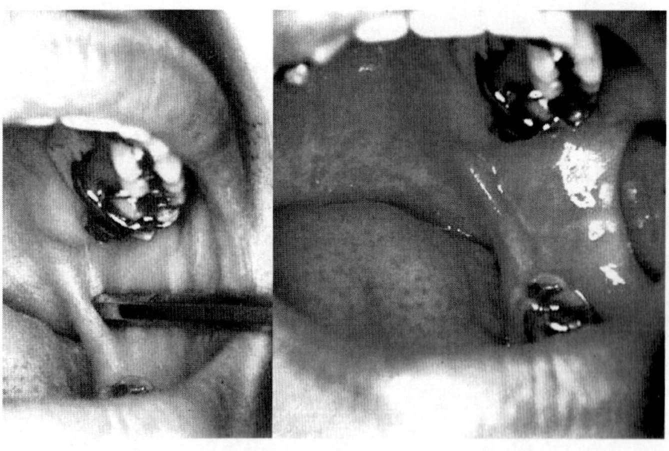

Figura 8-23 – Pregas pterigomandibulares bem evidentes (gentileza do Dr. Michel Saad Neto).

ramo da mandíbula (Fig. 8-21). A penetração nos tecidos moles varia em média de 20 a 25 mm de profundidade, e o único músculo atravessado é o bucinador.

O nervo alveolar inferior ao nível do forame da mandíbula tem suas fibras agrupadas e dispostas de tal forma que as fibras que compõem seu ramo mentoniano se situam lateralmente, junto ao ramo da mandíbula; são, portanto, as mais escondidas. As fibras para pré-molares e molares localizam-se medial e inferiormente, e as fibras para canino e incisivos, medial e posteriormente. Depreende-se desse fato que se sinais bem evidentes de formigamento e dormência do lábio inferior e mento estão presentes, todo o nervo foi bem embebido pelo anestésico porque as fibras mais ocultas foram alcançadas.

Há uma série de fatores que interferem no sucesso dessa anestesia regional. Entretanto, as falhas ocorrem mais por erros e defeitos de técnica. Depósito do agente anestésico muito abaixo ou muito à frente do forame da mandíbula causará um bloqueio incompleto ou nulo. Se a injeção for muito alta, poderá atingir o nervo auriculotemporal. Quando a solução é depositada muito atrás, na glândula parótida, haverá anestesia dos ramos terminais do nervo facial, originando paralisia dos músculos da face. Como a glândula é toda envolta pela fáscia parotídea, o líquido permanecerá aprisionado no seu interior até ser totalmente absorvido, e de forma alguma atingirá o nervo alveolar inferior. A paralisia facial, ainda que temporária (cessa entre 1 e 3 horas), é uma condição de muito desconforto para o paciente. Injeção muito atrás pode também alcançar o nervo laríngeo recorrente, o que produzirá rouquidão ou dificuldade de falar até que o efeito da anestesia passe.

A posição do forame no centro do ramo da mandíbula (ligeiramente deslocado para posterior) deve ser calculada tendo-se em mente as variações individuais de dimensões e formas da mandíbula. Por essa razão, a largura do ramo da mandíbula deve ser previamente estimada por meio da palpação com dois dedos, um na borda anterior e o outro na posterior, e o forame deve ser buscado a meio caminho delas.

Concorre também para o insucesso dessa anestesia a presença de algumas barreiras naturais. É o caso do ligamento esfenomandibular que, ao se inserir em torno do forame da mandíbula, pode ter uma ação impermeabilizante sobre o nervo alveolar inferior e seu ramo milo-hióideo. Em alguns cadáveres foram vistos ligamentos muito amplos, que isolavam os referidos nervos em um compartimento entre o próprio ligamento e o ramo da mandíbula (Fig. 5-6).

Outras barreiras que podem impedir o livre contato da solução com o nervo são o tendão profundo do músculo temporal, quando hipertrofiado transversalmente, e a fáscia interpterigóidea, quando bem desenvolvida e a solução for injetada medialmente a ela. Outra interferência de formações moles da região é uma zona de tecido adiposo, que pode absorver parte da solução anestésica, principalmente nos indivíduos gordos. Quando há esclerose ou transformação fibrosa desse tecido, surge nova barreira à embebição dos nervos. Essa hipertrofia musculofibrosa é bastante saliente em algumas pessoas (Fig. 8-24).

Outra complicação anatômica que pode estar presente é a união e o cruzamento sagital dos feixes de fibras terminais do nervo alveolar inferior no plano mediano. Pesquisas demonstram que, pelo menos até os dois anos de idade, esse fenômeno não ocorre (até o primeiro ano de vida, as duas hemimandíbulas estão separadas pela cartilagem da sínfise da mandíbula e os nervos não atravessam

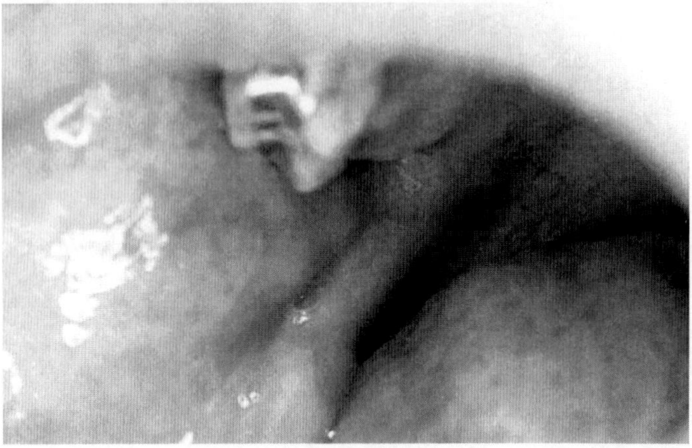

Figura 8-24 – Hipertrofia musculofibrosa que, quando presente, dificulta a execução da técnica de bloqueio do nervo alveolar inferior (gentileza do Dr. Michel Saad Neto).

a cartilagem). Ocorre, entretanto, no adulto. Mas, a união ou conexão de um nervo com o outro não tem significação clínica, pois a dor não "passa" de nervo para nervo como a eletricidade passa de um fio para outro. Contudo, o entrecruzamento é significativo, porque avança com a inervação para o lado oposto.

Mais significativa ainda é a penetração comprovada do nervo milo-hióideo (20% de suas fibras são sensitivas) no forame retromentoniano inferior da base da mandíbula, em 50% dos casos. No seu trajeto intraósseo, pode ou não atingir um dente incisivo; se atingir, oferece-lhe a chamada inervação suplementar. O forame lingual ou retromentoniano superior, quase sempre presente junto às espinhas mentonianas, não dá passagem a um nervo, mas sim a um ramo da artéria sublingual.

Há sugestões de que outros filamentos nervosos suplementares possam penetrar na mandíbula através de forames inconstantes, conhecidos como forames acessórios ou vasculares (quase sempre atravessados por um vaso, geralmente uma veia). Pequenos ramos dos nervos bucal, auricular magno, facial, lingual e cervical transverso (cutâneo do pescoço) participariam de uma inervação suplementar de dentes inferiores. Quanto aos três primeiros, não há nada que afirme ou infirme essa possibilidade, mas, quanto aos dois últimos, a possibilidade fica descartada, com fundamentação científica. A velha suposição de que ramos dos nervos lingual e cervical transverso penetram por forames acessórios na face interna do corpo da mandíbula e medeiam informações sensitivas de alguns dentes não foi provada. Os mesmos estudos anatômicos que comprovam a transmissão nervosa via nervo milo-hióideo nada encontraram que pudesse reforçar a hipótese de inervação das estruturas dentais pelos outros dois nervos. No caso do nervo transverso do pescoço, a hipótese também não encontra fundamento embriológico. O complexo trigeminal, componente nervoso do primeiro arco branquial, é o responsável pela única fonte de inervação da mandíbula e dos dentes mandibulares. Além disso, o nervo transverso do pescoço, que é profundo em sua origem, segue um trajeto que o torna superficial, cutâneo, na base da mandíbula; ele não entraria em algum forame ósseo para se aprofundar novamente, porque isto contrariaria um princípio geral de construção do corpo humano.

Uma alternativa para o bloqueio do nervo alveolar inferior é a técnica de Gow-Gates, que utiliza pontos de referência intra e extrabucais, e pela qual a solução anestésica é depositada junto ao colo da mandíbula. A anestesia abrange todos os ramos nervosos da mandíbula, porque atinge o próprio nervo mandibular, terceiro ramo do trigêmeo. Tem sido usada prioritariamente por alguns e por outros para reanestesiar quando a anestesia convencional falha, ou quando há infecção ou neoplasias na área de punção da agulha nas técnicas convencionais. Em mãos experientes, o índice de sucesso da Gow-Gates é superior a 95%.

Outra alternativa para anestesia de dentes inferiores e adjacências é a técnica de Akinosi, que faz o bloqueio do nervo mandibular por acesso com a boca fechada. Essa técnica foi preconizada para uso em odontopediatria. O paciente, não tendo de abrir a boca, ficaria menos apreensivo. É indicada também quando o paciente tem trismo decorrente de infecção nos dentes inferiores posteriores que devem ser extraídos.

O bloqueio do nervo mentoniano não é uma técnica de uso rotineiro em Odontologia. É usado como alternativa para a técnica de bloqueio do nervo alveolar inferior. Ao se injetar no forame mentoniano, a solução difunde-se pelo canal mentoniano, que é muito curto (3 a 6 mm), e bloqueia o próprio nervo alveolar inferior. Ganha-se, assim, a insensibilidade dos dentes anteriores, incluindo os pré-molares, de sua gengiva vestibular e da pele e mucosa do mento e lábio inferior.

O forame mentoniano fica abaixo do segundo pré-molar, porém, em uma entre quatro pessoas, ele se situa entre os dois pré-molares. Está, em média, 2,60 mm distante do plano mediano. Nos indivíduos dentados, está a meio caminho da base da mandíbula e da borda livre do processo alveolar e em linha com os forames supra e infraorbitais. O canal mentoniano, com inclinação de 45°, dirige-se para cima, para trás e para fora. Na criança, o forame fica mais abaixo, entre o primeiro e o segundo molares decíduos, e o canal abre-se para cima (Figs. 8-25 e 8-26). No paciente idoso desdentado, devido à reabsorção que pode ocorrer no processo alveolar, o forame mentoniano pode estar situado próximo à crista alveolar residual ou até mesmo sobre ela (Fig. 3-15).

O feixe vasculonervoso não passa folgado no canal mentoniano. Se for indicada a penetração da agulha no seu interior, deve-se fazê-la com cuidado. Ao mesmo tempo em que se vai penetrando lentamente, vai-se injetando para que o líquido afaste as estruturas e não as lese. Lesão dos vasos e do nervo mentonianos, com consequente hematoma e/ou parestesia, é comum nesta técnica. Injeção intravascular também.*

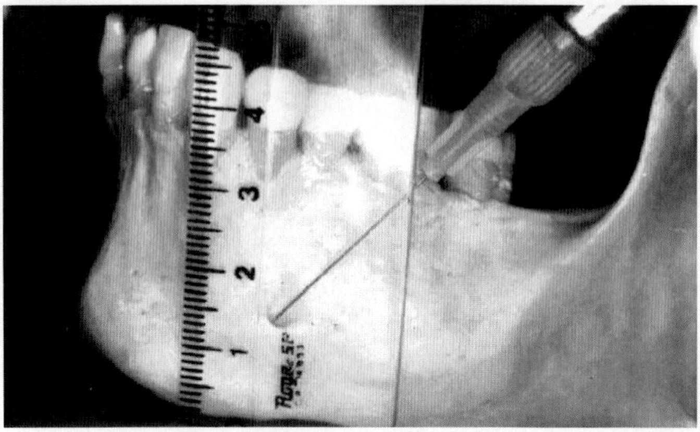

Figura 8-25 – Localização do forame mentoniano no adulto. A inclinação da agulha representa a direção do canal mentoniano (gentileza do Dr. Michel Saad Neto).

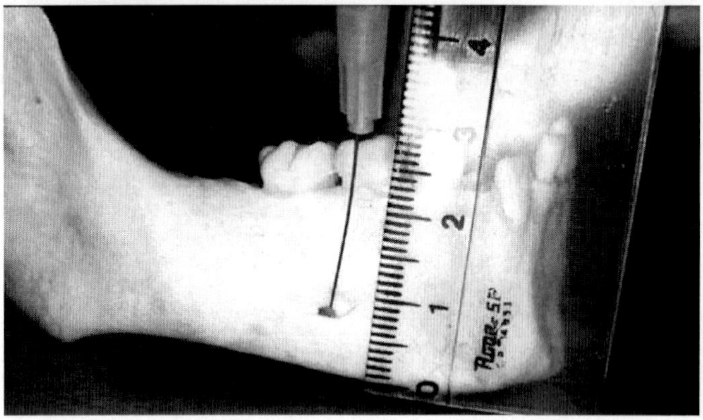

Figura 8-26 – Localização do forame mentoniano em criança de 5 anos de idade. A direção da agulha é a mesma do canal mentoniano, onde ela está introduzida (gentileza do Dr. Michel Saad Neto).

Resumo da inervação dos dentes e seus tecidos de suporte (Fig. 8-27)

Incisivos superiores: ramos dentais dos nervos alveolares superiores anteriores do nervo infraorbital. Os tecidos de suporte (periodonto, gengiva e osso alveolar) são inervados pelos alveolares superiores anteriores, pelo ramo labial do nervo infraorbital e pelo nervo nasopalatino.

Incisivos inferiores: nervo alveolar inferior. Os tecidos de suporte são também supridos pelo nervo lingual e pelo nervo mentoniano.

Canino superior: nervos alveolares superiores anteriores que são ramos do nervo infraorbital. Os tecidos de suporte, pelos mesmos nervos e pelo ramo labial do nervo infraorbital e pelo nervo nasopalatino.

Canino inferior: nervo alveolar inferior. Os tecidos de suporte, pelo mesmo nervo e também pelo lingual e nervo mentoniano.

Pré-molares superiores: nervo alveolar superior médio (que se junta ao plexo alveolar superior) e que é ramo do nervo infraorbital. Os tecidos de suporte, pelo mesmo alveolar superior médio, pelo infraorbital, e pelo nervo palatino maior.

Pré-molares inferiores: nervo alveolar inferior. Tecidos de suporte, pelo mesmo nervo, mais os nervos lingual e mentoniano.

Molares superiores: nervos alveolares superiores posteriores, ramos do nervo maxilar. Raiz mesiovestibular do primeiro molar também pelo nervo alveolar superior médio. Tecidos de suporte, pelo nervo palatino maior, ramo gengival dos alveolares superiores posteriores e às vezes pelo nervo bucal.

Molares inferiores: nervo alveolar inferior. Tecidos de suporte, pelo mesmo nervo, mais os nervos bucal e lingual.

Observação: *para uma intervenção como a biopulpectomia ou o preparo de cavidade, a anestesia do nervo do dente é suficiente. Para extração, além do nervo do dente é necessário anestesiar os nervos dos tecidos de suporte. Exemplo: anestesia-se somente o nervo alveolar inferior para dentisteria ou endodontia do molar inferior; anestesia-se também os nervos lingual e bucal para extração.*

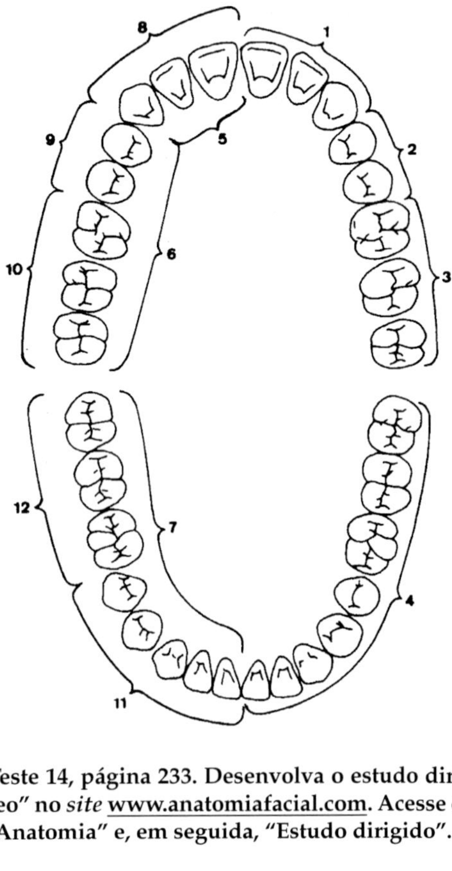

Figura 8-27 – Representação diagramática da inervação dos dentes (lado direito do diagrama) e seus tecidos de suporte (lado esquerdo do diagrama).

1 Nn. alveolares superiores anteriores
2 N. alveolar superior médio
3 Nn. alveolares superiores posteriores
4 N. alveolar inferior
5 N. nasopalatino
6 N. palatino maior
7 N. lingual
8 N. alveolar superior anterior e n. infraorbital
9 N. alveolar superior médio e n. infraorbital
10 Nn. alveolares superiores posteriores (ramo gengival)
11 N. mentoniano
12 N. bucal

Responda ao Teste 14, página 233. Desenvolva o estudo dirigido "Nervo trigêmeo" no *site* www.anatomiafacial.com. Acesse o *link* "Aprendendo Anatomia" e, em seguida, "Estudo dirigido".

Teste 13 (Avaliação Formativa sobre o Nervo Trigêmeo)

Responda às 20 questões abaixo e confronte suas respostas com aquelas apresentadas em "Respostas dos testes".

13.a1. O nervo maxilar é essencialmente sensitivo; não inerva músculos. Transmite sensibilidade da periferia para o SNC e, portanto, seu trajeto lógico (funcional) é da periferia para o centro. É o contrário de uma artéria que leva sangue do centro para a periferia do corpo e de um nervo motor, cujos impulsos vão do centro para a periferia. Assim, diz-se que o nervo maxilar penetra no crânio (e não sai do crânio) pelo forame redondo e que o nervo infraorbital chega ao nervo maxilar ajudando a formá-lo (e não sai dele, não é emitido por ele). Certo ou errado?

13.a2. Quais são as áreas da face cuja sensibilidade geral é transmitida pelos ramos mais periféricos do nervo infraorbital (que se dirigem ao forame infraorbital)?

13.a3. Depois de passar pelo forame infraorbital, os ramos periféricos do nervo infraorbital formam seu tronco, que passa sucessivamente pelo canal infraorbital, sulco infraorbital e fissura orbital inferior. Neste trajeto, ele recebe os nervos alveolares superiores anteriores, médio e posteriores. As duas assertivas estão corretas?

13.a4. Quais são as estruturas inervadas pelos nervos alveolares superiores anteriores?

13.b1. Tal como os nervos alveolares superiores anteriores, o nervo alveolar superior médio também tem seus ramos dentais e peridentais e também alcança o nervo infraorbital dentro do canal infraorbital depois de percorrer canalículos ósseos (é um nervo intraósseo). As perguntas são as seguintes: quais são os dentes inervados por ele? Em que percentual de casos foi constatada a ausência do nervo alveolar superior médio?

13.b2. Os nervos alveolares superiores posteriores inervam dentes molares e seus tecidos de suporte, e para atingirem o nervo maxilar saem de pequenos canais ósseos das paredes lateral e posterior do seio maxilar através de dois ou três forames alveolares situados na tuberosidade da maxila. E é só. Certo?

13.b3. Vamos ver se você assimilou bem. Preencha os espaços. O nervo infraorbital capta a sensibilidade geral da pálpebra inferior, asa do nariz, lábio superior e ...., recebe no interior do canal infraorbital os nervos .... e sai pela fissura .... para ajudar a formar o nervo ...., que por sua vez, recebe os nervos .... provenientes dos dentes molares, da mucosa do seio maxilar e da ....

13.b4. A cavidade nasal é inervada parcialmente por ramos nasais posteriores inferiores e superiores. Os inferiores alcançam o nervo palatino no interior do canal palatino através de abertura na lâmina vertical do osso palatino. Os superiores o alcan çam através do forame esfenopalatino. Eles se dividem em ramos laterais e mediais. Esses últimos inervam o teto da cavidade nasal e o septo nasal; para eles vai o nervo nasopalatino. Certo ou errado?

13.c1. Qual é o trajeto do nervo nasopalatino e quais são as partes que ele inerva?

13.c2. Complete. O nervo palatino maior é o principal responsável pela inervação do mucoperiósteo do palato duro e gengiva ...., desde a região do dente .... até a do último dente .... Penetra no .... A mucosa do palato mole é inervada pelos nervos ....

13.c3. Qual é a localização dos forames incisivo e palatino maior?

13.c4. Três perguntas. Os ramos do nervo palatino maior passam em sulcos palatinos entre as espinhas palatinas? Qual das duas incisões na mucosa do palato duro é de maior risco para a secção do nervo palatino maior: a anteroposterior ou a transversal? Se for a anteroposterior, qual é a área de maior risco: a mediana ou a lateral?

13.d1. Os ramos motores do nervo mandibular vão para os músculos da mastigação, e o temporal recebe mais de um ramo. Certo ou errado?

13.d2. Complete. Os quatro ramos sensitivos principais do nervo mandibular são: ...., ..., ... e ....

13.d3. O nervo bucal inerva a pele, o músculo, a mucosa da bochecha e a gengiva vestibular dos dentes inferiores. Certo ou errado?

13.d4. Preencha os espaços. O nervo mentoniano inerva a .... e a .... do lábio .... e a pele do .... Além disso inerva a gengiva .... dos dentes ...., ... e .... inferiores.

13.e1. Quais são as estruturas que ficam insensibilizadas após a infiltração anestésica do nervo alveolar inferior? Exclua da resposta aquelas inervadas por seus ramos, o nervo milo-hióideo e o nervo mentoniano.

13.e2. As fibras aferentes gustatórias dos dois terços anteriores da língua e fibras eferentes viscerais parassimpáticas (secretomotoras) para as glândulas submandibular e sublingual são veiculadas pelo nervo lingual, mas funcionalmente, pertencem ao nervo corda do tímpano e ao nervo facial-intermédio. Certo ou errado?

13.e3. As fibras de sensibilidade geral do nervo lingual espalham-se pela mucosa dos dois terços anteriores da língua e soalho da boca. Certo ou errado?

13.e4. Complete. Na introdução da agulha em direção ao forame da mandíbula, para a anestesia dos nervos alveolar inferior, lingual e bucal, atinge-se na sequência os nervos: ...., ... e ....

Teste 14 (Avaliação Formativa sobre Nervo Trigêmeo/Anestesia)

Pronto. Você já estudou o nervo trigêmeo e os ramos nervosos da polpa e dos tecidos de suporte dos dentes. Está, portanto, apto a responder as perguntas formuladas neste teste e a conhecer mais alguns aspectos do sistema nervoso periférico aplicáveis à Odontologia. Vamos lá?

14.a1. Qual(is) o(s) nervo(s) a anestesiar para a extração de um segundo molar inferior?

Resposta: ....

....

Esforce-se para responder sem consultar antecipadamente as respostas nas últimas páginas do livro, pois, do contrário, esta avaliação formativa não terá razão de ser. O melhor mesmo é terminar o teste, que já traz retroalimentação imediata, e verificar as respostas depois. Vamos lá?

Se você respondeu que é necessário bloquear o nervo alveolar inferior está correto, já que ele é o responsável por enviar ramos dentais e a maioria dos ramos peridentais para os dentes molares inferiores. Mas não se esqueça de que a avulsão cirúrgica de um dente implica também a secção da gengiva que circunda o dente e se adere a ele (sindesmotomia).

14.a2. Como a gengiva é bastante inervada, qual(is) é(são) esse(s) nervo(s) que também deve(m) ser anestesiado(s)?

Resposta: ....

....

Se você já havia respondido antes (na 14.a1.) que devem ser bloqueados também o nervo bucal, que inerva a gengiva vestibular, e o nervo lingual, que inerva a gengiva lingual dos molares, tudo bem. Se respondeu agora, tudo bem também. Lembre-se: você ainda está aprendendo.

14.a3. A extração agora é a do primeiro pré-molar inferior, portanto, um dente mais anteriormente localizado, e a pergunta é a mesma: qual(is) o(s) nervo(s) a ser(em) anestesiado(s)?

Resposta: ....

....

Está claro que você relacionou o nervo alveolar inferior novamente, porque ele envia ramos para todos os dentes inferiores. Mas relacionou também os nervos lingual e mentoniano, que inervam os tecidos de suporte? É certo que, ao se anestesiar o nervo alveolar inferior, seu ramo mentoniano também ficará anestesiado; mas o que se pede neste teste é o conhecimento da anatomia dos nervos e não técnicas anestésicas.

Agora, vamos recordar. Ramos periféricos do nervo lingual distribuem-se por toda a gengiva e mucosa alveolar do lado lingual dos dentes inferiores. Quanto ao nervo mentoniano, ramo do alveolar inferior, entra pelo forame e canal mentoniano depois de se distribuir pela pele e mucosa do lábio inferior, pele do mento e gengiva vestibular junto aos incisivos, caninos e pré-molares inferiores. Consulte figuras do livro e peças anatômicas dissecadas para reforçar sua aprendizagem.

14.a4. Imagine-se agora introduzindo uma agulha no interior do canal mentoniano e injetando um líquido anestésico apropriado. Que resultado prático irá obter?

Resposta: ....

....

Está claro que todo o nervo mentoniano ficará anestesiado. Assim, o mento e o lábio inferior do lado correspondente ficarão insensíveis. A gengiva do lado vestibular desde o plano mediano à área do segundo pré-molar também. Mas, resta uma dúvida...

14.a5. O paciente conseguirá movimentar o lábio? Justifique.

Resposta: ....

....

Esperamos que você tenha se lembrado que a movimentação de lábio e mento depende de músculos que são inervados pelo nervo facial, um nervo motor que fica fora desta anestesia.

Você deve ter respondido antes (14.a4.) que a injeção dentro do canal mentoniano alcança o nervo alveolar inferior e o anestesia. Logo, o primeiro pré-molar ficará insensível.

14.a6. A partir desta anestesia, ele poderá ser extraído sem dor?

Resposta: ....

....

Se respondeu negativamente está correto, porque com a anestesia mentoniana ainda fica faltando anestesiar o nervo lingual, certo?

Ainda que a introdução no canal mentoniano não seja a técnica anestésica mais utilizada, vamos deixar aqui alguns dados úteis para sua realização. Posição do forame mentoniano: a meia distância da base da mandíbula e da borda livre do processo alveolar, geralmente no rumo do segundo pré-molar inferior. O canal mentoniano tem 3 a 6 mm e é inclinado 55° (ângulo vertical) e 40° (ângulo horizontal), com direção para cima, para trás e para lateral. Em crianças de seis a sete anos o forame situa-se mais abaixo, entre o primeiro e o segundo molares e o canal abre-se para cima (verticalmente).

Imagine agora um incisivo central inferior com pulpite aguda e, consequentemente, com dor. Dada uma anestesia troncular ao nível da mandíbula a dor desaparece. Com isso, se se for realizar uma biopulpectomia (remoção da polpa vital) a anestesia está feita. Mas imagine que a indicação é a extração e durante a sindesmotomia (qualquer lado) o paciente acusa dor.

14.a7. Então, quais os nervos que foram e que não foram anestesiados?

Resposta: ....

....

Na técnica de bloqueio alveolar inferior, para se extrair dentes anteriores, os nervos mentoniano e lingual devem ser envolvidos, com o risco de não se obter a anestesia dos tecidos de suporte.

Desejamos aproveitar a oportunidade para explicar que a anestesia dos incisivos inferiores nem sempre é bem-sucedida, apesar de a técnica estar correta. Acontece que há a possibilidade de cruzamento do plano mediano por fibras do nervo alveolar inferior, que acabam participando da inervação de dente do antímero oposto. É fato raro mas não é impossível. As uniões de nervos não providenciam vias alternativas para a captação e veiculação da sensação dolorosa. É mito! O que pode acontecer é a penetração intraóssea de um ramo do nervo milo-hióideo em um forame retromentoniano e consequente participação na inervação suplementar do incisivo, que poderá (ou não) dificultar a anestesia.

A propósito, inervação suplementar dos dentes inferiores pelo nervo transverso do pescoço (ou cuticular do pescoço, ou cervical transverso), conforme já foi anteriormente reivindicada, está descartada.

Concentre-se agora em uma possível apicectomia (amputação cirúrgica do ápice) da raiz de um primeiro pré-molar inferior.

14.a8. Para tal cirurgia quais os nervos que não podem deixar de ser anestesiados?

Resposta: ....

....

Bem, se você tem acompanhado com atenção o teste até aqui, não pode deixar de ter relacionado os nervos alveolar inferior e mentoniano. O nervo bucal fica fora da área porque inerva a mucosa vestibular dos molares. Como a apicectomia é feita vestibularmente, a anestesia dos ramos do nervo lingual é dispensável (pelo menos teoricamente).

Vamos agora fazer uma pequena cirurgia no soalho da boca: a remoção de um cálculo salivar preso no ducto da glândula submandibular, que impede o fluxo normal de saliva.

14.a9. Qual(is) nervo(s) precisa(m) ser anestesiado(s)?

Resposta: ....

....

Se você respondeu que os nervos hipoglosso e glossofaríngeo devem ser anestesiados, errou. O primeiro é nervo motor da língua, e o segundo, sensitivo, espalha-se no terço posterior da língua. O nervo lingual, que distribui ramos nos dois terços anteriores da língua, também inerva as glândulas submandibular e sublingual, seus ductos e as mucosas do soalho da boca e alveolar. Nervo lingual é, portanto, a resposta correta.

14.a10. Esta é fácil. Para se fazer um preparo cavitário sob anestesia no canino inferior, qual(is) nervo(s) deve(m) ser atingido(s)?

Resposta: ....

....

Não podemos crer que sua resposta esteja incorreta! Você sabe que os nervos mentoniano e lingual não inervam dentes e que o único nervo que interessa é o alveolar inferior.

14.b1. Agora, pedimos quatro respostas para quatro perguntinhas. Se você espetar com um alfinete a pele da bochecha, da pálpebra inferior, da têmpora e do ângulo da mandíbula, quais são os nervos que serão estimulados? Isto é, quais nervos captarão, com suas terminações nervosas livres, a sensação de dor naquelas áreas?

Resposta: ....

....

As duas primeiras perguntas são facílimas, a terceira é fácil (nervo auriculotemporal) e a quarta é difícil. A área cutânea do ângulo da mandíbula é inervada pelo nervo auricular magno do plexo cervical.

14.b2. Qual(is) o(s) nervo(s) a anestesiar em uma extração do segundo molar superior?

Resposta: ....

....

A técnica anestésica pode variar. Utiliza-se muito mais a terminal infiltrativa, mas o que interessa no momento é que, além dos nervos alveolares superiores posteriores, também seu ramo gengival e o nervo palatino maior devem ser anestesiados para se realizar aquela intervenção sem dor. Você precisa saber que o nervo bucal às vezes tem largo território de distribuição anatômica, o que pode incluir a mucosa alveolar e a gengiva maxilar do lado vestibular na região dos molares.

14.b3. E para uma intervenção endodôntica (biopulpectomia, por exemplo) em um canino superior, que providência deve ser tomada quanto à anestesia?

Resposta: ....

....

É claro que os nervos dos tecidos de suporte não contam nesse tipo de intervenção. Contam apenas os nervos alveolares superiores anteriores, com seu ramo dental para a polpa do dente. Mas, imagine que a biopulpectomia foi mal executada, malsucedida, e a indicação de tratamento passou a ser a extração desse dente canino superior.

14.b4. E agora? Além do nervo alveolar superior anterior qual(is) outro(s) nervo(s) precisa(m) ser anestesiado(s)?

Resposta: ....

....

Se além do nervo nasopalatino (óbvio) você não respondeu nervo infraorbital, lembre-se de que a gengiva vestibular dos dentes incisivos, caninos e pré-molares superiores é inervada pelo infraorbital.

14.b5. Se você fizer uma punção, para injeção de anestésico, no forame palatino maior alcançando o final do canal palatino maior, é lógico que anestesiará o nervo palatino maior e seu território de distribuição. Imagine agora que sua agulha percorra todo o canal até chegar ao alto da fossa pterigopalatina e lá é despejado o líquido. Qual nervo será anestesiado então?

Resposta: ....

....

Tente realizar a operação no crânio, com o auxílio de uma sonda. Recorde, em seguida, o trajeto do nervo maxilar e seus ramos e confirmará sua resposta. Aliás, esta é uma das técnicas de anestesia troncular do nervo maxilar.

14.b6. Imagine-se agora removendo cirurgicamente um toro palatino mediano (veja o Glossário). Quais providências anestésicas devem ser tomadas previamente?

Resposta: ....

....

Já que o toro se situa preferencialmente no centro do palato duro, é óbvio que tanto os nervos nasopalatinos quanto os palatinos maiores devem ser bloqueados.

14.b7. Está cansado(a) de tanta cirurgia? Ora, vamos à última: uma apicectomia da raiz vestibular do primeiro pré-molar superior. O que deve ser anestesiado?

Resposta: ....

....

Você não se esqueceu do nervo infraorbital para a mucosa alveolar e gengiva vestibular, não é?

Quanto ao nervo alveolar superior médio, que é o nervo daquele dente, é bom ressaltar que está ausente em 30% dos casos e que é ramo direto do nervo maxilar em10%. Normalmente, é ramo do nervo infraorbital, tal como os nervos alveolares superiores anteriores. Na sua ausência, os pré-molares recebem filetes do plexo alveolar superior formado então pelos nervos alveolares superiores anteriores e posteriores.

Apêndice

Glossário | Respostas dos Testes | Índice Remissivo

Glossário

A

A e **An** – Prefixos que significam ausência, falta.

Abscesso – Acúmulo de pus em cavidades formadas por tecidos em desintegração ou em um órgão cavitário.

Ad – Prefixo que significa próximo, em direção a.

Ádito – Entrada de uma cavidade.

Afluente – Confluente, tributária, raiz venosa. Confronte com "Ramo".

Agonista – O músculo movedor principal, responsável por um movimento. O músculo de ação oposta é chamado antagonista.

Algia – Sufixo que significa dor.

Alvéolo – Uma cavidade. Alvéolo dental: lóculo do processo alveolar que contém a(s) raiz(es) de um dente.

Anastomose – União de vasos. Termo não utilizado para ramos nervosos.

Anatomia – A ciência ou ramo da morfologia que trata da forma e constituição dos seres vivos.

Anestesia – Perda de sensibilidade. Ver "Parestesia".

Anomalia – Anormalidade. Quando o desvio da normalidade é maior que uma variação, perturbando uma determinada função. Ver "Variação".

Anquilose – A união direta de ossos que formam uma articulação (anquilose óssea) ou de dente com osso pela continuidade de tecido calcificado (anquilose dentoalveolar).

Antropologia – Ciência que estuda o homem e os grupos humanos e todas as suas relações. Antropologia física: estuda as características biológicas do homem.

Aparelho – Grupo de sistemas orgânicos. Alguns usam como sinônimo de sistema.

Ápice – A ponta ou extremidade de um corpo cônico.

Aponeurose – Uma folha fibrosa ou expansão tendínea que dá inserção a fibras musculares, geralmente de músculos planos. Confronte com "Fáscia".

Arco – Uma "ponte" óssea ou uma estrutura arqueada. Arco dental: fileira de dentes em forma de arco, implantada nos maxilares.

Área – Ver "Região".

Atlas – A primeira vértebra cervical.

Atrofia – Ausência total de atividade metabólica e capacidade funcional de uma formação anatômica após diminuição de tamanho e peso, por moléstia, desuso ou baixa nutrição. Entretanto, o termo tem sido usado como sinônimo de hipotrofia, que corretamente significa diminuição de tamanho e peso apenas com redução da atividade metabólica e capacidade funcional.

Auto – Prefixo que significa por si próprio, autógeno, gerado pelo próprio ser.

Axial – Relativo a eixo. A linha ao redor da qual gira um corpo. Paralelo ao longo eixo de um corpo. Esqueleto axial: crânio, coluna vertebral, costelas e esterno.

Áxis – A segunda vértebra cervical.

B

Biomecânica – A ciência que trata do efeito de forças sobre a forma ou movimento de corpos orgânicos.

Borda – Margem, bordo.

Bucal – Relativo ou pertencente à boca ou à parede lateral da boca. Buco: prefixo que significa boca, bochecha. Ver "Geniano".

C

Cálculo – Pedra. Uma concreção de substância inorgânica formada em várias partes do corpo.

Calículos gustatórios – Receptores para o gosto. Botões ou corpúsculos gustatórios.

Camada – Túnica, estrato.

Canal – Um forame com comprimento. Conduto que possui um orifício de entrada e outro de saída. Ver "Canalículo".

Canalículo – Canal muito pequeno.

Cartilagem – Tecido conjuntivo fibroso de cor leitosa, não vascularizado, deformável sob pressão, friável. O osso é um tecido duro, a cartilagem, um tecido mole. Há três tipos de cartilagem: hialina, fibrosa e elástica.

Carúncula – Uma elevação ou saliência cárnea.

Cavidade – Espaço no interior de uma parte do corpo.

Céfalo – Prefixo e sufixo que significam cabeça. Cefálico: em direção ou pertencente à cabeça.

Cérvico – Prefixo que significa colo, pescoço. Cervical: relativo ao colo ou pescoço ou a uma porção em forma de pescoço de um corpo orgânico.

Colo – Ver "Cérvico".

Comissura – Conexão, local de união. Comissura da boca: prega que une os lábios superior e inferior no ângulo da boca.

Côndilo – Extremidade arredondada, nodosa, de um osso que se articula com outro osso. A cabeça da mandíbula é chamada, pelos clínicos, de côndilo mandibular e assim tem sido mais conhecida no meio odontológico.

Contralateral – Do lado oposto. O contrário de ipsilateral.

Corno – Prolongamento que lembra a forma de um corno ou chifre.

Corpo – A maior porção de uma formação anatômica. Dele saem prolongamentos, processos etc.

Cortical – Córtex. Camada externa de ossos e órgãos. Nos ossos, corresponde à substância compacta, que reveste a esponjosa. Forma, também, canais ósseos e alvéolos dentais. Ver "Lâmina dura".

Crescimento – Aumento de tamanho. Ver "Desenvolvimento".

Crista – Aresta linear mais saliente que uma linha.

Crista alveolar – A borda livre do processo alveolar, o mais próximo da linha cervical do dente.

Cutâneo – Relativo à cútis ou pele.

D

Deiscência – Uma abertura ou fenda. No osso, pode-se formar espontaneamente por reabsorção.

Desenvolvimento – A série de modificações que o organismo apresenta até atingir a maturidade. Ver "Crescimento".

Dinâmica – A subdivisão da mecânica que trata de forças que produzem uma alteração no movimento do corpo sobre o qual elas agem.

Direção – Conjunto de vetores que indicam o trajeto, sem discriminar o sentido.

Dissecção – Dissecação. Descobrimento, separação e exposição metódicos dos elementos anatômicos que constituem as várias partes do corpo, para o estudo anatômico ou anatomotopográfico.

Distal – Mais afastado da raiz de um membro ou do tronco de um vaso. O contrário de proximal. Face distal: face do dente mais afastada do plano mediano, seguindo a curva do arco dental.

Dorsal – Relativo ao dorso. Posterior. Geralmente é o oposto de ventral. Na língua, suas faces são dorsal e inferior.

Ducto – Canal. Não usado para osso.

Dura-máter – A mais externa, espessa e fibrosa das três membranas que envolvem o encéfalo e a medula espinal.

E

Ectomia – Sufixo que significa ablação ou remoção cirúrgica.

Ectópico – Fora de lugar, deslocado.

Edema – Inchaço. Acúmulo anormal de líquido em partes do corpo.

Eminência – Saliência ou elevação romba, não globosa.

Espinha – Pequeno processo pontiagudo.

Estesia – Sufixo que significa sensibilidade, sensação.

Estratigrafia – Construção estratigráfica do corpo ou sobreposição por estratos ou camadas. Os estratos podem ser de um mesmo tecido ou de tecidos diversos.

Estrutura – Distribuição e organização das células e tecidos. O arranjo detalhado de uma parte e seu modo de formação. Alguns usam como sinônimo de formação anatômica, uma porção, elemento anatômico, corpo orgânico.

Exostose – Pequenos crescimentos extras de osso sobre uma superfície óssea.

F

Fáscia – Folha fibrosa que envolve ou recobre e separa músculos e geralmente é recoberta por tela subcutânea (ver "Tela subcutânea"). Não é como a aponeurose, que oferece inserção para músculos (exceção: fáscia temporal). A fáscia parotídea não envolve músculo, mas é chamada de fáscia. Confronte com "Aponeurose".

Fascículo – Um pequeno feixe de fibras nervosas, musculares ou tendíneas. Ver "Feixe".

Feixe – Um grande feixe de fibras (ver "Fascículo"). Feixe vasculonervoso: um conjunto de vasos e nervos que percorrem um mesmo trajeto ou que saem por um mesmo forame.

Fissura – Uma fenda ou goteira. Falta de fusão (normal ou anormal), linear, entre duas partes de tecido duro ou mole.

Fístula – Ducto ou passagem anormal entre os tecidos, pondo em comunicação o interior com o exterior do corpo. Geralmente se inicia em uma cavidade com abscesso.

Fleimão – Ou flegmão. Inflamação aguda com pus, localizada sob a pele (na tela subcutânea).

Fontículo – Fontanela ou "moleira". Abertura existente, durante o desenvolvimento infantil, entre ossos do crânio e preenchida por membrana fibrosa.

Forame – Buraco, orifício em um osso ou em uma estrutura membranosa.

Formol – Formalina. Solução aquosa de formaldeído a 37%. Assim adquirida pelos laboratórios de anatomia, ela é diluída em água para se chegar ao formol a 10% ou menos, líquido este utilizado para a fixação e conservação de cadáveres.

Fórnice do vestíbulo – Um arco em forma de fundo de saco, revestido por mucosa, que ocupa o vestíbulo da boca entre lábio e bochecha de um lado e processo alveolar de outro.

Fossa – Uma depressão larga, arredondada. Ver "Fóvea".

Fóvea – Uma pequena fossa rasa.

Freio – Frênulo. Prega mucosa ligada à língua e aos lábios, que limita seus movimentos.

Friável – Que se fratura, que se reduz a fragmentos.

Frontal – Relativo à fronte. Plano frontal: secção longitudinal, paralelo à fronte, que divide o corpo numa parte anterior e outra posterior (em ângulo reto com o plano sagital). Há o plano frontal médio e os planos frontais.

G

Gânglio – Intumescimento ou nódulo de um nervo que contém um grupo de corpos neuronais.

Geniano – Relativo a bochecha.

Glosso – Prefixo que significa língua.

Gonfose – Articulação fibrosa entre o dente e o osso.

H

Hâmulo – Um pequeno gancho, processo em forma de gancho.

Hematoma – Escape de sangue de um vaso injuriado para dentro de espaços teciduais.

Hemi – Prefixo que significa meio, metade.

Hiato – Abertura, comunicação.

Hiperplasia – Aumento numérico celular. Ver "Hipertrofia".

Hipertrofia – Aumento de tamanho de células, tecidos ou órgãos. Ver "Hiperplasia".

Hipotrofia – Ver "Atrofia".

I

Iatrogenia – Dano não intencional causado ao paciente por imperícia, erro ou incúria do profissional. Também por efeitos colaterais de drogas receitadas.

Incisura – Depressão em forma de incisão, corte ou entalhe.

Infecção – Contaminação. Penetração e multiplicação de microrganismos no corpo.

Inflamação – Reação local como resultado da mobilização dos sistemas de defesa do organismo, para tentar contrabalançar os efeitos de um agente nocivo e circunscrevê-los, evitando sua disseminação. É caracterizada por dor, calor, rubor, edema e, algumas vezes, perda de função

Injeção – Ato de injetar. Introdução de líquidos no corpo por meio de seringa e agulha.

Inserção – Local (extremidade) de fixação de um músculo que mais se movimenta durante a contração. É o contrário de origem. Inserção: Ponto móvel. Origem: ponto fixo.

Intermédio – O que se coloca entre um corpo ou uma parte medial e outro lateral.

Ipsilateral – Do mesmo lado. O contrário de contralateral.

Irrigação – Ver "Vascularização".

Isquemia – Redução do afluxo sanguíneo arterial.

Istmo – Abertura ou passagem estreitada que põe em comunicação uma cavidade com outra.

Ite – Sufixo que significa inflamação.

L

Lâmina dura – Cortical alveolar. Substância óssea compacta que forra os alvéolos dentais.

Lâmina óssea alveolar – É formada por substância óssea compacta ou cortical, tanto superficial como profundamente (nesse caso, é a cortical alveolar). Entre ambas, geralmente há substância óssea esponjosa. São duas para cada alvéolo: a vestibular ou externa e a lingual ou interna. Deve-se evitar o termo "tábua óssea".

Lateral – Em relação à medial, é o que se encontra mais distante do plano mediano e mais próximo do plano lateral (plano de delimitação lateral do corpo). Ver "Medial".

Ligamento – Grupo de fibras colágenas densamente agrupadas, geralmente em forma de fita ou de cordão, que se inserem em um osso e outro (às vezes em uma cartilagem) por suas extremidades. Há também ligamentos que se ligam a órgãos.

Linfonodo – Nó ou nódulo linfático. Massa de tecido linfoide situada no trajeto de vasos linfáticos. O termo "gânglio linfático" deve ser evitado.

Língula – Diminutivo de língua.

Linha – Elevação linear menos saliente que uma crista.

Linha mediana – A periferia do plano sagital mediano (veja abaixo). Uma linha imaginária que se inicia no ponto vértex, vertical, superficial, que divide o corpo ao meio. Linha mediana anterior: do vértex para frente e para baixo. Linha mediana posterior: do vértex para trás e para baixo. O termo "linha média" deve ser evitado.

Lise – Sufixo que significa destruição, separação.

Lobo – Porção ou extensão recurvada ou arredondada de uma formação anatômica. Ver "Lóbulo".

Lóbulo – Pequeno lobo.

M

Margem – Borda.

Maxilar – O conjunto de ambas as maxilas. Maxilares: o maxilar mais a mandíbula.

Meato – Passagem, via, canal, ducto.

Medial – Mais próximo do plano mediano em relação a algo que se encontra mais distante. Ver "Lateral".

Mediana – (Mediano) – Termo de posição anatômica que significa no meio do corpo. Diz-se de uma estrutura localizada sobre a linha mediana ou seccionada pelo plano mediano, como a glabela, o nariz, o mento.

Médio – Entre dois pontos, duas porções, dos terços. Exemplo: terço médio da face.

Mesial – A face do dente oposta à distal. Medial seria mais correto.

Mio – Prefixo que significa músculo, muscular.

Morfologia – Ciência que estuda a forma e a estrutura dos organismos.

Mucoperiósteo – Fusão da membrana mucosa com o periósteo. Exemplo: no palato duro.

N

Necrose – Morte e desintegração de células, tecidos, órgãos e partes do corpo, causada por doença ou injúria.

Nervo – Cordão branco-amarelado elástico e de grande resistência à tração. Conjunto de prolongamentos de neurônios que constituem as chamadas fibras nervosas (podem ser motoras ou sensitivas). Nervo misto: contém fibras motoras e sensitivas.

Neuralgia – Dor ao longo do trajeto de um nervo.

Neurocrânio – A porção do crânio formada por oito ossos, que aloja o encéfalo. Ver "Viscerocrânio".

Nomina anatomica – Nomenclatura anatômica, linguagem da anatomia.

Norma – Vista, aspecto. Aplica-se especialmente ao crânio.

Normal – O que ocorre na maioria dos casos e desempenha a melhor função.

Núcleo nervoso – Massa de substância cinzenta composta de células nervosas em uma porção do encéfalo ou da medula espinal.

O

Oide – Sufixo que significa parecido com, semelhante a.

Oral – Ver "Bucal".

Órgão – Parte do corpo ou unidade supratecidual, com força e função própria.

Origem – Ver "Inserção".

Orto – Prefixo que significa reto, direito.

Ose – Sufixo que significa doença ou afecção degenerativa.

Ossículo – Diminutivo de osso. Ossículos da orelha média: estribo, bigorna e martelo.

Ósteo – Prefixo que significa osso, ósseo.

Óstio – Abertura, orifício que dá acesso a uma área oca.

P

Papila – Elevação cilíndrica ou cônica.

Para – Prefixo que significa além de, ao lado de.

Paralisia – Perda da capacidade de movimentação (movimento muscular voluntário) ou da função.

Parestesia – Sensação nervosa diminuída ou diferente, tipo queimação, formigamento ou dormência. Ver "Anestesia".

Patia – Sufixo que significa doença.

Peri – Prefixo que significa ao redor, em volta. Peribucal: ao redor da boca.

Pericrânio – Periósteo do neurocrânio.

Periodonto – Tecidos de suporte do dente (alvéolo, ligamento periodontal, cemento e gengiva), que o circundam.

Periósteo – Espessa camada de tecido conjuntivo fibroso que recobre o osso, exceto nas superfícies articulares. O músculo (tendão) prende-se no periósteo.

Plano sagital mediano – Passa longitudalmente através do corpo, de frente para trás, dividindo-o em metade direita e esquerda. Ver "Medial" e "Linha mediana".

Plexo – Rede de nervos ou de vasos.

Prega – Dobra, ruga, elevação linear.

Processo – Uma projeção ou extensão óssea, geralmente para inserção muscular ou para conexão com outro osso. Processo também significa o progresso ou avanço de uma doença (processo patológico, processo inflamatório).

Prognatismo – O grau de protrusão dos maxilares, além de uma relação normal, tendo em vista a base do crânio.

Propriocepção – Capacidade de receber estímulos gerados em músculos, cápsulas articulares, tendões e ligamentos (incluindo o periodontal). Proprioceptor: receptor, terminação nervosa aferente situada nestes locais.

Protração – Movimento para frente, projeção. Protrusão, apesar de não envolver movimento, tem sido usado como sinônimo.

Protuberância – Proeminência óssea em ponta, maior que um tubérculo.

Proximal – O contrário de distal. Em Odontologia, é sinônimo de distal (!), porque se refere às faces de contato dos dentes, a mesial e a distal.

Punção – Inserção de uma agulha em um ponto do corpo para a retirada de líquido.

Pus – Exsudato, produto de uma inflamação formado por leucócitos, células mortas e líquidos orgânicos. Líquido purulento.

R

Rafe – Linha conjuntiva de união entre as metades de uma formação anatômica.

Ramo – Divisão de uma artéria, de um nervo. Pode ser colateral ou terminal.

Reabsorção – Remoção fisiológica de tecidos ou produtos ósseos, como as raízes de dentes decíduos ou de parte do processo alveolar, depois da perda dos dentes permanentes. Remodelação passiva.

Rebordo residual – Processo alveolar reabsorvido e cicatrizado após a perda dos dentes, recoberto por gengiva.

Região – Em anatomia existe uma divisão regional do corpo, oficial. Exemplos: região temporal, região submandibular. Às vezes, região é usada como sinônimo de área. No entanto, área é qualquer superfície, espaço, zona circunscrita ou arbitrariamente delimitada.

Remodelação – Processo combinado de reabsorção (remodelação passiva) e aposição (remodelação ativa) durante o crescimento e as modificações ósseas.

Retro – Prefixo que significa atrás, posterior.

Retrusão – Retração, retropulsão, retrotração. Ver "Protração".

S

Sagital – Plano de direção anteroposterior que divide o corpo em duas metades semelhantes (antímeros). Secção sagital: secção do corpo paralela ao plano sagital mediano. Secção sagital mediana: coincidente com o mesmo plano. Sutura sagital: interparietal.

Seio – Um espaço oco, um recesso. Seio paranasal: cavidade pneumática de alguns ossos do crânio que se comunica com a cavidade do nariz. Seio venoso da dura-máter: um espaço em forma de ducto para a passagem de sangue.

Sentido – Orientação vetorial da direção ou do movimento produzido. Quando um corpo cai sob a ação de seu próprio peso, segue a direção vertical de cima para baixo. O peso de um corpo é, pois, uma força de direção vertical, cujo sentido é de cima para baixo.

Septo – Lâmina óssea, cartilagínea ou membranosa que divide cavidades ou tecidos. Deve-se evitar o termo "tabique".

Sinergista – Músculo coadjuvante. Sinergismo: ação sinérgica, em que um músculo colabora com outro para a realização de determinada ação.

Sínfise da mandíbula – Articulação cartilagínea que une as duas hemimandíbulas existentes até o primeiro ano de vida pós-natal. Depois, elas se fusionam e a sínfise desaparece. Usa-se também como referência à área da protuberância mentoniana no adulto.

Sinostose – A fusão de dois ossos originalmente separados por sutura, como se fosse uma anquilose.

Sinóvia – Líquido sinovial. Líquido viscoso, incolor, produzido ao nível da membrana sinovial.

Sistema – Reunião de partes constituintes do organismo, ou grupo de órgãos, segundo suas afinidades morfofuncionais. Anatomia sistêmica ou sistemática: ocupa-se da descrição das partes componentes de cada sistema orgânico. Ver "Topografia".

Sulco – Um canal sem teto. Uma depressão linear, uma ranhura.

Sutura – A linha de união entre dois ossos do crânio. É um tipo de articulação fibrosa.

T

Tecido adiposo – Gorduroso, gordura, em um arranjo tipo grupos lobulares (gomos, gotas). No cadáver fixado pelo formol, apresenta-se amarelado e endurecido. No vivente, é líquido ou semilíquido.

Tela subcutânea – Hipoderme. Camada de tecido conjuntivo areolar, com fibras elásticas, que forma um trabeculado ligado à derme ou cório, no qual se deposita tecido adiposo. Abaixo dela, geralmente se encontra a fáscia muscular. Assim, os três estratos superpostos (pele, tela subcutânea e fáscia) é um exemplo de "estratigrafia" (ver "Estratigrafia").

Tendão – Tecido fibroso denso organizado, pertencente ao músculo e que o liga ao osso ou a outro ventre muscular.

Tono muscular – Estado de tonicidade: leve contração, ininterrupta, de fibras que mantêm o músculo alerta ou pronto para funcionar, em resposta a um estímulo nervoso.

Tomia – Sufixo que significa incisão, abertura por meio de cirurgia.

Tonsila – Acúmulo de tecido linfoide. Antes era chamada "amígdala".

Topografia – Descrição de uma parte delimitada do corpo. Anatomia topográfica ou regional: ocupa-se da descrição de todos os segmentos de todos os sistemas, e suas relações, em uma determinada região anatômica. Ver "Sistema".

Toro – Exostose em forma de saliência arredondada.

Trabécula óssea – Lâmina óssea que se entrelaça com outras, formando o arcabouço da substância óssea esponjosa.

Túber – Uma elevação larga, grande, maior que uma tuberosidade.

Tubérculo – Um pequeno túber, um pequeno processo globoso.

Tuberosidade – Uma elevação maior e mais larga que um tubérculo.

V

Variação – Pequenas diferenças morfológicas (desvios do normal estatístico) que aparecem em qualquer dos sistemas. Não perturba a função. Ver "Anomalia".

Vascularização – Irrigação sanguínea. Distribuição de vasos em um local do corpo.

Ventral – Relativo ao ventre. Geralmente é o oposto de dorsal.

Ventre muscular – A porção cárnea do músculo. O músculo sem o tendão ou a aponeurose.

Víscera – Órgão interno, contido em cavidades envolvidas por membranas serosas, como o peritônio.

Viscerocrânio – A porção do crânio, formada por 14 ossos, que se situa abaixo e à frente da base do crânio (e do neurocrânio). Ver "Neurocrânio".

Respostas dos Testes

1.a1. Não. O arco zigomático é formado pela união do processo temporal do osso zigomático com o processo zigomático do osso temporal, através da sutura zigomaticotemporal.

2.a1. Está certo. Atrás dela se encontra a fossa mandibular e o processo retroarticular.

4.a1. Certo.

5.a1. Certo. Dos músculos peribucais é o único que contrai os lábios; os demais os dilatam.

6.a1. Realmente, o verdadeiro protrusor da mandíbula é o músculo pterigóideo lateral; os demais são elevadores. Assertiva correta.

7.a1. Isto é considerado correto. Vale a pena revisitar o livro e o crânio para rever o processo retroarticular. Note que seu tamanho varia de crânio para crânio.

8.a1. Isto não é possível porque há músculos mandibulares que tracionam a mandíbula para cima, para trás, para todos os lados. Estude mais antes de continuar esta avaliação.

9.a1. Na camada submucosa. Daí a cautela ao se fazer incisões na mucosa do lábio. As glândulas labiais fazem proeminência que podem ser sentidas, passando-se a língua ao longo da mucosa de cada lábio distendido.

10.a1. Genioglosso, hioglosso, estiloglosso e palatoglosso. Ao chamado músculo condroglosso não se atribui importância.

11.a1. O nervo vago sai do crânio pelo forame jugular, e no pescoço, acompanha o trajeto da veia jugular interna e da artéria carótida comum, no interior da bainha carótica. Escolha outra.

12.a1. Certo.

13.a1. Certo.

14.a1. Nervos alveolar inferior, lingual e bucal.

1.a2. Errado. Apesar de também se articular com o osso esfenoide, seus três processos são: frontal, temporal e maxilar. O Glossário traz o vocábulo "processo".

2.a2. O forame oval fica no esfenoide. O resto está certo. Confira no crânio por dentro e por fora.

4.a2. Errado. Sua pequena espessura não permite a sua visualização. É confundido com a dentina. Se está patologicamente espessado, então pode ser visto.

5.a2. Esta origem é do músculo levantador do ângulo da boca, que é mais profundo. O levantador do lábio superior origina-se acima do forame infraorbital, sendo mais superficial.

6.a2. Por serem superficiais, somente o temporal e o masseter podem ser facilmente palpados na face.

7.a2. Tanto a cabeça da mandíbula quanto a eminência articular e fossa mandibular possuem revestimento fibrocartilagíneo. Entretanto, abaixo da fibrocartilagem há uma camada de cartilagem hialina, responsável pelo crescimento/remodelamento ósseo.

8.a2. Esta alternativa não é errada, mas não é a mais exata. Tente outra.

9.a2. Rima da boca. Repare em si próprio que ela fica ao nível dos incisivos superiores e não dos inferiores.

10.a2. Dorso, margens, face inferior, ápice e raiz.

11.a2. Perfura e atravessa a glândula parótida e não a submandibular. Seus ramos terminais não são emitidos ao nível do ângulo da mandíbula. Esta foi a pior escolha.

12.a2. Errado. Sagital superior (sagital inferior). Leia o terceiro parágrafo da página 165.

13.a2. Pálpebra inferior, asa do nariz, pele e mucosa do lábio superior e gengiva vestibular dos dentes anteriores e premolares.

14.a2. Nervos lingual e bucal.

1.a3. Errado. Suas três suturas são: frontozigomática, zigomaticomaxilar e zigomaticotemporal. O Glossário traz o vocábulo "sutura".

2.a3. Errado. Volte a estudar e a comparar a descrição com figuras do livro e com o crânio.

4.a3. Errado. O que se vê é o contorno da cavidade do dente (câmara coronária e canais radiculares), dentro da qual se encontra a polpa.

5.a3. Isto é correto. Por descer obliquamente do osso zigomático ao ângulo da boca, este é deslocado para cima e para trás quando o músculo se contrai.

6.a3. O nervo facial inerva músculos da expressão facial! Não se lembra disso? Os músculos da mastigação são inervados pelo nervo trigêmeo. Veja detalhes nas páginas 81 e 188.

7.a3. A maior espessura da cartilagem articular do temporal ocorre na vertente posterior da eminência articular, que é o local de maior pressão exercida pela vertente anterior da cabeça da mandíbula durante a mastigação.

8.a3. A gravidade tem mínima participação. O "relaxamento" dos músculos antagonistas (elevadores) é uma das condições para que a mandíbula desça sem resistência. Não é esta a melhor resposta. Selecione outra.

9.a3. Cronologicamente, o sulco labiomarginal forma-se depois dos sulcos nasolabial e labiomentoniano. É típico dos adultos idosos.

10.a3. Veia sublingual.

11.a3. Alternativa correta. Seus dois ramos terminais são as artérias maxilar e temporal superficial. Vale a pena ler as perguntas e respostas de 11.a1 a 11.a4.

12.a3. Errado. Nos seios da dura-máter (nas veias diploicas). Leia o quarto parágrafo da página 165.

13.a3. A primeira sim. A segunda não porque os nervos alveolares superiores posteriores não se unem com o nervo infraorbital, mas sim com o nervo maxilar, no alto da fossa pterigopalatina (fora da área orbital).

14.a3. Nervos alveolar inferior, lingual e mentoniano.

1.a4. Certo. Agora confira as respostas das outras alternativas do bloco "a", pois servirão para você aprender um pouco mais.

2.a4. Ah, não? E o forame mastoide para que serve?

4.a4. Certo. Em condições normais, aparece como uma linha branca bem-definida, separada da raiz do dente por uma linha escura, que corresponde ao espaço periodontal. Procure "cortical" e "lâmina dura" no Glossário.

5.a4. Tem sim senhor(a)! Origina-se também na base do processo alveolar da região molar da maxila e da mandíbula. Essas linhas de origem do bucinador têm influência na direção da propagação de abscessos agudos e precisam ser respeitadas nas moldagens para a confecção de próteses removíveis. Releia detalhes nas páginas 72, 73, 145 e 146.

6.a4. A fáscia temporal é a única que pode ser considerada densa. A fáscia massetérica é frouxa e delgada, em comparação com a primeira. Os músculos pterigóideos são recobertos por uma membrana que mais se assemelha a epimísio do que a uma fáscia.

7.a4. Muito delgado. A pressão mecânica no fundo da fossa mandibular é pequena e, portanto, o osso não precisa ser muito espesso e resistente. Leia também a resposta anterior (7.a3).

8.a4. Um deles, o digástrico, é muito importante na abertura da boca. O gênio-hióideo e o milo-hióideo são meramente coadjuvantes. O estilo-hióideo não movimenta a mandíbula. Tente outra opção.

9.a4. Freio labial superior. O outro freio mediano é o labial inferior. Há também freios laterais. Leia mais sobre eles nas páginas 128 e 129.

10.a4. Não.

11.a4. Tem origem ao nível da cartilagem tireóidea e, portanto, também um trajeto cervical. Precisa estudar mais.

12.a4. Certo. Procure "anastomose" no Glossário.

13.a4. Polpa dos dentes incisivos e caninos superiores (ramos dentais); periodonto, osso alveolar e papila interdental e parte da gengiva vestibular adjacentes aos mesmos dentes (ramos peridentais) e parte da mucosa do seio maxilar.

14.a4. Anestesia dos nervos alveolar inferior e mentoniano, com insensibilidade dos dentes até os premolares, sua gengiva vestibular, pele do mento e pele e mucosa do lábio inferior.

8.a5. Neste caso, um movimento de lateralidade acompanharia o movimento de abertura. Você quase acertou, mas precisa estudar melhor as funções do músculo pterigóideo lateral.

14.a5. Sim, porque os músculos que o movimentam são inervados por outro nervo, o facial.

8.a6. Exatamente. Com a contração simultânea desses dois pares de músculos, as cabeças da mandíbula são tracionadas para frente e o mento para trás; o resultado é a queda da mandíbula. Procure entender melhor este mecanismo, discutindo detalhes sobre ele, como, por exemplo, a abertura da boca contra a resistência. Se quiser, selecione outras alternativas para observar as justificativas das afirmativas erradas e assim aprender um pouco mais.

14.a6. Não. Falta anestesiar o nervo lingual.

8.a7. Lembre-se que o músculo pterigóideo lateral é um protrusor da mandíbula. No movimento de abertura da boca ele não age sozinho. Tente outra opção. Procure "agonista" no Glossário.

14.a7. O nervo alveolar inferior está bem anestesiado. Se a dor for na gengiva vestibular, falta a anestesia do nervo mentoniano, e se for na gengiva lingual, a anestesia do nervo lingual.

8.a8. O músculo temporal é, fundamentalmente, elevador da mandíbula. Pela disposição de suas fibras, ele não teria possibilidade de cooperar no abaixamento da mandíbula. Se esta foi sua primeira escolha, estude mais antes de reiniciar o teste.

14.a8. Nervos alveolar inferior e mentoniano.

8.a9. Não é bem assim. A ação predominante do digástrico é deslocar a mandíbula para trás. Um segundo músculo deverá agir no movimento em questão.

14.a9. Nervo lingual.

14.a10. Nervo alveolar inferior.

1.b1. Certo. Articulam-se com eles através da sutura nasomaxilar.

2.b1. Está correto. A articulação chama-se atlanto-occipital e o canal do hipoglosso dispõe-se transversalmente, com uma extremidade voltada para o forame jugular e a outra para o forame magno. Reveja no crânio. Procure "côndilo" no Glossário.

4.b1. Forames mentoniano, da mandíbula, lingual (retromentoniano superior), infraorbital e incisivo.

5.b1. Está incorreto. Os músculos abaixador do ângulo da boca e abaixador do lábio inferior, que se originam em linhas horizontais de mais ou menos 3 cm próximo à base da mandíbula para alcançarem o lábio inferior, passam sobre o forame mentoniano. Se você respondeu que está correto, precisa examinar melhor as peças anatômicas.

6.b1. Está correto. Veja detalhes dessas origens na página 81.

7.b1. Fibrocartilagem! Tal como a cartilagem articular. Apesar de a fibrocartilagem ter maior capacidade de regeneração após lesão do que a cartilagem hialina, o disco não se regenera ou se remodela após sofrer danos.

8.b1. Se o músculo pterigóideo lateral é um protrusor da mandíbula, como poderá retraí-la? Dedique mais tempo ao estudo desse músculo e retorne para escolher outra alternativa.

9.b1. Fórnice do vestíbulo. "Fundo de saco" não é uma denominação apropriada. Veja o Glossário.

10.b1. Sim. A glândula lingual anterior, perto do ápice, e as glândulas linguais, na raiz, perto do dorso da língua.

11.b1. Alternativa correta. Se você escolheu esta em primeiro lugar, leia as demais porque elas contêm informações que completam o enunciado desta.

12.b1. Errado. Retromandibular (jugular externa).

13.b1. Premolares superiores e raiz mesiovestibular do primeiro molar. Ausente em 30% dos casos.

14.b1. Nervos bucal, infraorbital, auriculotemporal e auricular magno (do plexo cervical).

1.b2. Veja no crânio a união deles com a lâmina perpendicular do etmoide. Escolha outra alternativa.

2.b2. O canal carótico é exclusivo da parte petrosa do temporal. A união dos dois ossos forma o forame jugular. Sabe quais são os elementos que o atravessam?

4.b2. Certo. É um ótimo recurso para se verificar a posição da cabeça da mandíbula ou côndilo mandibular em relação à fossa mandibular.

5.b2. Não é bem assim. O lábio inferior sobe um pouco pela ação do músculo mentoniano que, ao levantar o mento, levanta também o lábio. O músculo orbicular da boca, em menor proporção, completa o movimento de ascensão do lábio inferior.

6.b2. No ângulo da mandíbula também. Mas, sua área de inserção é ampla e abrange dois terços da face lateral do ramo da mandíbula.

7.b2. Prende-se, através de um tecido ligamentoso, aos polos medial e lateral da cabeça da mandíbula (veja o crânio). Ficar solto dentro da cavidade articular é o que menos se deseja.

8.b2. Certo. Os temporais, masseteres e pterigóideos mediais são os responsáveis pelo movimento em questão. Antes de passar para o próximo bloco (protrusão da mandíbula), certifique-se de que já conhece detalhes do mecanismo de fechamento da boca, como: movimentos básicos da cabeça da mandíbula, ação de músculos preensores e antagonistas, ação de força e velocidade dos músculos elevadores etc.

9.b2. Mucosa alveolar, que possui grande mobilidade por ter uma submucosa frouxa.

10.b2. Pode prejudicar a movimentação da língua e causar problemas de fonação. Pode também causar dificuldades para a colocação de próteses sobre a mandíbula.

11.b2. O terceiro ramo é a artéria facial. A artéria lingual trajeta medialmente colada ao músculo hioglosso, ou seja, no interior da massa muscular da língua.

12.b2. Certo. O terceiro elemento que corre dentro da parótida é o nervo facial.

13.b2. Errado. Não é só isso. Faz parte do nervo alveolar superior posterior, o ramo gengival, que provém da gengiva vestibular dos molares superiores. Para ficar mais completo ainda, os pequenos ramos que correm dentro de canais alveolares (às vezes deiscentes, deixando os nervos entre o osso e a mucosa do seio maxilar) também inervam a mucosa sinusal. Veja o significado de "deiscência" no Glossário.

14.b2. Nervos alveolares superiores posteriores com seu ramo gengival e nervo palatino maior.

1.b3. Todas, menos a inferior, que é uma borda livre. Nela se prende apenas cartilagem.

2.b3. Não está certo. Há também a escama do temporal e a escama do occipital.

4.b3. O canal da mandíbula e o seio maxilar aparecem melhor e mais nítidos na radiografia panorâmica. Esta, entretanto, não alcança a asa menor do esfenoide porque fica muito alta para uma radiografia dos maxilares.

5.b3. Certo. Contrai-se em uma série de expressões faciais, como as referidas nas páginas 77 e 78.

6.b3. É isso. O masseter levanta a mandíbula.

7.b3. É certo que sim. Se ele se prende nos polos da cabeça da mandíbula, terá que acompanhar seus movimentos para frente e para trás. Se você errou esta e a pergunta anterior, precisa estudar mais antes de continuar a responder o teste.

8.b3. Você ainda não está bem preparado para esta avaliação formativa. A porção posterior do temporal tem função basicamente retrusora. Decida entre estudar um pouco mais e escolher outra alternativa.

9.b3. Junção mucogengival, geralmente bem evidente em razão da diferença de coloração entre a mucosa alveolar e a gengiva.

10.b3. Certo. Fica também entre as papilas circunvaladas e a tonsila lingual.

11.b3. Não é este o trajeto que ela percorre no interior da língua. O trajeto correto está descrito na pergunta 11.b4.

12.b3. Certo.

13.b3. ... gengiva vestibular dos dentes incisivos, caninos e premolares superiores ... alveolares superiores anteriores e médio ... orbital inferior ... maxilar ... alveolares superiores posteriores ... gengiva vestibular dos molares superiores.

14.b3. Anestesia dos nervos alveolares superiores anteriores.

1.b4. A depressão corresponde à sutura frontonasal. Glabela é uma elevação mediana do osso frontal, entre os dois arcos superciliares.

2.b4. Para esta afirmativa se tornar correta, tem-se que substituir inferiores por superiores. As linhas nucais são linhas musculares, certo? Vá para a outra alternativa.

4.b4. A sela turca e o dorso da sela sim. O seio esfenoidal aparece melhor na radiografia lateral; na posteroanterior surge como um círculo mal-definido "dentro" da cavidade do nariz. O processo estiloide aparece em ambas.

5.b4. Todos, sem exceção. Até mesmo o platisma, que recebe o ramo cervical do nervo facial.

6.b4. Errado. Essas superestruturas ósseas formam-se com o tempo, em decorrência da tração muscular.

7.b4. Discos são encontrados na ATM, na articulação esternoclavicular, na intercorpovertebral e entre a ulna e os ossos semilunar e piramidal.

8.b4. Você ainda não está "no ponto". Estude um pouco mais. Depois disso você não confundirá um músculo retrusor (o digástrico) com um músculo levantador da mandíbula.

9.b4. ... papila interdental.

10.b4. Papilas circunvaladas, fungiformes e foliadas. Veja o Glossário para "calículos gustatórios".

11.b4. O trajeto está correto, mas você se esqueceu dos ramos dorsais da língua e da artéria sublingual. Uma incisão na margem lateral da língua, principalmente se for transversal ou oblíqua, pode alcançar a artéria lingual. Uma incisão no meio da língua (ao longo do plano mediano) é muito menos arriscada.

12.b4. Certo. Com os nervos alveolares acontece coisa semelhante.

13.b4. Certo.

14.b4. Nervos nasopalatino e infraorbital.

8.b5. Nem um nem os dois. O pterigóideo lateral não move a mandíbula no fechamento da boca. Aliás, este e o movimento de retrusão são os dois únicos movimentos de que este músculo não participa. Selecione outra opção.

14.b5. O nervo maxilar.

8.b6. É? Só se for na sua terra! Desculpe a brincadeira, mas a verdade é que masseter, pterigóideo medial e temporal participam do movimento de ascensão da mandíbula com força (intensidade) semelhante. Busque outra alternativa.

14.b6. Anestesia dos nervos nasopalatinos e palatinos maiores.

8.b7. Isto não é correto. Todo o masseter é ativo nesse movimento. Há detalhes quanto à função da parte profunda (que podem ser discutidos ou explicados à parte), mas ela é, também, um levantador da mandíbula.

14.b7. Nervos alveolar superior médio e infraorbital.

1.c1. Lateral e inferior. Confira no crânio.

2.c1. A sutura palatina transversa é formada pelas lâminas horizontais dos dois ossos palatinos em união com os processos palatinos das duas maxilas. E a sutura palatina mediana, você conhece?

4.c1. Certo. Mesmo tendo acertado vale a pena reler a página 44. Procure "biomecânica" no Glossário.

6.c1. Sua origem fascial é essa mesma, mas a origem óssea é em todo o soalho da fossa temporal, que é limitado acima e atrás pela linha temporal. Confira no crânio.

7.c1. Leia a resposta 7.b3. O referido músculo se fixa na borda anterior do disco/cápsula, mas sua ação é de estabilização e não de tração vigorosa.

8.c1. Isto não está certo! Você já deveria saber que essas porções do temporal correspondem a um componente de elevação e não de protrusão. Busque uma opção melhor.

9.c1. Gengiva livre e dentes. Em condições normais, a profundidade do sulco gengival não passa muito de 1 milímetro.

10.c1. Nervos lingual (sensibilidade exteroceptiva dos dois terços anteriores), glossofaríngeo (mesmo tipo de sensibilidade do terço posterior), facial-intermédio (sensação do gosto) e hipoglosso (motor para os músculos da língua.

11.c1. O erro está na terminação da artéria facial que, na realidade, é próxima ao ângulo do olho (artéria angular). Escolha outra opção.

12.c1. Errado. Auricular posterior (occipital).

13.c1. Os dois nervos nasopalatinos sensibilizam uma área anterior do palato, que vai de um canino a outro. Daí suas fibras se reúnem no forame e no canal incisivo, o qual percorrem até sair em suas aberturas superiores na cavidade nasal. Desses pontos, ambos os nervos seguem pelo septo nasal, o qual inervam, até o gânglio pterigopalatino, passando pelo forame esfenopalatino.

1.c2. Ah! Esqueceu-se da artéria oftálmica, heim?

2.c2. Raramente. Consulte "toro" no Glossário.

4.c2. Trajetórias marginal, temporal e alveolar. Pilares canino, zigomático e pterigóideo.

6.c2. Da superfície para a profundidade, as camadas são as seguintes: pele ou cútis, tela subcutânea, aponeurose epicraniana (acima da qual correm os principais vasos e nervos da região), fáscia temporal, músculo temporal, periósteo e osso.

7.c2. Certo. Leia mais sobre isso na página 105.

8.c2. Nem uma nem duas. Como pode uma porção muscular, que se origina acima do processo mastoide (atrás da orelha) e se insere no processo coronoide, impelir a mandíbula para frente?

9.c2. A gengiva inserida, que tem o aspecto de casca de laranja na superfície.

10.c2. Inervação simpática: gânglio cervical superior. Inervação parassimpática: nervo facial-intermédio e nervo glossofaríngeo. Veja mais detalhes nas páginas 188 e 192.

11.c2. Exatamente. Se quiser aproveitar este teste para reestudar, vá às questões 11.c1. e 11.c3. com suas respectivas respostas.

12.c2. Certo.

13.c2. ... lingual ... canino ... molar ... forame palatino maior ... palatinos menores. Reveja a Figura 8-5 e consulte o Glossário para "mucoperiósteo".

1.c3. Nunca! É na porção anterolateral. Saiba como sua secreção caminha para o ângulo medial do olho.

2.c3. Os sulcos e as espinhas palatinas são acidentes ósseos presentes nas proximidades do forame palatino maior.

4.c3. Não, não está certo. Sua identificação na maxila se faz na radiografia, como uma condensação óssea linear radiopaca (veja a Figura 3-8) ou pela secção transversal do osso, que mostrará uma arquitetura reforçada com maior acúmulo de osso compacto.

6.c3. Isso mesmo. Veja mais detalhes na página 83.

7.c3. Certo. Isso tem um significado mecanicofuncional que você vai relembrar ao ler as letras miúdas da página 105.

8.c3. Exatamente. Esses músculos protrusores da mandíbula, agindo ao mesmo tempo, promovem uma protrusão simétrica. Como eles se inserem não só nas fóveas pterigóideas, mas também nos discos articulares, influenciam a própria posição dos discos durante o movimento. Aperfeiçoe seus conhecimentos sobre esse tema, procurando discutir, por exemplo, a protrusão a partir da posição de oclusão ou da posição de repouso da mandíbula. Recomendamos também a leitura do subcapítulo Posições e Movimentos da Mandíbula na página 111.

9.c3. O ligamento pterigomandibular fixa-se no hâmulo pterigóideo, acima, e no trígono retromolar, abaixo. Releia "músculo bucinador" na página 72.

10.c3. Umedecimento, lubrificação dos alimentos, ligação dos alimentos para a formação do bolo alimentar, início da digestão, limpeza da boca e ação antibacteriana.

11.c3. Primeira parte certa. Segunda parte errada. Antes desse ponto ela já soltou ramos glandulares (para a glândula submandibular) e a artéria submentoniana, que acompanha a base da mandíbula até o mento. Sobre ramos colaterais, consulte "ramo" no Glossário.

12.c3. Errado. E também (mas não).

13.c3. Forame incisivo: um direito e um esquerdo no fundo da fossa incisiva; na criança, fica no cruzamento da sutura incisiva com a palatina mediana; no adulto, permanece na sutura palatina mediana, logo atrás dos incisivos centrais. Forame palatino maior: na extremidade da sutura palatina transversa, entre a maxila e o palatino; coincide com o ângulo posterolateral do palato ósseo, ao lado do último molar.

1.c4. Exato. Procure se lembrar quais são esses nervos cranianos. Repare no crânio como é formada essa fissura.

2.c4. Isto é correto. Fora da área do forame palatino maior, no ângulo posterolateral, a delimitação entre teto do palato e processo alveolar é imprecisa. Onde o ângulo é bem-definido surge um espaço entre a mucosa que reveste o palato e a área óssea angulosa.

4.c4. Certo. As forças não absorvidas ao nível dos dentes e do processo alveolar iniciam uma trajetória (trajetória alveolar) em direção à cabeça da mandíbula. O mesmo acontece com grande parte das forças tensoras dos músculos masseter, pterigóideo medial e pterigóideo lateral, que também caminham para o mesmo local. A outra parte se dirige para o mento ósseo (trajetória marginal).

6.c4. Exatamente. Além da sua função elevadora principal, o músculo temporal tem um componente retrusor.

7.c4. Tudo errado. Em local de grande pressão não há vasos, nervos ou membrana sinovial.

8.c4. Se você errou por uma confusão de nomenclatura (medial por lateral), preste mais atenção e selecione outra opção. Se o erro não foi por este motivo, pegue seu livro, a peça anatômica e vá estudar.

9.c4. Uma saliência mucosa situada na bochecha, próximo ao segundo molar superior, que protege a desembocadura do ducto parotídeo.

10.c4. Sim. Se seu pH se torna alcalino, seus sais de cálcio impregnam os dentes formando uma placa dura sobre eles. Podem também ser formados cálculos salivares nas glândulas ou nos ductos.

11.c4. A artéria angular tem este nome por sua proximidade com o ângulo do olho e não da boca. Sobre ramo terminal, consulte "ramo" no Glossário.

12.c4. Certo. Desce envolvida pela bainha carótica, a qual envolve também a artéria carótida comum e o nervo vago.

13.c4. Sim. A transversal. A lateral. Lembre-se que o palato não possui apenas nervos, mas vasos também. Se as mesmas perguntas fossem feitas trocando-se o nervo pela artéria palatina maior, as respostas seriam as mesmas.

8.c5. Isso não é possível, porque o digástrico e o gênio-hióideo, de acordo com suas origens, inserções e direções das fibras, só podem tracionar a mandíbula para trás. Procure raciocinar mais ao selecionar a alternativa ou faça leituras prévias.

8.c6. A ação de apenas um pterigóideo lateral provoca um outro tipo de movimento. Quanto ao componente retrusivo do masseter, é tão pequeno que não merece ser considerado.

1.d1. Não. Esta é apenas a abertura anterior da cavidade nasal, assim como as coanas são as aberturas posteriores. Escolha outra opção.

2.d1. Na mandíbula também há dentes (molares) com mais de uma raiz e, portanto, elas são separadas por septos inter-radiculares.

4.d1. Certo.

6.d1. Soma-se a estas uma quinta característica comum: é também um músculo mais ligado à potência que ao movimento.

7.d1. Se ela fosse fibrocartilagínea, não seria frouxa nem permitiria amplos movimentos! Se você concordou com a asserção pare com o teste e vá estudar. Não decore; procure entender forma e função conjugadas.

8.d1. Acertou. O digástrico e o gênio-hióideo são retrusores e abaixadores da mandíbula. A parte posterior (fibras mais horizontais) do temporal tem função elevadora e retrusora. Para completar seu estudo leia o subcapítulo Posições e Movimentos da Mandíbula na página 111.

9.d1. Arco palatofaríngeo. Procure "istmo" no Glossário.

10.d1. Certo.

11.d1. Ué, músculo não precisa de sangue!? Nesta relação ficaram faltando as artérias que irrigam os músculos da mastigação: artéria massetérica, artérias temporais profundas anterior e posterior e ramos pterigóideos e do tensor do véu palatino. Vá para outra alternativa.

12.d1. Certo. Podem disseminar, mas o papel dos linfonodos é retardar a propagação e combater a infecção ou o câncer.

13.d1. Certo, porém incompleto. O nervo milo-hióideo, que se destaca do nervo alveolar inferior, é misto e sua porção motora se dirige ao músculo milo-hióideo e ao ventre anterior do digástrico. Os músculos tensor do véu palatino e tensor do tímpano também são inervados por ramos do nervo mandibular. Portanto, o mandibular não inerva apenas os quatro músculos da mastigação.

1.d2. A lâmina perpendicular do etmoide também forma. Procure "septo" no Glossário.

2.d2. Correto. Veja "eminência" no Glossário.

4.d2. Tem muita importância! É uma projeção óssea forte, consistente, unida à face pelo processo frontal do osso zigomático e que veicula forças do ramo superior do pilar zigomático. Dá início à crista temporal que se estende posteriormente como linha temporal e, mais à frente, continua com a margem supraorbital e arco superciliar. A fratura da face tipo Le Fort III passa pela sutura frontozigomática e não pelo processo zigomático.

6.d2. Na fossa pterigóidea, que é maior e mais funda, é o correto. A fóvea pterigóidea é local de inserção do músculo pterigóideo lateral. Veja o significado de "fóvea" e "fossa" no Glossário e confira no crânio.

7.d2. Asserção correta. Leia na página 106 quais são os vasos e nervos e sua importância em cirurgias da ATM. Pesquise sobre inervação proprioceptiva.

8.d2. O pterigóideo lateral age nos movimentos de protrusão, lateralidade e abertura da boca. Músculo que promove protrusão não pode promover retrusão!

9.d2. Arco palatoglosso.

10.d2. Certo.

11.d2. Não existe uma artéria alveolar superior e sim as artérias alveolares superiores posteriores, ramos diretos da artéria maxilar, e as artérias alveolares superiores anteriores, ramos da artéria infraorbital e, portanto, ramos indiretos da artéria maxilar. Artérias alveolares é com o dentista mesmo; não tem como não saber.

12.d2. Errado. Drenam a linfa de uma pequena parte (... não ...nenhuma...). Os linfonodos parotídeos drenam a parte posterior da bochecha.

13.d2. ... lingual, alveolar inferior, auriculotemporal e bucal.

1.d3. Pelo forame esfenopalatino, por onde passam a artéria esfenopalatina e os nervos nasais posteriores superiores. O ducto lacrimonasal vai desde o sulco lacrimal, na parede medial da órbita, até o meato nasal inferior.

2.d3. É justamente o contrário. Com exceção dos alvéolos dos dois últimos molares inferiores. Examine um crânio seccionado e as Figuras 2-19 e 2-22.

4.d3. Tendem a se situar próximos ou no mesmo nível do rebordo residual (veja Glossário). Os detalhes dessas alterações você deve rever nas páginas 50 e 53.

6.d3. Esta assertiva não é incorreta, mas está muito vaga. Volte à página 84, releia, e reveja o crânio se não conseguir se lembrar das áreas de origem desse músculo.

7.d3. Exatamente. Nessas posições ela está em contato com os vasos próximos e se volta para a cavidade articular, onde verterá a sinóvia.

8.d3. As fibras curtas e verticais dessa parte do músculo promovem elevação da mandíbula e manutenção da posição de oclusão. Erro imperdoável, se você achou que esta estava certa.

9.d3. Tonsila palatina.

10.d3. Errado. A glândula submandibular é frouxa e não completamente envolvida pela fáscia cervical.

11.d3. A primeira assertiva está correta. A segunda omitiu o ramo milo-hióideo e a artéria mentoniana. Se escolheu esta opção como certa, precisa estudar mais.

12.d3. Errado. De três a quatro (de cinco a seis). Geralmente ocorrem em número de três a quatro junto à glândula submandibular, um pouco à frente (pré-vascular) ou um pouco atrás (retrovascular) da artéria e veia facial. Pelo menos um linfonodo pré-glandular é constante. Linfonodo retroglandular é raro.

13.d3. Errado. O músculo da bochecha, o bucinador, é inervado por ramo do nervo facial, e a gengiva vestibular é somente aquela dos dentes molares inferiores.

1.d4. Certo. E onde esses canais se abrem inferiormente? Qual nervo passa por eles? Explore-os no crânio com o auxílio de uma sonda (fibra de piaçaba de vassoura).

2.d4. Não. Estes últimos separam os alvéolos dos dentes. São mais elevados. Os inter-radiculares são intra-alveolares, e sua extremidade livre fica em contato com a bifurcação ou trifurcação das raízes dentais. Portanto, a diferença em altura entre eles corresponde à altura de um bulbo (tronco) radicular dental.

4.d4. Certo. Mais detalhes às páginas 53 e 54.

6.d4. Este fenômeno é mais comum no músculo masseter e integra a síndrome da disfunção temporomandibular.

7.d4. Tem mais funções. Releia "membrana sinovial" na página 106.

8.d4. O certo é: são dois dos retrusores. Há mais um músculo importante nessa função. Agora você não terá dificuldade em selecionar a alternativa correta.

9.d4. Rafe palatina. Veja os termos "rafe" e "sagital" no Glossário.

10.d4. Deixa a parótida sobre o músculo masseter, o qual cruza horizontalmente uns 2 cm abaixo do arco zigomático, contorna sua borda anterior e penetra na boca após perfurar o músculo bucinador. Seu óstio fica no vestíbulo, próximo ao dente 17 ou 27.

11.d4. Correto. Porém tem mais para completar. A artéria palatina descendente desce pelo canal palatino maior e divide-se em artéria palatina maior e artérias palatinas menores (releia o primeiro parágrafo da página 22). A artéria maxilar termina quando alcança o forame esfenopalatino (releia o primeiro parágrafo da página 17) e passa a se denominar artéria esfenopalatina, que se distribui na cavidade nasal. Vale a pena ler as respostas 11.d1., 11.d2. e 11.d3.

12.d4. Certo. Ainda que a linfa dessa gengiva possa eventualmente drenar para os linfonodos submentonianos.

13.d4. ... pele ... mucosa ... inferior ... mento ... vestibular ... incisivos, canino e premolares ...

8.d5. Apesar de ambos serem elevadores da mandíbula, a parte posterior do temporal (somente ela) tem função ativa na retrusão da mandíbula.

8.d6. Isto não está errado. Mas não é apenas o digástrico que movimenta a mandíbula para trás. Procure a alternativa mais correta.

1.e1. Na maioria das vezes acha-se localizado logo abaixo do segundo premolar.

2.e1. Certo. Mas você sabe como são formadas as fovéolas granulares? E o sulco do seio sagital superior? Neste bloco há mais que uma alternativa correta.

4.e1. Errado. Fronte mais inclinada, com glabela e arcos superciliares mais salientes.

6.e1. O músculo estilo-hióideo (seu próprio nome indica) não se insere na mandíbula e o músculo digástrico não tem fixação direta no osso hioide.

7.e1. Tem nada. Movimenta nada. Somente limita movimentos. Os músculos sim é que são contráteis e produzem movimentos dos ossos.

8.e1. Isto não está certo. Você já deveria saber que esse músculo eleva a mandíbula.

9.e1. ... pregas palatinas transversas.

10.e1. O ducto submandibular, o nervo hipoglosso e o nervo lingual. Confira na peça anatômica.

11.e1. O que é isso companheiro? Osso sim! A segunda assertiva está correta. Veja "vascularização" no Glossário.

12.e1. Certo. Verifique o livro, páginas 172 a 174, para se certificar da drenagem da linfa da menor parte das referidas áreas.

13.e1. Dentes inferiores, periodonto e osso alveolar circunjacente aos dentes e papilas interdentais.

1.e2. Correto. É uma crista curva perfeitamente palpável nas pessoas, que se estende desde a sutura zigomaticomaxilar até o alvéolo do primeiro molar superior e torna sua lâmina vestibular mais espessa.

2.e2. Certo. Reveja isso no crânio. Aproveite para reexaminar os sulcos arteriais. Neste bloco há mais de uma alternativa correta.

4.e2. Certo.

6.e2. Sim. Enquanto o músculo temporal é um retrusor do ramo, o digástrico o é do corpo da mandíbula. Um age em cima e o outro embaixo. Quando trabalha em conjunto (sinergismo) com o músculo pterigóideo lateral, ele promove o abaixamento da mandíbula. Um age em cima e o outro embaixo.

7.e2. É isso mesmo. Além da sua função suspensora e limitadora de movimentos retrusivos da mandíbula, serve de reforço para a cápsula articular, lateralmente. Medialmente não há ligamento.

8.e2. O temporal pode até ajudar um pouquinho no movimento lateral da mandíbula, mas nem de longe pode ser considerado o principal músculo agonista. Vá para uma alternativa melhor.

9.e2. Freio lingual é a prega mucosa mediana que vai da língua ao limite entre mucosa alveolar e soalho da boca. Carúncula sublingual é uma saliência mucosa situada de cada lado do freio lingual e que possui uma abertura para a passagem de saliva. Consulte o Glossário para "freio" e "carúncula".

10.e2. Não. É um corpo alongado e achatado prensado entre a mandíbula (fóvea sublingual) e o músculo genioglosso. É acompanhado medialmente pelo ducto submandibular, com o qual algumas vezes se junta um ducto sublingual maior. A maior parte da saliva da glândula sublingual é conduzida a pequenos óstios da mucosa do soalho da boca, através de ductos sublinguais menores.

11.e2. A artéria mentoniana vasculariza todos os tecidos moles do mento, e a artéria bucal, o músculo bucinador e a mucosa da bochecha. Músculo bucal não existe.

12.e2. Errado. Os cervicais profundos (é só). A drenagem linfática é complicada mas é importante. Muito significativo é o fato de alguns vasos linfáticos da língua cruzarem o plano mediano. Estude novamente, nunca é demais.

13.e2. Certo.

1.e3. Errado. É uma depressão situada acima e lateralmente à eminência canina. A fóvea incisiva é que se encontra medialmente (e ao lado).

2.e3. Certo. Passe uma sonda no forame redondo para confirmar e para reproduzir o trajeto do nervo maxilar. Neste bloco há mais que uma alternativa correta.

4.e3. Tudo certo.

6.e3. Parcialmente correto. Os dois milo-hióideos se encontram e se prendem na rafe milo-hióidea (o verbete rafe consta do Glossário), mas as fibras mais laterais e posteriores de ambos se inserem no corpo do osso hioide.

7.e3. Exato. Só falta dizer que ele tem duas porções e que a profunda é mais inclinada que a superficial.

8.e3. É claro que tem que haver uma ação muscular assimétrica, contralateral, que resultará em um movimento assimétrico, mas não por causa destes músculos. Vá para outra opção.

9.e3. Óstio parotídeo, óstio da carúncula sublingual e prega sublingual.

10.e3. Glândulas palatinas, que formam uma densa camada entre os músculos palatinos e a mucosa do palato mole, e as glândulas labiais situadas entre os músculos e a mucosa dos lábios superior e inferior. As escassas glândulas bucais da submucosa da bochecha completam a resposta.

11.e3. Certíssimo. A propósito, temos uma boa notícia para você: quando estudar inervação dos dentes verá que a terminologia e os trajetos dos nervos são quase iguais aos das artérias. Como sempre, confira as demais respostas deste bloco.

12.e3. Errado. Profundos (superficiais).

13.e3. Parcialmente certo. Faltou a inervação da gengiva lingual de todos os dentes inferiores que também é feita por ramos do nervo lingual.

1.e4. Não. A borda anterior vai desde o processo coronoide até a união do ramo com o corpo da mandíbula. Aí se inicia a linha oblíqua que se estende pelo corpo da mandíbula na vizinhança dos dentes molares.

2.e4. Certo. Mas, quando esses ossos esfenoide e occipital ainda não estão completamente fusionados, o que há entre eles? Que parte do SNC se relaciona com o clivo? Neste bloco há mais de uma alternativa correta.

4.e4. Altura do segmento mastigador (em Odontologia é conhecida como dimensão vertical de oclusão).

6.e4. Isso pode parecer estranho quando se tem em mente que origem é ponto fixo e inserção é ponto móvel. Na realidade, o osso da inserção pode estar fixo pela ação de outros músculos e, a partir daí, movimentar a mandíbula que não está fixa, pela inversão do ponto fixo com o ponto móvel.

7.e4. É nada! Sua importância é inconspícua.

8.e4. Nenhum dos músculos supra-hióideos é realmente importante na tração lateral da mandíbula.

9.e4. Uma elevação no soalho da boca formada pela presença da glândula sublingual. É neste local que os vários ductos menores da glândula sublingual se abrem.

10.e4. Não. Esta patologia envolve mais vezes a glândula submandibular (80 a 90%).

11.e4. Únicos ramos não. As artérias alveolares superiores anteriores são ramos intraósseos da artéria infraorbital, para dentes anteriores e adjacências. O resto está certo.

12.e4. Certo.

13.e4. ... bucal, lingual e alveolar inferior.

8.e5. Certo. Se o músculo pterigóideo lateral direito se contrai, traciona para frente o processo condilar no qual está inserido. O do lado esquerdo quase não se move (apresenta um leve movimento, o de Bennett). Finalmente, o mento se desloca para a esquerda. Não pense você que porque acertou logo de cara já sabe tudo. Aumente seus conhecimentos lendo as páginas 111 e seguintes.

8.e6. Nesse caso haverá protrusão simétrica da mandíbula. Volte para a 8.e3. e leia. Reflita bem antes de optar por outra alternativa.

1.f1. Claro que não! Busque no Glossário as palavras "canal" e "forame".

2.f1. Está certo. Trata-se de uma área que requer cuidados especiais durante cirurgias do terceiro molar, porque está sujeita a fraturas ósseas da tuberosidade (mais comum) e/ou do hâmulo pterigóideo.

6.f1. Não é bem assim. É preciso considerar também as ações dos músculos milo-hióideo e gênio-hióideo que, ao elevar o soalho da boca, levam a língua para cima. Outra coisa: o palatoglosso tanto pode elevar a língua, quanto deprimir o palato.

1.f2. Certo. É uma escavação óssea no soalho da órbita.

2.f2. Em casos de seios maxilares expandidos, até pode ser. O mais comum, no entanto, é a contiguidade dos ápices dos molares e, em segundo lugar, dos premolares com o soalho do seio maxilar.

6.f2. São, realmente, estas formas que a língua adota pela contração dos citados músculos intrínsecos.

1.f3. Situa-se mais acima, e ao lado, na fossa canina. Estude a relação topográfica dele com a borda infraorbital e com a sutura zigomaticomaxilar.

2.f3. Na região dos dentes anteriores sim, mas na dos dentes molares não. Nesta, há uma cortical óssea espessada por causa da inclinação lingual dos molares e da presença da linha oblíqua.

6.f3. Trata-se de um músculo com área de inserção muito larga (cortado sagitalmente se assemelha a um leque aberto). Assim sendo, tal como o músculo temporal, é possível separar seus feixes de fibras em três partes: a anterior, que retrai a ponta da língua, a média e a posterior, que protraem a língua. As três partes agindo em conjunto abaixam a língua.

1.f4. Se você tentar palpar em si próprio não conseguirá. Ele é coberto pelo músculo levantador do lábio superior.

2.f4. De jeito nenhum! É justamente o contrário. Veja a figura 2-23 e leia o texto correspondente.

6.f4. Quanto à função tudo bem, mas sua origem é na fossa escafoide. Ele apenas contorna o hâmulo pterigóideo e faz dele ponto de apoio para chegar ao palato e realizar sua função de distendê-lo. Reexamine o crânio. Aproveite para examinar a origem óssea do músculo levantador do véu palatino.

Índice Remissivo